Diabetes

Diabetes

STIFTUNG WARENTEST

Annette Bopp

Die Deutsche Bibliothek – CIP-Einheitsaufnahme

Bopp, Annette:
Diabetes : frühzeitig erkennen, richtig behandeln ; den Alltag meistern, genussvoll leben ; Folgeerkrankungen vermeiden ; gut vorbereitet schwanger werden / Annette Bopp.
Stiftung Warentest. – Berlin : Stiftung Warentest, 2001
(Ratgeber von Test)
ISBN 3-931908-54-2

Deutsche Ausgabe
ISBN 3-931908-54-2

Österreichische Ausgabe
ISBN 3-901359-79-6

Inhalt

Inhalt

Zu diesem Buch

„Sie haben Diabetes" – diese Diagnose wird für Sie ein Schock sein, verbunden mit Ängsten und meist auch einem Gefühl von Hilflosigkeit. Denn eines ist klar: Diabetes bedeutet, chronisch krank zu sein, ein Leben lang. Darf ich nie mehr Süßes essen? Muss ich jetzt Insulin spritzen? Was verändert sich an meinem Alltag? Das sind einige der Fragen, die Sie jetzt wahrscheinlich quälen. Und dies erst einmal zu Recht.

Mit solchen Gefühlen stehen Sie nicht allein: Rund 4 bis 5 Millionen Menschen in Deutschland haben Diabetes, 95 Prozent von ihnen Typ-2-Diabetes, früher auch als „Alterszucker" bezeichnet. Hinzu kommt eine Dunkelziffer von rund 2,5 Millionen Betroffener, bei denen der Diabetes noch nicht entdeckt worden ist. Diabetes betrifft also zirka 8 Prozent der Bevölkerung und ist damit zu einer regelrechten Volkskrankheit geworden. In Österreich ist bei rund 300 000 Menschen Diabetes festgestellt worden, die Dunkelziffer dürfte sich auf etwa 200 000 belaufen.

Viele Vorstellungen, die auch Sie vielleicht mit Diabetes verbinden, sind inzwischen überholt, die wissenschaftlichen Erkenntnisse weit fortgeschritten. Mit Diabetes lässt sich gut leben – moderne Behandlungsmethoden erlauben einen nahezu normalen Alltag. Die Krankheit hat damit viel von ihrem Schrecken verloren. Allerdings: Um von diesen Fortschritten zu profitieren, müssen Sie einiges über Diabetes wissen, sich mit den Therapiemöglichkeiten auseinandersetzen und für sich Verantwortung übernehmen.

Dieses Buch will helfen, Antworten auf alle wichtigen Fragen zu finden, die Sie jetzt beschäftigen, und Ihnen die Auseinandersetzung mit der Krankheit erleichtern. Es vermittelt Ihnen all das, was Sie an Fakten, Hintergrundinformationen, wissenschaftlichen Daten und praktischen Alltagserfahrungen wissen müssen, um Experte für Diabetes und damit für sich selbst zu werden. Sie erfahren, wie der Körper den Blutzucker normalerweise reguliert – und damit verstehen Sie auch, warum Insulin ein so wichtiges Mittel in der Behandlung von Diabetes ist. Sie werden sehen: Insulin zu spritzen ist kein Hexenwerk, und es tut auch nicht weh. Wir schildern Ihnen die unterschiedlichen Therapiekonzepte, wir erklären, welche Rolle die Ernährung spielt, warum eine „Diabetes-Diät" heute nicht mehr nötig ist, welchen Stellenwert Sport und Bewegung haben und vieles mehr. Sie erfahren, wie Sie Komplikationen wie Über- oder Unterzuckerungen vermeiden und sie im Fall des Falles meistern können.

Einige der zentralen Fragen, die Sie beschäftigen werden, betreffen Ihren ganz normalen Alltag: Wie lassen sich mein Beruf, meine Lebensgewohnheiten mit dem Diabetes vereinbaren? Wer hilft mir in diesen Fragen weiter? Welche arbeits- und sozialrechtlichen Regelungen sind für mich wichtig? Muss ich Lebensträume aufgeben, außergewöhnliche Reisen, besondere Hobbys? Auch darauf finden Sie in diesem Buch Antworten.

Es will Sie darüber hinaus auf Situationen vorbereiten, die nicht alltäglich sind und die eine besondere Herausforderung für Ihr „Diabetes-Management" darstellen: wenn Sie zum Beispiel eine Erkältung bekommen, ins Krankenhaus müssen, eine Operation bevorsteht, wenn Sie schwanger werden wollen oder es bereits sind. Denn auch das ist eines der Vorurteile, das inzwischen widerlegt ist: Als Diabetikerin ein Kind zu bekommen, ist schon lange kein Tabu mehr. Bei richtiger Behandlung verläuft die Schwangerschaft fast wie bei jeder anderen Frau, und das Baby kommt gesund zur Welt.

Ein Extrakapitel ist einer Sonderform des Diabetes gewidmet: dem Schwangerschafts-Diabetes. Er tritt nur während der Schwangerschaft auf und verschwindet danach meist wieder, stellt aber ein besonderes Problem dar, weil er oft nicht erkannt und häufig auch nicht konsequent genug behandelt wird. Wer dafür besonders gefährdet ist, was Frauenärztinnen und -ärzte tun und Schwangere beachten sollten, steht in diesem Abschnitt des Buches.

Besonders wichtig für alle Menschen mit Diabetes ist es, sich vor den Begleit- und Folgeerkrankungen des hohen Blutzuckers zu schützen, die Herz und Kreislauf, Augen, Nieren, Nerven, Füße und die Sexualität betreffen. Sie erfahren, was Sie selbst beachten müssen und was Ihre Ärztin oder Ihr Arzt tun sollten.

Dieser Ratgeber will auch dazu beitragen, dass Sie sich mit Ihrer Ärztin oder Ihrem Arzt besser verständigen können. Wir wollen, dass Sie miteinander ins Gespräch kommen – denn viele Schwierigkeiten liegen darin begründet, dass die eine Seite die andere nicht versteht, weil beide zu wenig miteinander reden. Denn trotz der wissenschaftlichen Fortschritte gibt es immer noch viele Mängel bei der Betreuung von Menschen mit Diabetes. Deshalb ist es wichtig, dass Sie selbst beurteilen können, ob Ihre Behandlung die Qualität hat, die sie nach modernen Standards haben sollte. Ihnen die Grundlagen für diese Einschätzung zu vermitteln und Sie zu ermutigen, von sich aus die Initiative zu ergreifen und mit Ihrer Ärztin oder Ihrem Arzt zu einem konstruktiven, partnerschaftlichen Dialog zu kommen – das ist ein weiteres zentrales Anliegen dieses Buches.

Sie werden feststellen, dass wir das Buch nicht nach Typ-1- und Typ-2-Diabetes getrennt haben. Vieles hätte dann doppelt gesagt werden müssen, denn viele Menschen mit Typ-2-Diabetes spritzen über kurz oder lang ebenso Insulin wie diejenigen mit Typ-1-Diabetes. In den Punkten, in denen sich beide Formen unterscheiden, haben wir dies natürlich berücksichtigt.

Die Zitate, die Sie in den Randspalten lesen können, stammen – soweit die Quelle nicht zusätzlich angegeben ist – aus einer Umfrage von Frau Dr. Ortrud Hamann, Hamburg, bei Betroffenen. Es handelt sich also um authentische Aussagen von Menschen mit Diabetes. Diese Zitate sollen Ihnen vermitteln, dass Sie mit Ihren Gefühlen, Gedanken, Erfahrungen und Sorgen nicht allein stehen.

Wir haben dieses Buch zusammen mit namhaften Diabetes-Expertinnen und -Experten sowie mit Vertreterinnen und Vertretern aus Selbsthilfegruppen und Krankenkassen erstellt (→ Seite 218). Immer wieder werden Sie jedoch feststellen, dass zu manchen Fragen widersprüchliche Aussagen zu finden sind. In kaum einem medizinischen Fachgebiet gibt es zur Zeit so unterschiedliche Meinungen und umstrittene Positionen wie in der Diabetologie. Vor allem in der Frage der Behandlung von Typ-2-Diabetes mit Insulin oder Tabletten kommt es immer wieder zu heftigen kontroversen Diskussionen. Die in diesem Buch ausgesprochenen Empfehlungen decken sich mit denen führender Diabetologen in Deutschland – aber es wird sicher auch Vertreter des Faches geben, die eine andere Meinung dazu haben. Wir konnten diese Streitfragen nicht in vollem Umfang aufnehmen und darstellen, sondern haben uns daran orientiert, was heute international als richtungsweisend gilt.

Darüber hinaus ist das Buch in Kooperation mit dem österreichischen Verein für Konsumenteninformation (VKI) entstanden. Das heisst, es sind auch die österreichischen Verhältnisse dargestellt, wenn es Abweichungen zwischen den beiden Ländern gibt.

Eine wichtige Gruppe von Menschen mit Typ-1-Diabetes haben wir nicht berücksichtigt: die Kinder und Jugendlichen. Die sehr spezielle Problematik ihrer Behandlung hätte den Rahmen dieses Buches gesprengt. Wir empfehlen ihnen und den betroffenen Eltern, sich unbedingt an eines der Zentren für Kinderdiabetologie zu wenden – dort werden sie fachlich optimal betreut. Adressen finden Sie über die ärztliche Fachgesellschaft DDG (→ Seite 206), im Internet (→ Seite 208) oder über den Bund diabetischer Kinder und Jugendlicher (BdKJ, → Seite 207).

Das letzte Kapitel dieses Buches soll Ihnen zeigen, mit welchen Schwierigkeiten Sie gegebenenfalls zu rechnen haben und wie Sie sie überwinden können. Denn natürlich bewegen Sie sich nicht in einem Paradies für Menschen mit Diabetes. Die knapp bemessenen Mittel in unserem Gesundheitswesen und die Budgetierung bei den ärztlichen Verordnungen stehen einer angemessenen Diabetestherapie oft im Wege.

Wichtiges vorab

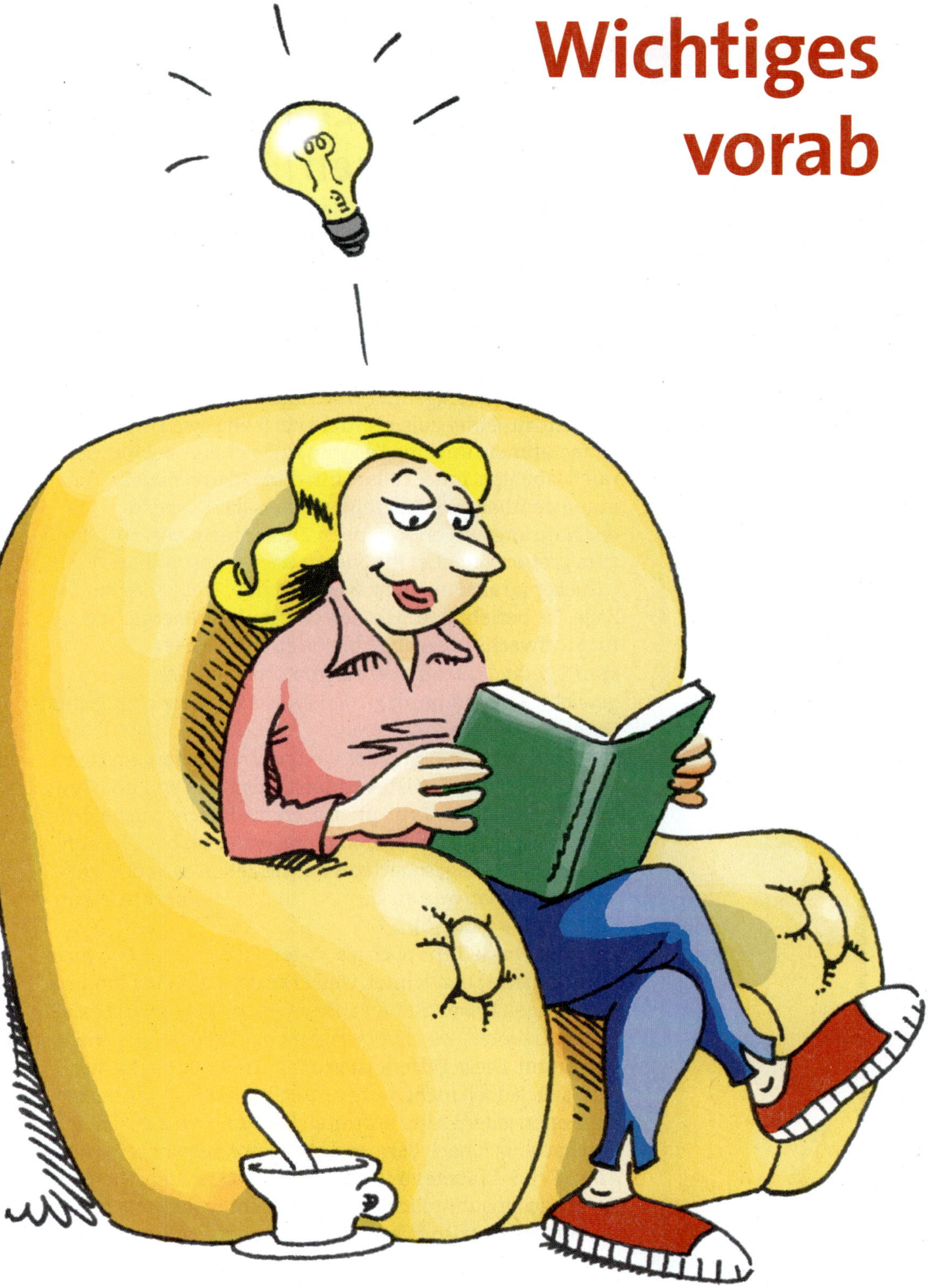

Was Sie an medizinischen Fakten wissen müssen

Mit einigen medizinischen Fakten sollten Sie sich vertraut machen, wenn Sie Diabetes haben oder Ihre Angehörigen davon betroffen sind. Wenn Sie wissen, was im menschlichen Körper vorgeht, ist es viel leichter einzusehen, warum bestimmte Regeln einzuhalten sind.

Der medizinische Fachbegriff „Diabetes mellitus“ bedeutet übersetzt „honigsüßer Durchfluss“. Die Bezeichnung stammt aus einer Zeit, als Ärzte noch alle ihre Sinne zu Hilfe nahmen, um eine Diagnose zu stellen – bei Menschen mit Diabetes schmeckt der Urin durch den hohen Zuckeranteil deutlich süß. Das zeigt an, dass der Körper den mit der Nahrung aufgenommenen Zucker nicht verwertet und zum großen Teil über die Nieren wieder ausscheidet.

Zucker ist aber ein ganz wesentlicher „Treibstoff“ für die Zelle. Sie bezieht daraus einen Großteil der Energie, die sie für Stoffwechselvorgänge benötigt. Fehlt dieser „Treibstoff“, gerät der Stoffwechsel im Körper aus dem Gleichgewicht, und es kommt zu den typischen Anzeichen eines Diabetes (→ Seite 19).

Gemäß der Einteilung der Weltgesundheitsorganisation (WHO) lässt sich Diabetes hauptsächlich in Typ 1 und Typ 2 unterscheiden. Bei Typ 1 produziert die Bauchspeicheldrüse nach kurzer Zeit kein Insulin mehr, während bei Typ 2 oft noch Insulin ausgeschüttet wird, die Zellen es aber nicht ausreichend verwerten können (zu den Unterschieden im Einzelnen → Seite 16).

Früher wurde Typ 1 auch als „Jugendlichen-Diabetes“ (juveniler Diabetes) bezeichnet, weil er meist schon bei Kindern oder jungen Erwachsenen auftritt. Typ 2 dagegen galt als „Altersdiabetes“, da er vorwiegend bei älteren Menschen vorkommt. Diese Differenzierung nach dem Lebensalter lässt sich jedoch nicht mehr aufrechterhalten, weil beide Formen in jedem Alter auftreten können: Typ-1-Diabetes durchaus noch nach dem 40. Lebensjahr, selbst bis ins hohe Alter; Typ-2-Diabetes auch bei jungen Menschen. Die Trennung nach insulinpflichtigem und nicht insulinpflichtigem Diabetes ist ebenso falsch. Ob Insulin notwendig ist oder nicht, richtet sich allein danach, wie sich der Stoffwechsel am besten normalisieren lässt. Im Gegensatz zu vielen Vorurteilen ist Insulin – auch in höherer Dosis – nicht schädlich, und der Diabetes ist nicht schwerer, weil man Insulin spritzt.

Die normale Regulation des Blutzuckers

Zucker dient dem Körper als Energielieferant und ist deshalb lebenswichtig. Fehlt es an Zucker, können die Zellen ihre Funktion nicht lange aufrechterhalten – vor allem die Nervenzellen, deren Stoffwechsel besonders auf diesen Energieträger angewiesen ist.

Zucker wird mit der Nahrung aufgenommen. Er ist in vielen Lebensmitteln und Getränken enthalten – auch wenn diese nicht süß schmecken –, vor allem in Form von Kohlenhydraten (Stärke), Trauben- oder Fruchtzucker. Kohlenhydrate und zusammengesetzte Zucker (→ Kasten) werden im Mund durch den Speichel und später im Dünndarm durch Verdauungsstoffe aus der Bauchspeicheldrüse zu Traubenzucker (Glukose) abgebaut und in dieser Form durch die Darmwand ins Blut aufgenommen. Das Blut transportiert die Glukose zu allen Körperzellen (vor allem Muskel-, Fett-, Nerven- und Leberzellen), die so mit der für ihren Stoffwechsel nötigen Energie versorgt werden.

Was sind Kohlenhydrate?

Kohlenhydrate ist der Sammelbegriff für aus verschiedenen Zuckern zusammengesetzte Nahrungsmittelbestandteile. Stärke (Glykogen) beispielsweise besteht aus vielen zusammengelagerten Traubenzucker-Teilchen.

Traubenzucker (Glukose), Malzzucker (Maltose) und Fruchtzucker (Fruktose) sind Einfachzucker (Monosaccharide) mit nur einem Zuckerbaustein. Haushaltszucker (Saccharose) besteht aus einem Teil Glukose und einem Teil Fruktose, ist also ein Zweifachzucker (Disaccharid). Mehrfachzucker (Polysaccharide) setzen sich aus vielen Zuckerbausteinen zusammen.

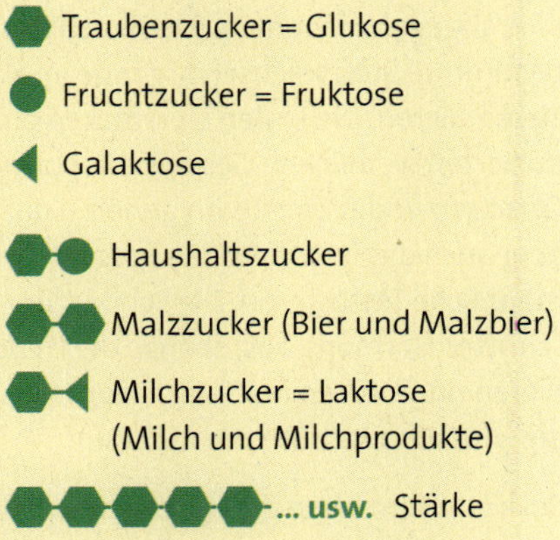

Damit Glukose ins Zellinnere aufgenommen werden kann, bedarf es aber einer Art Eintrittskarte. Dieses „Ticket" ist das Hormon Insulin. Es wird in speziellen Zellen in der Bauchspeicheldrüse, den Langerhans'schen Inseln oder Inselzellen, auch Beta- oder B-Zellen genannt, produziert und direkt in das Blut abgegeben. Steigt der Blutzuckerspiegel an, wird verstärkt Insulin ausgeschüttet, damit die Zellen den Zucker verarbeiten können. Traubenzucker, den die Zellen nicht benötigen, wird in der Leber oder im Fettgewebe gespeichert und bei Bedarf wieder ins Blut abgegeben.

Die Bedeutung von Insulin

Insulin ist ein Hormon (→ Kasten). Es besteht aus 51 Eiweißbausteinen (Aminosäuren) und wird in speziellen Zellen in der Bauchspeicheldrüse (Pankreas) produziert. Nicht ohne Grund heißen diese – benannt nach ihrem Entdecker – Langerhans'sche Inseln oder Inselzellen, denn sie liegen wie viele kleine Inseln im Pankreas verteilt. Sie geben Insulin direkt in die Blutgefäße ab.

Hohe Blutzuckerspiegel durch aus dem Darm aufgenommenen Traubenzucker signalisieren den Inselzellen, dass Insulin ausgeschüttet werden muss. Das Maximum an Blutzucker und Insulin ist zirka eine Stunde nach dem Essen erreicht. Innerhalb von zwei Stunden fallen die Spiegel dann wieder auf Nüchternwerte ab. Allerdings produzieren die Inselzellen auch im nüchternen Zustand immer eine kleine Menge Insulin (Basalsekretion). Das ist wichtig, weil die Leber auch zwischen den Mahlzeiten geringe Mengen Glukose aus den Glykogen-Vorräten in das Blut abgibt. Die Basalsekretion an Insulin sorgt dafür, dass die Leber nicht zu viel und nicht zu wenig Glukose freisetzt. Auf diese Weise ist sichergestellt, dass die Zellen bei Bedarf stets auf einen Zuckervorrat aus dem Blut zurückgreifen können.

Das fein aufeinander abgestimmte Gleichgewicht von Blutzucker und Insulin kann durch verschiedene Faktoren beein-

Was ist ein Hormon?

Als Hormone werden Stoffe bezeichnet, die vom Körper in Drüsen produziert und in das Blut abgegeben werden. Sie dienen dazu, bestimmte Stoffwechselvorgänge im Körper zu regulieren. Die in den Eierstöcken produzierten weiblichen Geschlechtshormone Östrogen und Progesteron gehören dazu, aber auch das in den Hoden hergestellte männliche Testosteron. Die Schilddrüse schüttet Hormone aus, ebenso die Nebennieren und Drüsen im Gehirn (zum Beispiel die Hirnanhangdrüse, Hypophyse).

Bei allen Hormonen genügen schon geringste Mengen (im Bereich von millionstel Gramm), um die jeweilige Wirkung hervorzurufen.

flusst werden. Bei körperlicher Arbeit, Sport oder anderen anstrengenden Tätigkeiten verbrauchen die Zellen mehr Energie und damit auch mehr Glukose. Dann sinkt der Blutzuckerspiegel innerhalb kurzer Zeit stark ab. Das ist das Signal für andere hormonbildende Zellen in der Bauchspeicheldrüse, die so genannten Alpha-Zellen, akiv zu werden: Sie schütten das Hormon Glukagon aus. Glukagon sorgt dafür, dass die Leber ihre Stärkevorräte abbaut und damit dem Blut wieder Glukose zur Verfügung stellt. Zusätzlich fördert das Hormon Adrenalin aus dem Nebennierenmark die Freisetzung von Glukose aus der Muskulatur.

Der Insulinbedarf des Körpers schwankt im Tages- und Nachtverlauf. So braucht der Körper morgens mehr Insulin als abends, um den Blutzuckerspiegel konstant zu halten.

Neben dem Zuckerstoffwechsel reguliert Insulin auch die Fett- und Eiweißverarbeitung.

Was sich bei Diabetes verändert

Bei Menschen mit Diabetes produziert die Bauchspeicheldrüse zu wenig oder gar kein Insulin, oder die Zellen können das vorhandene Insulin nicht richtig verarbeiten. Je nach Ursache wird Diabetes in Typ 1 und Typ 2 unterschieden (→ Seite 16). Gemeinsam ist beiden Typen, dass zu viel Zucker im Blut verbleibt. Dieser wird über die Nieren mit dem Urin ausgeschieden. Dafür ist sehr viel Flüssigkeit notwendig. Deshalb müssen viele Menschen mit Diabetes sehr häufig (auch nachts) zur Toilette und haben ungewöhnlich viel Durst. Diese Anzeichen können aber auch fehlen.

Ein dauerhaft erhöhter Blutzucker führt zu schweren Schäden an Geweben und Organen, weil sich dieser Zucker wahllos im Körper ablagert, besonders an den Nerven sowie an den haarfeinen Blutgefäßen in den Augen und Nieren. Die Folgen:

- Die Nieren werden funktionsunfähig bis hin zum Nierenversagen (Nephropathie).
- Feine Äderchen in der Netzhaut des Auges verändern sich (Mikroangiopathie, Retinopathie), was zum Erblinden führen kann.
- Die Nervenfunktion wird gestört (Neuropathie) und löst Missempfindungen und Schmerzen aus.

Diese Schäden lassen sich vermeiden oder zumindest lange Zeit hinauszögern, wenn der Blutzucker konsequent gut reguliert wird – bei Typ-1- ebenso wie bei Typ-2-Diabetes.

Die Ursachen von Typ-1-Diabetes

Typ-1-Diabetes ist eine Autoimmunerkrankung. Körpereigene Zellen, in diesem Fall die Inselzellen, werden irrtümlich vom eigenen Abwehrsystem angegriffen und durch Antikörper zerstört. Wie es zu dieser Fehlregulation kommt, ist unklar. Bekannt ist, dass die Erbanlagen eine Rolle spielen, es bedarf aber meist noch eines zusätzlichen Auslösers, um die Krankheit ausbrechen zu lassen. Solche Auslöser können eine Virusinfektion sein oder verschiedene andere Faktoren, die noch nicht genau erforscht sind. Typ-1-Diabetes beginnt zwar häufig bereits bei Kindern oder Jugendlichen, kann aber in jedem Alter auftreten.

Die „Honeymoon“-Phase

Häufig lässt sich bei Typ-1-Diabetes beobachten, dass nach den ersten Gaben von Insulin der Blutzucker auch ohne Insulin niedrig bleibt (Remissions- oder „Honeymoon“-Phase). Die Inselzellen in der Bauchspeicheldrüse haben sich dann offenbar durch das von außen zugeführte Insulin etwas erholt und schütten wieder Insulin aus. Innerhalb einiger Wochen oder Monate versagen sie aber erneut den Dienst, und die Blutzuckerspiegel steigen massiv an.

Die Ursachen von Typ-2-Diabetes

Bei Typ-2-Diabetes kommen zwei Faktoren zusammen, die sich gegenseitig beeinflussen und die Krankheit bedingen.

Zum einen reagieren die Körperzellen nicht mehr empfindlich genug auf Insulin, sie können dann die Glukose aus dem Blut nicht ausreichend verarbeiten (Insulinresistenz). Ursache dafür ist ein vererbter Defekt bei den Mechanismen, die für die Insulinaufnahme wichtig sind. Bewegungsmangel und Übergewicht verstärken die Insulinresistenz.

Zum anderen schütten die Inselzellen zwar noch Insulin aus, aber nicht in ausreichender Menge. Der Bedarf der Körperzellen an Insulin ist ja wesentlich höher als normal, weil sie auf Insulin weniger sensibel reagieren.

Insulin ist vor allem zu Beginn eines Typ-2-Diabetes also noch genügend vorhanden – die Zellen können nur nicht

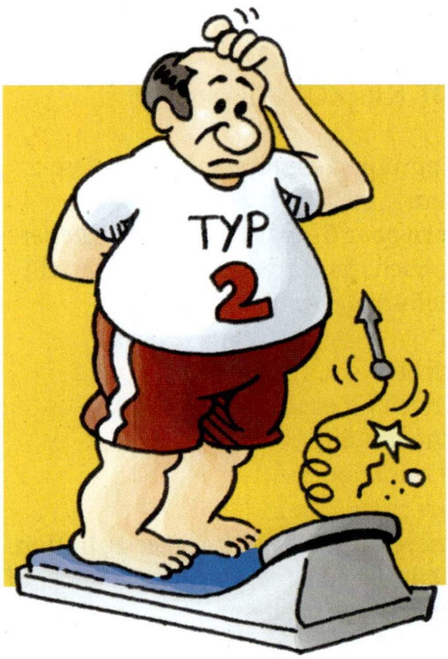

entsprechend darauf reagieren. Oft bessert sich die Empfindlichkeit der Zellen für Insulin wieder, wenn Übergewicht abgebaut wird und/oder die Muskeln mehr beansprucht werden (zum Beispiel durch Sport).

Die Mechanismen der Insulinresistenz und der Überproduktion von Insulin sind bis heute noch nicht in allen Einzelheiten geklärt.

Manchmal reagieren auch die Leberzellen nicht mehr sensibel genug auf das noch vorhandene Insulin (hepatische Insulinresistenz), sondern setzen vermehrt Traubenzucker frei und der Blutzucker steigt weiter.

Ein (vorübergehender) Diabetes kann auch ohne eine erbliche Veranlagung auftreten, zum Beispiel durch Medikamente. Vor allem Glukokortikoide (kortisonhaltige Mittel), die beispielsweise bei Asthma, Rheuma, Schuppenflechte, Allergien oder nach Organtransplantationen eingenommen werden müssen, können Diabetes fördern. Der Zuckerstoffwechsel normalisiert sich aber meist wieder, wenn die Tabletten abgesetzt und durch ein anderes Mittel ersetzt werden.

Sonderformen des Diabetes

Neben Typ 1 und Typ 2, den häufigsten Diabetesformen, gibt es weitere Sonderformen. Dabei wird die Bauchspeicheldrüse durch andere Krankheiten so geschädigt, dass auch die Inselzellen in Mitleidenschaft gezogen werden. Wie bei Typ-1-Diabetes ist hier der Insulinmangel das Hauptproblem.

Übermäßiger Alkoholgenuss zum Beispiel schädigt die Bauchspeicheldrüse (akute oder chronische Pankreatitis).

Auch bei Mukoviszidose (zystische Fibrose) und der Eisenspeicherkrankheit (Hämochromatose, Ablagerung von Eisen in Organen) werden die Bauchspeicheldrüse und damit die Inselzellen zerstört. Alle diese Diabetes-Sonderformen können mit Insulin sehr gut behandelt werden.

Prüfen Sie Ihr Risiko!

Unter folgenden Bedingungen sind Sie gefährdet, Typ-2-Diabetes zu bekommen:

- Ihre Großeltern, Eltern oder Geschwister haben Diabetes.
- Sie hatten Schwangerschafts-Diabetes (→ Seite 149 ff.).
- Ihr Kind hatte ein Geburtsgewicht von über 4500 Gramm.
- Sie haben Übergewicht.
- Ihr Blutdruck ist zu hoch (über 140/90 mm Hg).
- Ihre Blutfettwerte sind erhöht.
- Sie leiden häufig an Infektionen.

Wenn einer oder mehrere dieser Punkte auf Sie zutreffen, sollten Sie einmal im Jahr Ihren HbA1c-Wert (→ Seite 44 ff.) und/oder den Blutzucker eine Stunde nach einer ausgiebigen Mahlzeit – nicht nüchtern – messen lassen. Das Risiko, dass Sie irgendwann an Diabetes erkranken, ist relativ hoch. Und je früher die Krankheit erkannt und behandelt wird, desto besser lassen sich die Folgeerkrankungen vermeiden, die Diabetes verursachen kann (→ Seite 157 ff.).

Wenn der Wert für HDL-Cholesterin im Blut bei Ihnen unter 35 mg/dl und bei den Triglyzeriden über 250 mg/dl liegt, sollten Sie den Blutzucker ebenfalls einmal jährlich prüfen lassen. Diese Fettstoffwechsel-Störungen treten häufig in Begleitung eines Typ-2-Diabetes auf, und viele Folgeerkrankungen wären vermeidbar, wenn nicht nur die Blutfette und der Blutdruck, sondern auch der Blutzucker von Ärztin oder Arzt regelmäßig überprüft würden.

Sie können auch selbst alle sechs bis zwölf Monate Ihren Urin mit Teststreifen auf Zucker kontrollieren (→ Seite 39 f.). Solche „Sticks" für den Urintest bekommen Sie rezeptfrei in der Apotheke. Stellen Sie damit fest, dass der Urin Zucker enthält, sollten Sie sich baldmöglichst bei Ihrer Hausärztin oder Ihrem Hausarzt oder gleich bei einer Diabetologin oder einem Diabetologen anmelden, um Ihren Blutzucker überprüfen zu lassen (→ Seite 21 ff.). Stecken Sie nicht den Kopf in den Sand! Je länger Ihr Blut zu viel Zucker enthält, desto eher müssen Sie mit den gefürchteten Folgeerkrankungen an Augen, Nerven und Nieren rechnen (→ Seite 157 ff.).

Wenn keiner dieser Risikofaktoren auf Sie zutrifft, genügt es, wenn Ärztin oder Arzt nach Ihrem 45. Lebensjahr den Blutzucker alle drei Jahre kontrollieren.

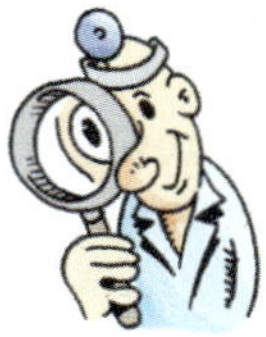

Die Krankheit erkennen

Diabetes entsteht nicht von heute auf morgen – weder Typ 1 noch Typ 2. Typ 1 zeigt sich oft schon bei Kindern, am häufigsten zwischen dem 11. und 13. Lebensjahr, manchmal aber auch erst viel später. Die Beschwerden (→ unten) sind immer sehr ausgeprägt, weil die Inselzellen in der Bauchspeicheldrüse kaum noch oder gar kein Insulin mehr ausschütten.

Typ 2 dagegen wird oft rein zufällig entdeckt, zum Beispiel im Rahmen einer anderen ärztlichen Untersuchung. Er verursacht viele Jahre lang keinerlei Beschwerden, weil sich der Insulinmangel nur sehr langsam entwickelt. Auch im fortgeschrittenen Stadium sind die typischen Anzeichen oft nicht so eindeutig wie bei Typ-1-Diabetes. Durch diese schleichende Krankheitsentwicklung mit jahrelang unbemerkt erhöhtem Blutzucker sind, wenn die Krankheit entdeckt wird, oft schon irreparable Schäden entstanden. Deshalb ist es so wichtig, dass Sie selbst, Ihre Hausärztin oder Ihr Hausarzt in bestimmten Abständen den Urin auf Zucker prüfen, vor allem, wenn Verwandte von Ihnen Diabetes haben oder hatten (→ Seite 18). Außerdem sollten Ärztin oder Arzt den Blutzucker mindestens einmal im Jahr kontrollieren. Erwarten Sie nicht, dass bei Diabetes etwas wehtut – er verursacht keine Schmerzen.

Nicht selten wird Typ-2-Diabetes erkannt, wenn sich der Insulinbedarf kurzfristig erheblich erhöht, zum Beispiel bei einer Operation, einem Herzinfarkt, bei Bettlägerigkeit, Stress oder wenn Sie innerhalb kurzer Zeit stark zunehmen.

Auf diese Alarmsignale müssen Sie achten

Bei Typ-1- und Typ-2-Diabetes

- Sie müssen sehr häufig zur Toilette, um Wasser zu lassen, und Sie haben ständig Durst.
  Warum? Weil die Nieren vermehrt Zucker ausscheiden und dafür mehr Wasser benötigen, um den Zucker darin zu lösen.

- Sie sind schwach, müde, abgeschlagen, können sich schlecht konzentrieren. Sie fühlen sich ausgelaugt und haben ein stark erhöhtes Schlafbedürfnis.
  Warum? Weil den Zellen Ihres Körpers Glukose als Energiespender fehlt – aufgrund des Insulinmangels können sie diese nicht aus dem Blut aufnehmen und verarbeiten.
- Die Haut im Genitalbereich juckt, ist gereizt und entzündet, häufig entstehen Pilzinfektionen.
  Warum? Weil Reste des zuckerhaltigen Urins ein idealer Nährboden für Bakterien und Pilze sind und Ihr Immunsystem durch den erhöhten Blutzucker geschwächt ist.
- Die Haut am ganzen Körper juckt.
  Warum? Weil sie durch den Flüssigkeitsmangel (das vorhandene Wasser wird vor allem von den Nieren zum Ausscheiden des Zuckers verbraucht) trocken und spröde wird.
- Sie können nicht mehr gut sehen.
  Warum? Durch den hohen Zuckergehalt im Blut kann sich der Wassergehalt der Augenlinse und damit ihre Form verändern. Die Linse kann sich dann nicht mehr so gut auf das Nahsehen einstellen, sodass zum Beispiel beim Lesen die Buchstaben verschwimmen. Wenn die Blutzuckerwerte richtig eingestellt sind, wird die Augenlinse wieder flexibler, und die Sehschärfe kehrt zurück.

Diese Symptome müssen nicht alle auftreten, manchmal sind es nur einige.

Nur bei Typ-1-Diabetes

- Sie nehmen innerhalb kurzer Zeit mehrere Kilogramm ab, manchmal ist der Gewichtsverlust auch weniger auffällig. Der Appetit bleibt meist erhalten.
  Warum? Durch den Insulinmangel löst sich das Fettgewebe auf.
- Ihr Atem riecht nach faulem Obst. Manchmal erinnert der Geruch auch an Nagellackentferner.
  Warum? Weil beim Abbau von Fett so genannte Ketonkörper entstehen, zum Beispiel Azeton. Dieses wird über die Lunge mit dem Atem abgegeben.

Wenn Sie die Anzeichen ignorieren, kann es sein, dass der Körper mit dem hohen Blutzucker überhaupt nicht mehr fertig wird. Die Folge ist ein diabetisches Koma, auch Ketoazidose genannt, mit folgenden Anzeichen:

- Sie atmen sehr schnell und stark ein und aus.
- Ihr Atem riecht deutlich nach Azeton.
- Sie haben starke Bauchschmerzen oder -krämpfe.
- Ihnen ist übel, oder Sie müssen erbrechen.
- Haut und Schleimhäute sind stark ausgetrocknet.
- Sie werden bewusstlos.

Warum? Die beim Abbau von Fett zu Glukose entstehenden Ketonkörper sind zwar in geringen Mengen harmlos, bei anhaltend hohem Blutzucker jedoch überschwemmen sie den Körper, übersäuern das Blut und wirken dann giftig. Diese Ketonkörper müssen so schnell wie möglich mit gespritztem Insulin aus dem Blut entfernt werden.

Wenn Sie die oben genannten Symptome bemerken, müssen Sie sofort Ärztin oder Arzt aufsuchen oder – vor allem bei Erbrechen – als Notfall in eine Klinik. Sie brauchen so schnell wie möglich Flüssigkeit und Insulin.

Was Ärztin oder Arzt tun sollten

In der Arztpraxis sollte folgendes veranlasst werden:

- Um den Blutzuckerspiegel festzustellen, wird Blut abgenommen, entweder aus der Fingerkuppe oder aus der Vene. Sind Sie dabei nüchtern gewesen, sollte der Wert höchstens 120 mg/dl (6,67 mmol/l) betragen. Ist er höher, haben Sie Diabetes.
- Im Zweifelsfall kann zusätzlich der HbA1c-Wert im Blut bestimmt werden (→ Seite 44 ff.). Er zeigt an, wie gut die Stoffwechseleinstellung in den vergangenen drei Monaten war.
- Einen Zuckerbelastungstest (Glukose-Toleranz-Test) brauchen Ärztin oder Arzt nur dann vorzunehmen, wenn die eben genannten Messwerte keine eindeutige Aussage zulassen.

Milligramm pro Deziliter oder Millimol pro Liter?

Die Maßeinheit für den Blutzuckergehalt wird in den einzelnen Ländern unterschiedlich angegeben. In den alten Bundesländern von Deutschland und in Österreich ist überwiegend die Angabe in Milligramm pro Deziliter Blut, abgekürzt mg/dl, gebräuchlich, in den neuen Bundesländern, in der internationalen Fachliteratur und in englischsprachigen Ländern werden die Werte häufig in Millimol pro Liter, abgekürzt mmol/l, ausgedrückt.

Es entsprechen:

60 mg/dl =	3,34 mmol/l
80 mg/dl =	4,45 mmol/l
100 mg/dl =	5,56 mmol/l
120 mg/dl =	6,67 mmol/l
140 mg/dl =	7,78 mmol/l
160 mg/dl =	8,89 mmol/l
180 mg/dl =	10,00 mmol/l
200 mg/dl =	11,11 mmol/l
220 mg/dl =	12,22 mmol/l
240 mg/dl =	13,34 mmol/l
260 mg/dl =	14,45 mmol/l
280 mg/dl =	15,56 mmol/l
300 mg/dl =	16,67 mmol/l

Umrechnen können Sie die Werte nach folgendem Schema:
Wert in mg/dl × 0,0556 = Wert in mmol/l.
Wert in mmol/l × 18 = Wert in mg/dl.

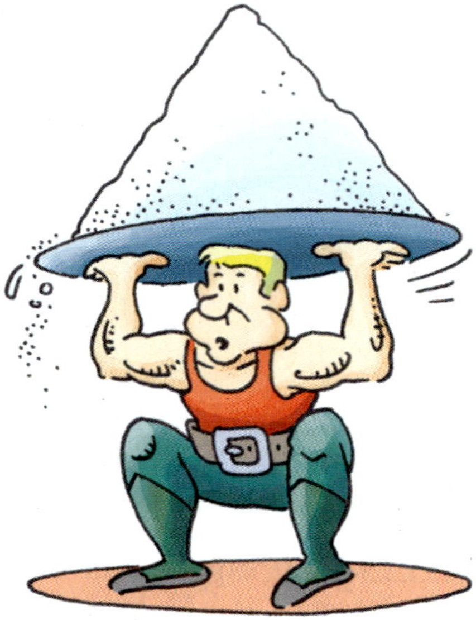

Was ist ein Zuckerbelastungstest?

Ein Zuckerbelastungstest (Glukose-Toleranz-Test) zeigt, wie Ihr Körper Traubenzucker verarbeitet. Dabei trinken Sie auf leeren Magen einen halben Liter Wasser oder Tee, in dem 75 Gramm Traubenzucker gelöst sind. Zwei Stunden später wird der Blutzucker gemessen. Ärztinnen oder Ärzte ziehen allerdings aus den Messwerten sehr verschiedene Schlüsse, und die Kriterien für die Diagnose eines Diabetes aus dem Test sind nicht einheitlich und darüber hinaus unter Fachleuten höchst umstritten. Die Weltgesundheitsorganisation WHO gibt an, dass ein Diabetes vorliegt, wenn der Wert des Blutzuckers zwei Stunden nach dem Test bei über 180 mg/dl (im Blut aus der Vene) oder bei über 200 mg/dl (im Blut aus der Fingerkuppe) liegt.

Nach der Diagnose

Sobald Ärztin oder Arzt bei Ihnen Diabetes diagnostiziert haben, sind folgende Schritte wichtig:

›› Diabetes ist erst einmal ein Einschnitt, man fühlt sich gegängelt. Aber man kann lernen, damit zu leben, und zwar gut zu leben. ‹‹

Bei Typ-1-Diabetes

- Erste und wichtigste Maßnahme ist eine Schulung in der Anwendung von Insulin (→ Seite 46 ff.), ambulant oder stationär. Dort lernen Sie, wie und mit welcher Methode Sie Ihren Stoffwechsel Ihrer Lebenssituation entsprechend bestmöglich regulieren (→ Seite 57). Während der Schulung können Sie auch klären, ob und wie der Diabetes Ihr bisheriges Leben verändert.
- Darüber hinaus sollten Ihnen ein Diabetes-Tagebuch und ein „Gesundheits-Pass Diabetes", in Österreich „Diabetes-Pass" genannt, ausgehändigt werden (→ Seiten 23 und 24). Weitere Materialien erhalten Sie im Rahmen der Schulung.

Bei Typ-2-Diabetes

- Ärztin oder Arzt sollten mit Ihnen besprechen, wann und wo Sie eine Schulung besuchen können.
- Sie sollten besprechen, welche Behandlungsmethode für Sie aufgrund Ihrer Lebenssituation und Krankheitsgeschichte am sinnvollsten ist (→ Seite 28).

- Wenn Sie Übergewicht haben, sollten Sie gemeinsam überlegen, wie Sie abnehmen und sich gesund ernähren können (→ Seite 88). Eine Ernährungsberatung kann Sie dabei unterstützen.
- Der Blutdruck muss gemessen werden.
- Der Augenhintergrund muss untersucht werden, dazu müssen Sie zu einer augenärztlichen Praxis überwiesen werden (→ Seite 166).
- Ärztin oder Arzt sollten Ihre Füße eingehend untersuchen (→ Seite 180).
- Sie müssen prüfen, ob bereits Nervenschäden eingetreten sind (→ Seite 176).
- Die Nierenfunktion muss kontrolliert werden (→ Seite 172).
- Sie sollten gemeinsam überlegen, wie Sie das Risiko für Herz-Kreislauf-Erkrankungen verringern können (→ Seite 160).
- Ärztin oder Arzt sollten Ihnen zeigen, wie Sie den Urinzucker prüfen (→ Seite 39) und den Blutdruck selbst messen können (→ Seite 162 ff.), und sie sollten das dafür Notwendige verordnen (Teststreifen, Blutdruckmessgerät).
- Sie sollten Ihnen den „Gesundheits-Pass Diabetes" bzw. „Diabetes-Pass" aushändigen. Wenn Sie mit Insulin behandelt werden, zusätzlich auch ein Diabetes-Tagebuch.

Das Diabetes-Tagebuch

Wenn Sie Insulin spritzen, brauchen Sie ein Diabetes-Tagebuch. Es ist für Sie und Ihre Ärztin oder Ihren Arzt die entscheidende Grundlage für Therapieänderungen.

Sie tragen dort täglich ein, wann Sie den Blutzucker gemessen haben, wie hoch er ist, wie viel und welches Insulin Sie gespritzt und wie viele Kohlenhydrateinheiten Sie zu sich genommen haben. Sie vermerken auch, ob der Urin Zucker oder Azeton enthält, sofern Sie Anlass hatten, diese Werte zu prüfen. Und Sie notieren darin alle besonderen Vorkommnisse, zum Beispiel ob Sie krank sind, sich unwohl fühlen, eine Unterzuckerung hatten, Sport getrieben, sich besonders angestrengt, etwas Außergewöhnliches gegessen haben und so weiter.

Dieses Tagebuch nehmen Sie zu jedem Arztbesuch mit und bewahren auch die vollgeschriebenen Tagebücher auf, damit Sie bei Bedarf den Verlauf der Werte nachsehen können.

Datum: 23.10. ☒ Arbeitstag ☐ Urlaubstag ☒ Mo ☐ Di ☐ Mi ☐ Do ☐ Fr ☐ Sa ☐ So

Uhrzeit	7.00	9.00	12.00	17.30	23.00				Gesamt
BZ	115	180	119	150	130				
HZ/Ac.									
BE	4		6	2					
BE-Faktor	2,0		1,5	1,5					
NI	8 IE		9 IE	3 IE					
VI			12 IE		12 IE				
Bemerkungen	Sport ausgefallen !								Korrektur-Regel: 40

Behandlungs- und Schulungsprogramm für Typ-I-Diabetiker

Diabetes-Tagebuch

Füllen Sie das Tagebuch jeden Tag sorgfältig und zuverlässig aus! Es ist ein anschaulicher Beweis dafür, wie gut Sie mit Ihrem Diabetes leben. Das kann wichtig werden, wenn Sie zum Beispiel einem Arbeitgeber belegen wollen, dass Sie für bestimmte Aufgaben trotz des Diabetes geeignet sind, wenn Sie ins Beamtenverhältnis übernommen werden sollen oder Sie nach einem Autounfall beweisen müssen, dass dieser nicht, wie unter Umständen unterstellt, auf eine Unterzuckerung zurückgeht.

Der „Gesundheits-Pass Diabetes“ oder „Diabetes-Pass“

Wenn Ärztin oder Arzt bei Ihnen Diabetes feststellen, werden sie Ihnen – hoffentlich! – einen kleinen blauen Ausweis in Passformat aushändigen (für Kinder und Jugendliche ist er leuchtend rot). Dieser „Gesundheits-Pass Diabetes“ bzw. „Diabetes-Pass“ soll Sie auf Schritt und Tritt begleiten, um im Notfall (zum Beispiel bei einem Unfall) den Rettungssanitätern oder dem Notarzt sofort zu zeigen, dass Sie Diabetes haben. Er soll Ihnen darüber hinaus einen Überblick geben, wie gut Ihr Stoffwechsel eingestellt ist und Sie an die nötigen Kontrolluntersuchungen erinnern. Und er soll das Gespräch zwischen Ihnen und Ihrer Ärztin oder Ihrem Arzt fördern.

Im Pass notieren Sie Ihre persönlichen Daten sowie alle Medikamente, die Sie einnehmen, seit wann Sie Diabetes haben und welchen Typ, wie er behandelt wird, ob Sie eine

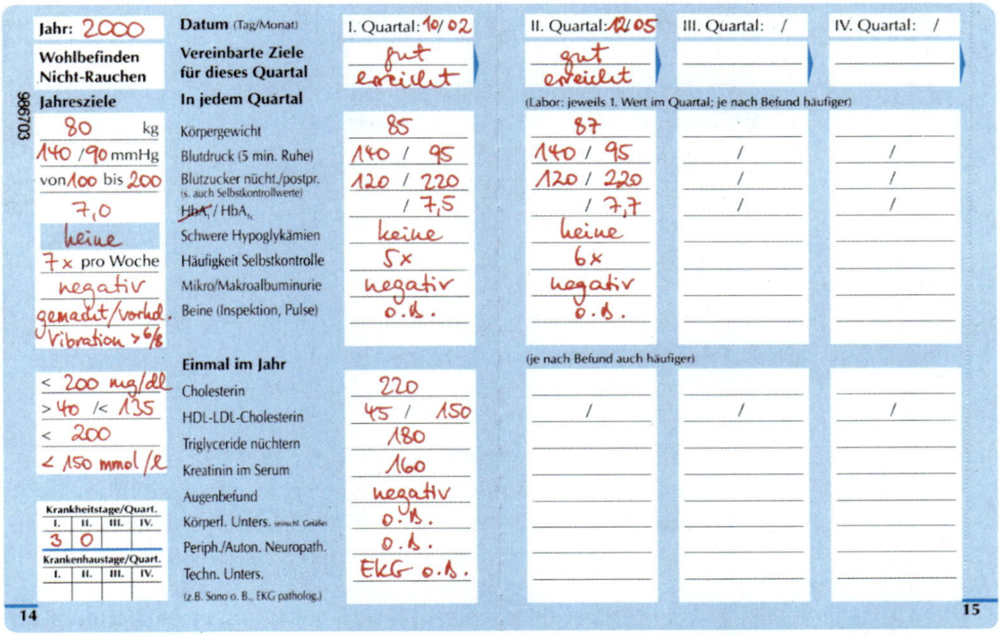

Jahr: 2000	Datum (Tag/Monat)	I. Quartal: 10/02	II. Quartal: 12/05	III. Quartal: /	IV. Quartal: /
Wohlbefinden Nicht-Rauchen	Vereinbarte Ziele für dieses Quartal	gut erreicht	gut erreicht		
Jahresziele	In jedem Quartal		(Labor: jeweils 1. Wert im Quartal; je nach Befund häufiger)		
80 kg	Körpergewicht	85	87		
140 / 90 mmHg	Blutdruck (5 min. Ruhe)	140 / 95	140 / 95	/	/
von 100 bis 200	Blutzucker nücht./postpr. (s. auch Selbstkontrollwerte)	120 / 220	120 / 220	/	/
7,0	~~HbA₁~~ / HbA₁c	/ 7,5	/ 7,7	/	/
keine	Schwere Hypoglykämien	keine	keine		
7x pro Woche	Häufigkeit Selbstkontrolle	5x	6x		
negativ	Mikro/Makroalbuminurie	negativ	negativ		
gemacht/vorhd. Vibration >6/8	Beine (Inspektion, Pulse)	o.B.	o.B.		
	Einmal im Jahr		(je nach Befund auch häufiger)		
< 200 mg/dl	Cholesterin	220			
> 40 /< 135	HDL-LDL-Cholesterin	45 / 150	/	/	/
< 200	Triglyceride nüchtern	180			
< 150 mmol/l	Kreatinin im Serum	160			
	Augenbefund	negativ			
	Körperl. Unters. (einschl. Gefäße)	o.B.			
	Periph./Auton. Neuropath.	o.B.			
	Techn. Unters. (z.B. Sono o. B., EKG patholog.)	EKG o.B.			

Krankheitstage/Quart.			
I.	II.	III.	IV.
3	0		

Krankenhaustage/Quart.			
I.	II.	III.	IV.

14 15

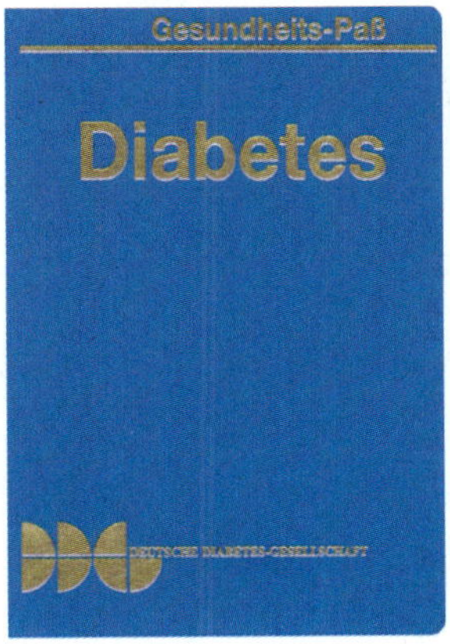

Schulung gemacht haben und welche Probleme bei Ihnen aufgetaucht sind (zum Beispiel koronare Herzkrankheit, offener Fuß).

Im Pass ist auch vermerkt, was Sie tun müssen, wenn Sie zum Beispiel eine Unterzuckerung vermuten oder Probleme mit den Füßen haben. Quartalsweise schreiben Sie auf, wie Sie sich fühlen, welche Ziele für den Blutzucker Sie sich vorgenommen und welche Sie erreicht haben. Sie tragen auch die Befunde ergänzender Untersuchungen ein, zum Beispiel der Augen oder der Nieren, und werden auf diese Weise immer wieder daran erinnert, diese Kontrollen vornehmen zu lassen. Der Pass enthält darüber hinaus Hinweise auf Ihre Rechte und Aufgaben. Am Ende eines Jahres haben Sie und Ihre Ärztin oder Ihr Arzt einen guten Überblick, ob Sie beide an alles gedacht haben.

Der Pass wurde sowohl von Menschen mit Diabetes als auch von Ärztinnen und Ärzten erstellt und ist bei allen Diabetesberatungsstellen, in Arztpraxen, bei der Deutschen Diabetes-Gesellschaft, beim Deutschen Diabetiker-Bund bzw. bei der Österreichischen Diabetiker Vereinigung oder beim Diabetes Forum Austria kostenlos zu erhalten (Adressen → ab Seite 206). Sie sollten nicht versäumen, sich dieses wichtige Hilfsmittel zu besorgen. Es leistet einen nicht zu unterschätzenden Beitrag, Folgeerkrankungen zu vermeiden.

Chronisch krank – und nun?

Es ist für jeden Menschen ein Schock, wenn er erfährt, chronisch krank zu sein – und Diabetes ist eine chronische Krankheit, Typ 1 ebenso wie Typ 2. Das wiederum heißt: Ich werde nie mehr vollkommen gesund sein. Die Krankheit wird mich nie mehr loslassen, sie wird mich begleiten – mein Leben lang.

» Ich muss mit der Krankheit leben, aber nicht für die Krankheit. «

Diesen Schock müssen Sie erst einmal verarbeiten, sich mit der Krankheit „anfreunden". Sie sollten sie sich nicht zum Feind machen, sondern sie als – allerdings oft auch lästigen – Begleiter sehen. Das mag im Augenblick vielleicht befremdlich oder gar unmöglich klingen, es ist aber der einzige Weg, mit einer chronischen Erkrankung zu leben. Diese Krankheit gehört zu Ihnen, und vielleicht eröffnet sie Ihnen unerwartet neue Lebensziele oder Berufsperspektiven, verschafft Ihnen neue Bekanntschaften und Freunde. Denken Sie daran, dass es jedem anderen, der eine chronische Krankheit hat – zum Beispiel Rheuma, Asthma, multiple Sklerose –, genauso ergeht, und dass Sie mit Ihrem Diabetes keineswegs allein stehen. Die Zahl der Betroffenen (→ Seite 7) zeigt das sehr deutlich, und diese Menschen beschäftigen sich mit genau den gleichen oder ähnlichen Gedanken, die Ihnen jetzt durch den Kopf gehen.

Behandlung

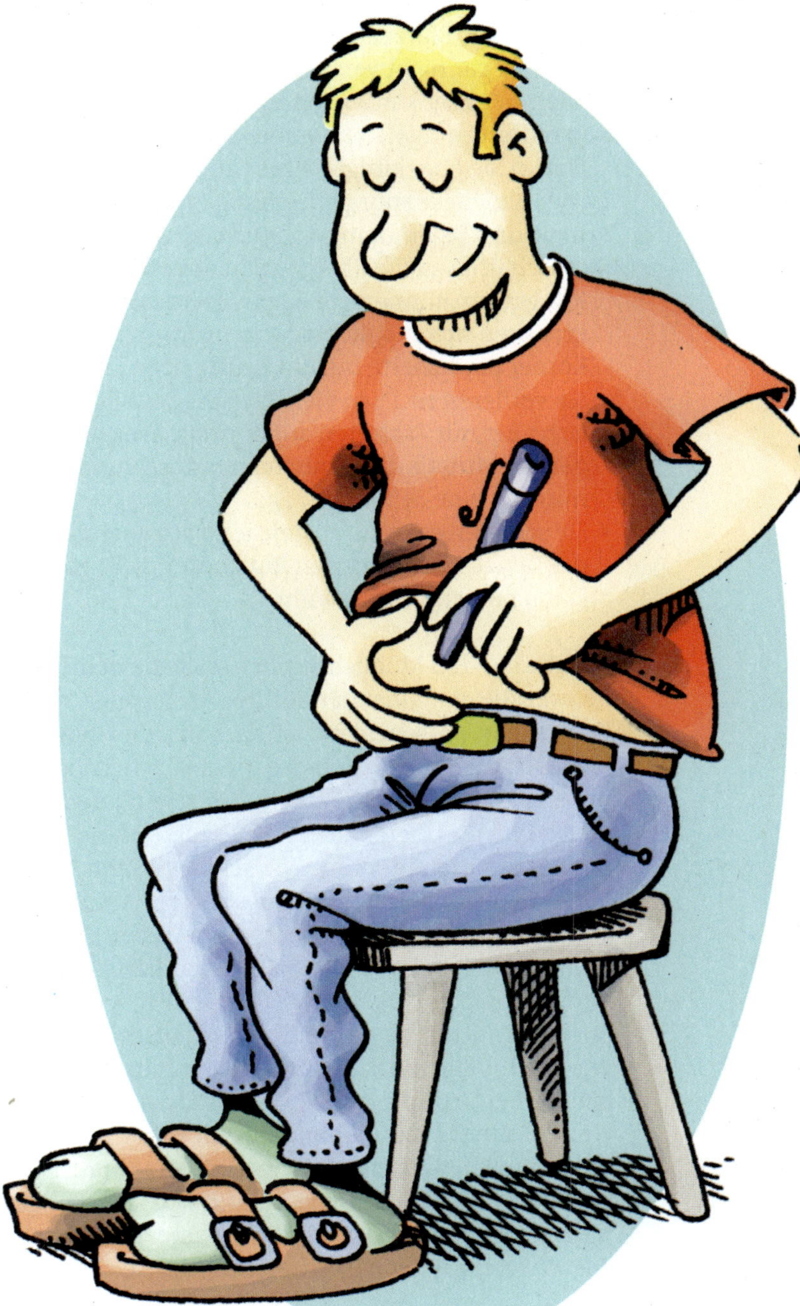

Die Behandlung Ihres Diabetes richtet sich zunächst einmal danach, ob es sich um Typ-1- oder Typ-2-Diabetes handelt. Typ-1-Diabetes ist immer insulinpflichtig, das bedeutet, Sie müssen Insulin spritzen, jeden Tag, ein Leben lang.

Bei Typ 2 kommt es darauf an, wie hoch Ihr Blutzucker ist und wie Ihr körperlicher Zustand ist. Sind Sie schlank und liegt der Blutzucker deutlich über 180 bis 200 mg/dl, sollte erst gar nicht versucht werden, den Blutzucker mit Tabletten zu senken, es sollte vielmehr gleich eine Insulinbehandlung eingeleitet werden.

Haben Sie eher einige Pfunde zu viel auf den Rippen und ist der Blutzucker nur geringfügig erhöht, kommen im Prinzip drei Behandlungsmöglichkeiten infrage:

- Sie schaffen es, Ihr Übergewicht abzubauen (schon wenige Kilogramm können genügen), bewegen sich viel und ernähren sich möglichst fettarm. Dann reicht das vom Körper produzierte Insulin häufig noch jahrelang aus.
- Sie verlieren nicht so viele Pfunde, der Blutzucker lässt sich aber mit Tabletten auf normale Werte senken. Dann genügt oftmals diese medikamentöse Behandlung, zumindest eine Zeit lang.
- Sie schaffen es nicht, ausreichend abzunehmen, und/oder die Tabletten senken den Blutzucker nicht genügend. Dann brauchen Sie Insulin.

Welche der drei Möglichkeiten für Sie die richtige ist, müssen Sie gemeinsam mit Ihrer Ärztin oder Ihrem Arzt besprechen. Entscheidend ist, dass sich die Blutzuckerwerte normalisieren. Die Gespräche drehen sich jedoch oft nur um das Abnehmen. Aber viele Menschen schaffen es einfach nicht, ihr Übergewicht abzubauen. Manche Ärztinnen oder Ärzte „drohen“ dann mit Insulin: „Wenn Sie nicht abnehmen, müssen Sie Insulin spritzen“, und das ängstigt viele. Denn sich täglich stechen zu müssen, ist doch schmerzhaft und mit vielen Einschränkungen verbunden – so die gängigsten Vorurteile. Gleichzeitig wird der Eindruck vermittelt, als sei der Diabetes besonders schwerwiegend, wenn man Insulin spritzen muss. Beides entbehrt jeder Grundlage. Es kann gar nicht oft genug gesagt werden: Eine Insulinbehandlung ist keine „Strafe“, und nahezu jeder Mensch mit Typ-2-Diabetes braucht über kurz oder lang Insulin, egal, ob und wie viel er abgenommen hat. Und schmerzhaft und belastend ist das Spritzen ebenso wenig. Viele Menschen mit Typ-2-Diabetes berichten sogar, dass sie sich wesentlich wohler fühlen, seitdem sie Insulin spritzen.

Wenn Sie es nicht schaffen abzunehmen, darf dies also kein Grund sein, Ihnen eine konsequente und angemessene Behandlung des Diabetes vorzuenthalten. Es gilt, die für Sie und Ihre Lebenssituation passende und Ihren individuellen Möglichkeiten entsprechende Therapieform herauszufinden. Daran sollten Sie sich orientieren, und dies sollten auch Ärztin oder Arzt im Auge haben.

Behandlungsziele

Grundsätzlich ist das Ziel jeder Diabetesbehandlung, den Blutzucker zu regulieren und den Stoffwechsel wieder zu normalisieren, um Folgeerkrankungen zu vermeiden. Drei Ziele sollten dabei angestrebt werden:

- Der HbA1c-Wert sollte bei Typ-1-Diabetes sowie bei Menschen unter 65 Jahren mit Typ-2-Diabetes im Normbereich liegen, also bei zirka 7 Prozent (der Normbereich schwankt von Labor zu Labor, Seite → 44) oder darunter. Bei Menschen über 65 Jahren mit Typ-2-Diabetes sollte der Blutzucker so reguliert sein, dass durch den Diabetes keine Beschwerden auftreten (Harndrang, Vergesslichkeit, Infektionen).
- Der Blutdruck muss unter 140/90 mmHg liegen. Sind die Nieren bereits in ihrer Funktion beeinträchtigt, sollte er nach Empfehlung der deutschen und amerikanischen ärztlichen Fachgesellschaften nicht über 130/80 mmHg ansteigen oder, noch besser, nicht über 120/80 mmHg.
- Es sollte eine regelmäßige, geplante Risikovorsorge stattfinden, also eine Kontrolle von Nieren, Augen, Füßen, Blutfetten und Herz.

Diese Maßnahmen sind die wichtigsten Voraussetzungen dafür, dass sich die gefürchteten Begleit- und Folgeerkrankungen – Herzinfarkt, Schlaganfall, Nierenversagen, Nervenschäden, Impotenz, offene Stellen am Fuß, Sehstörungen oder gar Erblindung (→ Seite 157 ff.) – vermeiden lassen.

Im Einzelnen unterscheidet sich das weitere Vorgehen bei der Behandlung von Typ-1- und Typ-2-Diabetes.

Bei Typ-1-Diabetes

Bei Menschen mit Typ-1-Diabetes sind normale Blutzuckerwerte nur mit Insulin erreichbar. Dabei haben Sie die Wahl zwischen verschiedenen Anwendungsschemata (→ Seite 57). Insgesamt gibt es jedoch keinen großen Spielraum: Auf Insulin können Sie nie verzichten, egal, ob Sie es mit Spritze, Pen oder Pumpe zuführen. Sie sollten allerdings gemeinsam mit Ärztin oder Arzt darauf bedacht sein, diejenige Anwendungsform herauszufinden, die für Ihren Lebensstil am besten geeignet ist.

Bei Typ-2-Diabetes

Bei Typ-2-Diabetes gibt es einige Kriterien für eine sofortige Behandlung mit Insulin:

- Sie haben bereits Herz-Kreislauf-Erkrankungen oder durch den erhöhten Blutzucker geschädigte Augen, Nieren oder Nerven (→ Seite 166 ff.).
- Sie dürfen wegen der jeweiligen Gegenanzeigen keine blutzuckersenkenden Tabletten einnehmen (→ Seite 70 ff.).
- Ihr Blutzucker liegt über 200 mg/dl, und Sie haben kein Übergewicht. Dann kann es auch sein, dass Sie Typ-1-Diabetes haben.

Treffen diese Angaben auf Sie zu, sollten Sie sofort nach der Diagnose mit Insulin behandelt werden. Ist das bislang nicht geschehen, sollten Sie mit Ihrer Ärztin oder Ihrem Arzt sprechen und sich an eine Diabetologen-Praxis oder -Ambulanz überweisen lassen.

Bei allen anderen Menschen mit Typ-2-Diabetes kommt es bei der Wahl der Behandlungsmethode auf die Begleitumstände an:

- Haben Sie Übergewicht und könnte es Ihnen gelingen, dieses abzubauen?
- Bewegen Sie sich gern und viel (Spaziergänge, Radtouren, Schwimmen, Gartenarbeit)?
- Wie leben Sie? Sind Sie berufstätig oder schon im Ruhestand? Wie regelmäßig ist Ihr Tagesablauf?

Je nachdem, wie Ihre Antworten auf diese Fragen ausfallen, lässt sich die Behandlung des Diabetes darauf abstimmen. Können Sie zum Beispiel Ihr Übergewicht abbauen und haben Sie Freude an Bewegung – welcher Art auch immer –, kann es sein, dass der Blutzucker schon auf diese Weise auf normnahe Werte sinkt.

Wenn dies mit gesunder Ernährung und Bewegung nicht gelingt und Sie weiterhin stark übergewichtig sind (BMI über 30, → Seite 94), ist die Frage: Kommen blutzuckersenkende Tabletten in Betracht? Lässt sich der Blutzucker damit innerhalb einiger Monate nicht ausreichend regulieren, sollten Sie mit Insulin behandelt werden.

Leider werden hierzulande immer noch viel zu viele Menschen mit Typ-2-Diabetes sehr lange mit Tabletten behandelt, auch wenn sich der Stoffwechsel damit nicht gut einstellen lässt. Viele scheuen die Insulinbehandlung, weil sie Angst vor dem Spritzen haben, und manchmal auch, weil sie glauben oder Ärztinnen oder Ärzte ihnen sagen, eine Insulintherapie sei schwieriger, lästiger und umständlicher, als Tabletten zu schlucken; sie sei schmerzhaft und bringe viele Zwänge mit sich (Blutzucker messen, Lebensmittel und Insulin berechnen). Das ist ein gefährlicher Irrtum. Eine Insulintherapie kann den individuellen Voraussetzungen optimal angepasst werden – vorausgesetzt, Ärztin oder Arzt sind über die verschiedenen Anwendungsformen detailliert informiert. Mehr noch: Ein aus Angst vor Insulin schlecht behandelter Diabetes zieht meist zwangsläufig Folgeerkrankungen nach sich, die mit einer frühzeitigen Insulintherapie hätten vermieden werden können. Hinzu kommt, dass viele Ärztinnen oder Ärzte nicht regelmäßig Augen, Nieren und Füße kontrollieren (lassen), sodass häufig Schäden eintreten (zum Beispiel offene Stellen am Fuß), die vermeidbar gewesen wären.

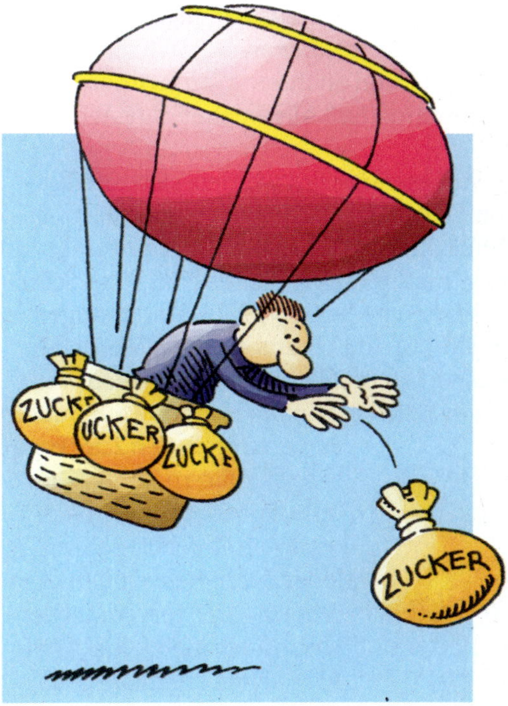

Nicht nur an den Zucker denken!

Hohe Blutzuckerwerte sind bei älteren Menschen mit Typ-2-Diabetes – das Durchschnittsalter liegt knapp unter 70 Jahren – oft nicht das Hauptproblem. Viele leiden bereits an anderen Krankheiten, zum Beispiel Bluthochdruck, an den Folgen eines Herzinfarkts, an einer koronaren Herzkrankheit oder an den Folgen eines Schlaganfalls. Diese sind meist nicht durch den Diabetes bedingt, und sie bessern sich nicht, wenn der Blutzucker normnah eingestellt ist.

Es würde die Lebensqualität erheblich einschränken, wenn sich bei diesem Personenkreis die Behandlung ausschließlich daran orientieren würde, den Blutzucker normnah einzustellen. HbA1c-Werte über dem Normbereich können in diesen Fällen durchaus vertretbar sein, vorausgesetzt, der erhöhte Blutzucker führt nicht selbst zu erheblichen Beschwerden (wie zum Beispiel nachts ständig zur Toilette müssen, Juckreiz, Vergesslichkeit, Entzündungen). Natürlich ist es immer gut, normnahe HbA1c-Werte zu erreichen – aber eben nicht um jeden Preis. Die Behandlung sollte individuell auf Ihre ganz persönlichen Möglichkeiten und Fähigkeiten abgestimmt und an Ihrem Wohlbefinden orientiert sein und nicht dogmatisch allgemein aufgestellten Kriterien folgen.

Auf keinen Fall darf es versäumt werden, sich intensiv um die Begleit- und Folgeerkrankungen zu kümmern. Das bedeutet: darauf zu achten, dass der Blutdruck unter 140/90 bleibt und dass regelmäßig Augen, Nieren, Füße und Schuhwerk kontrolliert werden (→ Seite 157 ff.). Daran mangelt es jedoch gerade bei älteren und bereits kranken Menschen mit Typ-2-Diabetes viel zu oft. Sie werden (vor allem von ihren Ärztinnen oder Ärzten!) ständig ermahnt, auf Zucker zu verzichten, den Zucker zu senken, Diät zu halten – und schaffen es oft nicht, nach derart strengen Regeln zu leben (und viele wollen es in diesem Alter verständlicherweise auch nicht). Als „Strafe" für solchen Eigensinn – so muss es manchmal scheinen – bleiben häufig die anderen, besonders wichtigen Maßnahmen zur Behandlung der Begleit- und Folgeerkrankungen aus. Das sorgt dann für viel Leid, Schmerzen, lange Krankenhausaufenthalte und schränkt letztlich die Lebensqualität ganz beträchtlich ein.

» Ich habe mich in der Ambulanz einstellen lassen. Was soll ich denn auf der Station, da ist ja alles ganz anders, und das passt dann gar nicht zu meinem Leben. Ich bin jeden Tag dreimal hingegangen. Ich wohne auch dicht dabei. Morgens habe ich mit dem Arzt gesprochen, über das Spritzen, ob mehr oder weniger. So haben wir es nach einer Woche fast geschafft, dass es so einigermaßen lief. Dabei habe ich sehr viel gelernt. «

Gehören Sie zu diesem Personenkreis, sollten Sie sich unbedingt Ärztinnen oder Ärzte suchen, die sich in der Diabetesbehandlung so gut auskennen, dass sie nicht nur den Blutzucker im Blick haben, sondern ebenso darauf bedacht sind, Begleit- und Folgeerkrankungen bestmöglich zu vermeiden und adäquat zu behandeln – auch wenn sich der Blutzucker nicht optimal einstellen lässt.

Ist ein Krankenhausaufenthalt notwendig?

Weder bei Typ-1- noch bei Typ-2-Diabetes ist es zwingend notwendig, den Blutzucker im Krankenhaus einzustellen. Im Gegenteil: Geschieht das ambulant, lassen sich Schwierigkeiten schneller erkennen und bewältigen. Der Tagesablauf in einer Klinik entspricht ja so gut wie nie dem in Ihrem beruflichen und privaten Alltag. Schon zu Beginn der Krankheit sollten Sie jedoch lernen, sich mit dem Diabetes in alltäglichen Situationen gut zurechtzufinden, zum Beispiel an Ihrem Arbeitsplatz, beim Essen in der Kantine oder im Restaurant.

Unter bestimmten Bedingungen kann ein Krankenhausaufenthalt jedoch sinnvoll sein: zum Beispiel wenn keine Diabetologen-Praxis oder Diabetes-Ambulanz in Ihrer Nähe ist, wenn Ihr Blutzucker extrem hoch ist, wenn es Ihnen schwer fällt, mehrmals wöchentlich oder zeitweise auch täglich die Arztpraxis aufzusuchen. Bei Typ-1-Diabetes wird der Blutzucker im Zusammenhang mit einer Schulung zur Anwendung von Insulin eingestellt. Auch dafür kann ein stationärer Aufenthalt sinnvoll sein (→ Seite 46 ff.).

Wichtig ist, dass Diabetes an diesem Krankenhaus überhaupt fachgerecht behandelt wird. In Deutschland erkennen Sie das daran, dass dort Diabetologen/DDG sowie Diabetes-Berater/DDG arbeiten.

Wie finde ich die richtige Ärztin, den richtigen Arzt?

Diabetes als Krankheit zu erkennen, ist im Grunde nicht schwer. Ihn richtig zu behandeln, dagegen schon. Da Sie der Diabetes ein Leben lang begleiten wird, ist es wichtig, von Anfang an eine Ärztin oder einen Arzt zu finden, die oder der in der Lage ist, Sie kompetent und Ihren individuellen Erfordernissen entsprechend zu behandeln. Von der Zusammenarbeit und dem gegenseitigen Vertrauen hängt es maßgeblich ab, ob Ihr Blutzucker gut reguliert ist und sich Folgeerkrankungen vermeiden lassen. Es gibt viel zu viele Menschen mit Diabetes, die diese wichtige Weichenstellung am Anfang der Krankheit versäumt haben: aus Unkenntnis, Angst, Resignation, Bequemlichkeit. Mit der Folge, dass sie weit mehr unter den schwerwiegenden Folgeerkrankungen zu leiden haben, als notwendig wäre.

Dass Sie besorgt und unsicher sind, wie es nun weitergehen wird, dass Sie mit Ihrem Schicksal hadern – all das ist völlig normal. Eine gute Ärztin und ein guter Arzt werden Ihnen das nachfühlen können und Sie nicht einfach mit pauschalen und nichts sagenden Redewendungen allein lassen. Vor allem geht es darum, die für Ihre ganz persönliche Situation richtige Behandlungsweise zu finden. Bei Typ-1-Diabetes geht es zum Beispiel um die Frage: Wie führe ich das Insulin zu: mit Spritzen, Pen oder Pumpe? Bei Typ-2-Diabetes: Normalisiert sich der Blutzucker mit Tabletten? Oder ist es besser, gleich Insulin zu spritzen?

Folgende Fragen sollten Sie gemeinsam mit Ärztin oder Arzt beantworten:

- Wie können Sie Ihre Krankheit optimal in den Griff bekommen und dabei möglichst so leben wie bisher?
- Was muss sich an Ihrem Leben verändern, welche Schritte sind dafür nötig, welche lassen sich kurzfristig, welche erst langfristig umsetzen?
- Wie sollten Sie sich ernähren, und welchen Stellenwert hat dies im Gesamtkonzept der Behandlung (→ Seite 88)? Dabei sollten Sie auch möglicherweise vorhandene Vorurteile besprechen (strenge Diät, Verzicht auf Zuckerhaltiges und Ähnliches).
- Wo können Sie eine qualifizierte Schulung besuchen, die Ihnen hilft, den Diabetes in Ihren Alltag zu integrieren (→ Seite 46 ff.)?
- Was können und sollten Sie selbst tun, um den Blutzucker im Normbereich zu halten und damit Folgeerkrankungen zu vermeiden?
- Welche Ängste und Sorgen quälen Sie jetzt nach der Diagnose Diabetes, und wie können Sie sie überwinden?
- Das Wichtigste: Was sind **Ihre** Ziele im Zusammenhang mit der Diabetestherapie? Hierfür gibt es eine eigene Spalte (die erste) im „Gesundheits-Pass Diabetes“: Nicht Ihre Ärztin oder Ihr Arzt legen fest, was gut für Sie ist, sondern Sie selbst.

Eine Checkliste, was Ärztin oder Arzt im Einzelnen tun sollten, finden Sie auf Seite 36 f.

Es kann durchaus sein, dass Ihre Hausärztin oder Ihr Hausarzt diese kompetente ärztliche Begleitung leisten können. Viele sind allerdings über die Möglichkeiten der modernen Diabetestherapie zu wenig informiert, um tatsächlich auf alle Fragen die für Sie passenden Antworten zu geben. Es ist also auf jeden Fall sinnvoll, wenn Sie sich – zusätzlich zu der Beratung bei Ihrer Hausärztin oder Ihrem Hausarzt – mit einer diabetologischen Schwerpunktpraxis bzw. in Österreich mit einer Diabetologen-Praxis (Internist mit Schwerpunkt Diabetes) oder einem Stoffwechselzentrum in Verbindung setzen, um sich dort über alles für Sie Wissenswerte zu informieren.

Auch eine Schulung sollten Sie nicht irgendwo machen, sondern nur in Kliniken oder Schwerpunktpraxen mit einem qualitätsgeprüften Schulungsprogramm. Adressen von empfehlenswerten Schulungsinstituten erhalten Sie bei der Deutschen Diabetes-Gesellschaft (Adresse → Seite 206) oder über das Internet (→ Seite 208) bzw. bei der Österreichischen Diabetiker Vereinigung oder beim Diabetes Forum Austria (Adressen → Seite 209, 211). Was eine gute Schulung beinhalten sollte, erfahren Sie auf Seite 46 ff.

Und wenn die Diagnose Sie seelisch sehr stark belastet, wenn Sie sich überfordert fühlen, sich mit den Einschränkungen durch den Diabetes zu arrangieren, wenn Sie verzweifelt sind, dass gerade Sie betroffen sind, dann scheuen Sie sich nicht, professionelle Hilfe bei der Bewältigung dieser Probleme anzunehmen. Suchen Sie sich eine psychologische oder psychotherapeutische Praxis, in der Sie über alles, was Sie bewegt, sprechen können (lassen Sie sich vorher von Ihrer Krankenkasse sagen, unter welchen Bedingungen und für wie viele therapeutische Sitzungen sie die Kosten übernimmt). Adressen von Therapeuten, die Erfahrung in der Behandlung von Diabetes-Problemen haben, erhalten Sie bei der AG für Psychologie und Verhaltensmedizin der DDG (Adresse → Seite 206).

Buchtipp

„Diabetes ist meine Sache. Hilfen zum Umgang mit Angst, Wut und Traurigkeit" – das ist der Titel eines sehr lesenswerten Buches von Dr. Axel Hirsch, Hamburg (erschienen im Kirchheim-Verlag, Mainz 1999; 32,00 DM oder 234,00 öS). Der Autor hat selbst Diabetes und arbeitet als klinischer Psychologe am Bethanien-Krankenhaus in Hamburg. Drei Fragenkomplexe werden in dem Buch ausführlich und einfühlsam besprochen:

- Wie kann ich mit dem Diabetes so leben, dass ich Freude am Leben habe und trotzdem dem Diabetes genug Aufmerksamkeit schenke?
- Wie kann ich mein Leben mit dem Diabetes so gestalten, dass ich ihn immer berücksichtige, aber nicht alles an ihm orientiere?
- Welchen Weg will **ich** mit meinem Diabetes gehen?

Das Ziel ist dabei, „seelische Problemzonen zu erkennen und Zusammenhänge zu verstehen, damit sich Betroffene selbst helfen können".

Checkliste: Wie gut werden Sie betreut?

Es gibt einige Merkmale, an denen Sie erkennen können, ob Ihre Ärztin oder Ihr Arzt Sie kompetent behandeln. Für die Vermeidung von Folgeschäden ist es wichtig, dass sie diese Qualitätsanforderungen erfüllen. Tun sie es nicht, laufen Sie Gefahr, unnötig an den Folgen Ihres Diabetes zu leiden.

- Fällt es Ihnen leicht, Ärztin oder Arzt Fragen zu stellen oder auf Probleme bei der Anwendung von Medikamenten oder Insulin aufmerksam zu machen?
- Fühlen Sie sich mit Ihren Fragen ernst genommen und beraten (und nicht etwa bevormundet)?
- Werden Ihre Fragen ausführlich und verständlich beantwortet?
- Ist es für Sie unproblematisch, Ärztin oder Arzt auch einmal zu widersprechen, und folgt daraus ein partnerschaftliches Gespräch?
- Besprechen Sie bei jedem Arztbesuch gemeinsam, welche Therapieziele Sie in den nächsten Monaten erreichen wollen (HbA1c-Wert, Gewicht)?
- Werden Sie darauf hingewiesen, wie oft Sie den Urinzucker oder Blutzucker messen sollen und warum?
- Wird Ihnen erklärt, wie Sie auf abweichende Werte reagieren sollten?
- Wenn Sie hohen Blutdruck haben: Wird bei jedem Besuch in der Praxis Ihr Blutdruck gemessen?
- Wurde Ihnen auch gezeigt, wie Sie den Blutdruck selbst messen können?
- Werden Ihre nackten Füße regelmäßig von allen Seiten untersucht?
- Besitzt Ihre Ärztin oder Ihr Arzt eine Stimmgabel, um Ihre Nervenfunktion zu prüfen?
- Wird Ihnen nahe gelegt, mindestens einmal im Jahr eine augenärztliche Praxis aufzusuchen, und haben Sie dafür das nötige Überweisungsformular erhalten?
- Vereinbart sie oder er auf Wunsch für Sie einen Termin bei Fachärzten (zum Beispiel bei Nierenspezialisten)?
- Wird regelmäßig der HbA1c-Wert (oder der HbA1-Wert) bestimmt?
- Wurde Ihnen erklärt, wozu dieser Wert wichtig ist, und wissen Sie, wie hoch er ist oder wie hoch er sein sollte? Kennen Sie den Normbereich der Bestimmungsmethode?
- Ist Ihnen gezeigt worden, wie Sie Ihr Diabetes-Tagebuch führen und wozu die Eintragungen dienen?
- Ist Ihnen der „Gesundheits-Pass Diabetes“ bzw. der „Diabetes-Pass“ ausgehändigt worden?
- Wurde mit Ihnen über Ernährungsfragen gesprochen?
- Haben Ärztin oder Arzt Ihnen erklärt, was zu tun ist, damit Sie möglichst das essen können, was Ihnen schmeckt?
- Wenn Sie an einer Essstörung leiden: Können Sie offen darüber sprechen?
- Wurden Sie auf eine Selbsthilfegruppe aufmerksam gemacht und wurde Ihnen gesagt, wie Sie Kontakt mit ihr aufnehmen können?
- Wurde Ihnen nahe gelegt, eine Schulung zu besuchen?

Checkliste: Wie gut werden Sie betreut? Fortsetzung

- Wurde Ihnen erklärt, was Sie bei der Schulung lernen und wozu Sie dieses Wissen brauchen?
- Wurden Sie darauf aufmerksam gemacht, dass Sie diese Schulung nicht nur in dieser Praxis, sondern auch in darauf spezialisierten Praxen oder Kliniken machen können?
- Können Sie mit Ärztin oder Arzt offen über Sexualstörungen reden?

Wenn Sie Insulin spritzen

- Haben Ärztin oder Arzt Ihnen erklärt, welche verschiedenen Möglichkeiten der Insulinbehandlung es gibt (zum Beispiel konventionelle Insulintherapie, → Seite 58, intensivierte Insulintherapie, → Seite 58 f.)?
- Haben Sie darüber gesprochen, welche Methode in Ihrer Lebenssituation am geeignetsten ist?
- Wurden Ihnen die Unterschiede zwischen Normal-, Verzögerungs-, Misch- und Analoginsulin erklärt?
- Haben Ärztin oder Arzt mit Ihnen besprochen, ob und wann Sie die Dosis erhöhen oder verringern können?
- Kontrolliert sie oder er regelmäßig die Stellen, an denen Sie das Insulin spritzen?

Wenn Sie kein Insulin spritzen

- Haben Ärztin oder Arzt Sie dazu angeleitet, den Urinzucker zu prüfen?
- Wurde Ihnen erklärt, wie die Tabletten wirken und auf welche unerwünschten Wirkungen Sie achten müssen?
- Wurden Sie darüber aufgeklärt, unter welchen Bedingungen Sie die Dosis der Tabletten verändern können?

Je mehr Fragen Sie mit Ja beantworten können, desto besser. Mussten Sie häufig mit Nein antworten, sollten Sie sich überlegen, ob Sie nicht zusätzlich eine Diabetologin oder einen Diabetologen zu Rate ziehen wollen.

Für sich selbst Verantwortung übernehmen

Wie gut es Ihnen mit Ihrer Krankheit geht, liegt ganz wesentlich auch in Ihrer Hand. Ärztin oder Arzt können Ihnen noch so wirksame Mittel verschreiben oder Sie in der Anwendung von Insulin anleiten – wenn Sie sich nicht selbst für Ihre Gesundheit verantwortlich fühlen, wird das alles wenig nützen. Viele Menschen mit Diabetes leiden unter Folgeerkrankungen, weil sie nicht wussten oder wissen, in welch hohem Maße diese auch von ihrem eigenen Engagement abhängen. Darüber hinaus gibt es noch immer eine Reihe von Ärztinnen und Ärzten, die ihren Patientinnen und Patienten genau diese Eigenverantwortlichkeit weder zugestehen noch ihnen das nötige Wissen dafür verständlich und ausreichend vermitteln wollen oder können.

Deshalb ist es wichtig, dass Sie sich selbst gründlich über alles informieren, was mit Diabetes zusammenhängt. Jeder chronisch Kranke muss diese Verantwortung übernehmen und zum Spezialisten für seine Krankheit werden. Niemand fühlt so gut wie Sie selbst, was Ihnen gut tut oder schadet. Das kann Ihnen keine Ärztin und kein Arzt abnehmen.

Bei Diabetes haben Sie die Wahl zwischen mehreren Möglichkeiten, den Blutzucker zu steuern – deshalb trägt es ganz wesentlich zum Erfolg der Behandlung bei, wenn Sie diese Verantwortung aktiv für sich übernehmen. Dies sollte keine lästige Pflicht sein, sondern eine Aufgabe, mit der Sie wachsen können und die Ihnen – wenn Sie sich ihr ernsthaft stellen – eine große Portion Selbstbewusstsein gibt.

Das setzt allerdings etwas ganz Wichtiges voraus: Sie müssen sich selbst mögen. Denn nur, was man schätzt und liebt, das hegt und pflegt man mit der nötigen Sorgfalt. Viele Menschen mit Diabetes haben aber gerade mit dieser höchst gesunden Form von Egoismus ihre Schwierigkeiten – manche mögen sich selbst nicht, weil sie krank geworden sind, andere fühlen sich zu dick, empfinden sich als Versager oder was auch immer. Sie drehen sich im Kreis: Ich kann mich selbst nicht leiden, fühle mich mitschuldig an meiner Krankheit – also wird es mir auch nicht gelingen, sie in den Griff zu bekommen. Warum also mich anstrengen? Diesen Zustand zu verändern, aus diesem Teufelskreis auszubrechen, ist der erste Schritt auf dem Weg zu einer guten Blutzuckereinstellung.

» *Für den Arzt bedeutet dies* (die Selbstkontrolle des Diabetes mit Blutzucker messen und Insulindosisanpassung, Anm. d. Autorin) *einen Bedeutungswandel vom Diät-„Halbgott in Weiß“ zum qualifizierten Patientenberater. Manche Ärzte können diesen Wandel nicht mit vollziehen; die Patienten werden sich dann eben anderen zuwenden. (...) Diabetesärzte müssen lernen, die Realitäten der Patienten zu verstehen, sie mit ihnen zu erörtern und gegebenenfalls auf sie (und nicht auf die Patienten) einzuwirken.* «

Prof. Dr. Ernst Adolf Chantelau, in: M. Berger: Diabetes mellitus

Den Stoffwechsel kontrollieren

Es gibt zwei Möglichkeiten, den Stoffwechsel zu kontrollieren: den Zucker im Urin oder im Blut messen.

Bei Typ-1-Diabetes gehört die tägliche Selbstkontrolle des Blutzuckers zum A und O der Behandlung, weil sich die

Dosis des Insulins danach richtet. Bei Typ-2-Diabetes kommt es darauf an, ob und welche Form einer Insulintherapie Sie anwenden. Wollen Sie in Ihrer Ernährung und Lebensgestaltung sehr flexibel sein und haben Sie sich deshalb für eine intensivierte Insulintherapie entschieden (→ Seite 58 f.), müssen Sie den Blutzucker ebenfalls täglich kontrollieren. Spritzen Sie jedoch nur zweimal täglich eine gleichbleibende Menge Insulin (konventionelle Insulintherapie, → Seite 58), brauchen Sie den Blutzucker nicht regelmäßig zu prüfen, es sei denn, Sie fühlen, dass Sie eine Unterzuckerung haben (diese können Sie nur anhand des Blutzuckerwertes erkennen). Ansonsten reicht es, wenn Ärztin oder Arzt regelmäßig den HbA1c-Wert bestimmen, um zu kontrollieren, ob der Stoffwechsel gut genug eingestellt ist.

» Den Zucker in Ordnung zu halten, ist Sache des Diabetikers, finde ich. «

Wird Ihr Diabetes mit Tabletten behandelt, genügt es, wenn Sie den Urin auf Zucker prüfen und regelmäßig den HbA1c-Wert bestimmen lassen.

Urinzucker bestimmen

Den Zucker im Urin zu bestimmen, ist überwiegend bei Typ-2-Diabetes wichtig, wenn dieser mit Tabletten behandelt wird. Scheiden Sie mit dem Urin Zucker aus, bedeutet das, dass Ihr Blutzucker noch zu hoch ist, die Tabletten also nicht ausreichend wirken. Eine Unterzuckerung, die zum Beispiel bei der Einnahme von Sulfonylharnstoffen vorkommen kann, erkennen Sie damit jedoch nicht.

Solange der Urin noch Zucker enthält, sollten Sie ihn einmal täglich messen. Ist das Ergebnis deutlich positiv, sogar dreimal täglich. Bis der Urin keinen Zucker mehr aufweist, sollten Sie gleichzeitig auch den Blutzucker bestimmen oder dies in der Arztpraxis machen lassen.

Haben Sie eine gute Einstellung gefunden, bei der der Urin zuckerfrei ist, genügt es, wenn Sie zwei- bis dreimal in der Woche messen. Wenn Sie krank sind, müssen Sie den Urinzucker immer dreimal täglich kontrollieren, weil der Blutzucker dann stark schwankt (→ Seite 132 ff.).

Wichtig ist, mit welchem Urin Sie die Messung vornehmen. Haben Sie zum Beispiel mehrere Stunden lang kein Wasser gelassen, kann der Urin noch Zucker enthalten, obwohl der Blutzucker bereits normal ist. Um eine aussagefähige Urinprobe zu erhalten, gehen Sie etwa eine viertel bis eine halbe Stunde vor einer Hauptmahlzeit zur Toilette. Unmittelbar vor dem Essen lassen Sie erneut Wasser und prüfen dann bei diesem Urin, ob er Zucker enthält. Dazu halten Sie einen schmalen Teststreifen in den Harn (beim Wasserlassen oder anschließend, indem Sie den Urin in einem Becher sammeln). Nach wenigen Minuten vergleichen Sie die Verfärbung des Testfeldes mit einer farbigen Messskala auf der Verpackung.

Achtung: Wenn Sie Nahrungsmittel mit viel Vitamin C gegessen haben, zum Beispiel Orangen, Grapefruit, Zitronen, Kiwi, oder daraus gepressten Saft getrunken haben, kann der Urintest ein positives Ergebnis anzeigen, obwohl Sie über die Nieren keinen Zucker ausscheiden. Darauf müssen Sie achten, wenn Sie den Urin überprüfen.

» Die Selbstkontrolle dient mir festzustellen, wie mein Essen auf den Blutzucker wirkt. Ob er steigt, ob er fällt oder wie er reagiert, wenn ich etwas esse. Das ist so wie beim Autofahren mit Gas und Bremse. Das muss man immer ausprobieren, bei jedem Wagen ist es anders. «

Notieren Sie in einem Heft oder im Kalender, ob der Test negativ oder positiv war und welchen Wert Sie an dem Farbstreifen abgelesen haben. Enthält der Urin viel Glukose, sollten Sie Ärztin oder Arzt aufsuchen.

Urin-Teststreifen sind sehr preiswert. Wenn Ärztin oder Arzt sie aufgrund des eingeschränkten Budgets nicht verordnen können oder wollen, ist es ratsam, dass Sie sich selbst welche kaufen, um die Gewähr zu haben, dass Ihr Blutzucker einigermaßen gut eingestellt ist. In Österreich werden die Kosten für die Streifen übernommen, wenn sie ärztlich verordnet wurden.

Blutzucker bestimmen

Sie können den Blutzucker in der Arztpraxis bestimmen lassen, es aber ebenso gut auch selbst tun. Die Methode ist einfach und leicht zu lernen, am besten im Rahmen einer Schulung (→ Seite 46 ff.). Die Gefahr, dass Sie Fehler machen oder aus den Messwerten falsche Konsequenzen ableiten, ist sonst zu groß. Bei der Schulung werden Ihnen auch die verschiedenen Messsysteme vorgestellt, sodass Sie ausprobieren können, welches Ihnen am meisten zusagt.

Bei der intensivierten Insulintherapie messen Sie den Blutzucker vier- bis fünfmal täglich: vor jeder Insulinspritze oder vor jeder Hauptmahlzeit und vor dem Schlafengehen.

Darüber hinaus immer dann, wenn Sie den Verdacht haben, dass der Blutzucker zu hoch oder zu niedrig ist. Die Anzahl der Messungen pro Tag hängt davon ab, wie stabil Ihre Blutzuckerwerte im Tages- und Nachtverlauf sind.

Für die Messung genügen ein bis zwei Tropfen Blut. Sie stechen mit einer Stechhilfe in die Fingerbeere, und zwar immer seitlich, nicht direkt an der Fingerkuppe, denn dort sitzen die meisten Nerven und Sie würden den Stich stärker spüren. Der Blutstropfen tritt von allein aus, Sie müssen nicht am Finger herumquetschen.

» Wer sich mit der Selbstkontrolle nicht auskennt, für den kann sich das auch einmal negativ auswirken. Wenn man nicht weiß, was ein Wert soll, macht er keinen Sinn. Und dann denkt man sich was Falsches oder macht sich unnötig Sorgen. «

Die Stechhilfe sieht aus wie ein Kugelschreiber. Auf Knopfdruck schießt für einen Sekundenbruchteil eine sehr feine, kurze, aber scharfe Nadel aus der Spitze. Damit lässt sich die Blutabnahme wesentlich angenehmer und schmerzärmer gestalten als mit den früher meist üblichen Metall-Lanzetten.

Sie müssen den Finger für die Blutentnahme nicht desinfizieren, es reicht, wenn Sie die Hände vorher waschen, und zwar mit warmem Wasser, dann ist die Haut gut durchblutet, so dass das Blut leicht von selbst austritt.

Streifen Sie den ersten Blutstropfen ab (er enthält oft noch viel Gewebewasser und liefert dann ungenaue Werte) und lassen Sie einen zweiten nachfließen. Erst diesen nehmen Sie schnell (innerhalb von 15 Sekunden) auf. Dafür gibt es zwei Möglichkeiten: Sie saugen den Blutstropfen mit einem Teststreifen an dem dafür vorgesehenen Feld auf und vergleichen nach wenigen Minuten die Verfärbung des Testfeldes mit einer Farbskala auf der Verpackung der Streifen. Oder Sie benutzen ein Messgerät, das den Blutzuckerwert digital anzeigt.

Wichtig ist, dass Sie den Messwert immer in Ihrem Diabetes-Tagebuch notieren (→ Seite 23).

Die Kosten für Stechhilfen und Messstreifen werden in Deutschland und Österreich meist nur dann von den Kassen übernommen, wenn Sie mit Insulin behandelt werden oder – in Österreich – wenn diese aus medizinischen Gründen ärztlich verordnet wurden.

Brauche ich ein Blutzucker-Messgerät?

Den Blutzucker mit Teststreifen anhand einer Farbskala zu bestimmen, ist die preiswerteste und sicherste Methode. Ob Sie mit einem Messgerät besser zurechtkommen, können

» Die Selbstkontrolle ermöglicht mir die individuelle Freiheit, die mir die Krankheit zuerst genommen hat. «

Sie im Rahmen der Schulung ausprobieren. Messgeräte können technische Defekte aufweisen. Diese fallen Ihnen nicht unbedingt auf. Auch liefern die Messgeräte keine genaueren Werte als die Farbteststreifen.

Wichtig ist, dass Ärztin oder Arzt Ihnen Gerät und Teststreifen verordnen. Kaufen Sie sich das Messgerät auf eigene Faust, kann es sein, dass die Kasse später die Kosten für die Teststreifen nicht übernimmt. Manche Krankenkassen stellen ihren Versicherten die Messgeräte unentgeltlich zur Verfügung.

In Österreich geben die Hersteller die Geräte nicht kostenlos ab (für Schulungen in Kliniken werden sie allerdings meist kostenlos gestellt). Die Krankenkassen übernehmen nur bei insulinpflichtigem Diabetes die Kosten für ein Gerät; werden Sie mit Tabletten behandelt, müssen Sie es selbst kaufen, ebenso die Teststreifen. In besonderen Fällen zahlt die Kasse die Teststreifen, wenn eine ärztliche Verordnung vorliegt. Im übrigen veranstalten die Geräte-

Teststreifen: Aus Versandhandel oder Apotheke?

Die Stiftung Warentest hat im Juni 1999 einen Preisvergleich veröffentlicht, der zeigte, dass sich mit Teststreifen der namhaftesten Versandhäuser in Deutschland 500 bis 1 000 DM pro Jahr einsparen lassen. Die Preisdifferenz zwischen Versandhandel und Apotheke war groß: Der Teststreifen Glucostix zum Beispiel kostete im Versandhandel 0,68 DM, in der Apotheke 1,80 DM; der Accutrend Glucose Teststreifen war im Versandhandel für 0,89 DM zu haben, in der Apotheke dagegen für 1,40 DM. Das Einsparpotenzial lag damit – je nach Teststreifen – zwischen 30 und 60 Prozent. In Österreich kostet eine Packung Teststreifen zwischen 400 und 600 öS.

Allerdings schwanken die Preise oft stark, und mittlerweile haben viele Apotheken ihre Preise dem Versandhandel angeglichen. Vergleichen Sie deshalb vor der Bestellung die Preise oder fragen Sie Ihre Krankenkasse nach einem günstigen Anbieter.

Dass sich mit den Teststreifen viel Geld verdienen lässt, erkennen Sie daran, dass die meisten Firmen in Deutschland und mitunter auch in Österreich die Geräte für die Blutzuckermessung kostenlos zur Verfügung stellen (der Wert liegt bei zirka 200 DM, in Österreich zwischen 700 und 1 000 öS). Über die Bestellung der Teststreifen – für jedes Gerät brauchen Sie spezielle! – amortisiert sich dieses „Geschenk" schnell.

Elektrosensorische Teststreifen (sie haben meist den Zusatz „Sensor" im Handelsnamen) sind oft am teuersten, haben aber den Vorteil, dass nur sehr wenig Blut benötigt wird und nachgetropft werden kann, wenn das Gerät nicht „anspringt". Etwas preisgünstiger sind Streifen für Geräte, die den Blutzucker anhand von Farbveränderungen im Testfeld messen (reflektometrische Messung). Häufig können Sie damit den Blutzucker zusätzlich zur elektronischen Anzeige im Gerät selbst anhand einer Farbskala ablesen (visuelle Bestimmung).

anbieter immer wieder Sonderaktionen mit reduzierten Preisen.

Es gibt mittlerweile eine Vielzahl unterschiedlicher Messgeräte verschiedener Hersteller. Lassen Sie sich am besten bei der Schulung oder bei einem Treffen der Selbsthilfegruppe zeigen, welche Vor- oder Nachteile die jeweiligen Modelle haben. Kleine Geräte sind sehr unauffällig und lassen sich gut in die Hand- oder Hosentasche stecken. Allerdings haben sie oft auch sehr kleine Tastenfelder, sodass Sie sehr genau aufpassen müssen, den richtigen Knopf zu drücken. Diese Minigeräte eignen sich deshalb eher für die Hände Jugendlicher oder junger Erwachsener.

» Selbst messen zu können ist schon sehr beruhigend. Ich weiß, wie die Dinge liegen und was zu tun ist. «

Ältere Menschen kommen mit den etwas größeren Geräten meist besser zurecht, bei denen auch die Anzeige leichter zu lesen ist. Linkshänder müssen darauf achten, dass sich das Gerät für sie eignet – und das ist nicht immer der Fall. Für Blinde und Sehbehinderte gibt es spezielle Messgeräte mit Sprachausgabe.

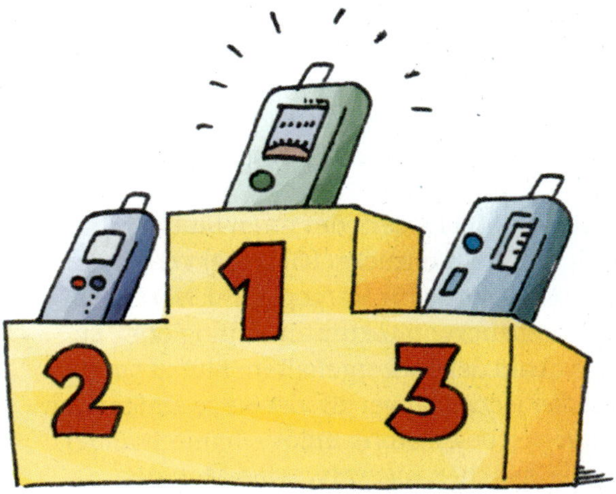

Welches Gerät ist am besten?

Stiftung Warentest hat im September 1996 die 16 gängigsten Messgeräte getestet. Das Ergebnis: Drei Geräte erhielten die Note „mangelhaft“, der Rest war „zufrieden stellend“ (die Modelle lassen sich beim test-Leserservice, Postfach 30 41 41, 10724 Berlin, erfragen). Keines erreichte die Prädikate „gut“ oder „sehr gut“. Dennoch sind die „zufrieden stellenden“ Geräte für den täglichen Gebrauch geeignet, weil die schlechtere Note dadurch zustande kommt, dass die Messwerte mit hoch präzisen Labormessungen verglichen werden, mit denen die einfachen Geräte nicht konkurrieren können. Für die Selbstmessung fallen solche Ungenauigkeiten jedoch nicht ins Gewicht – aus dem Messwert lässt sich trotzdem zuverlässig ableiten, wie viel Insulin gespritzt werden muss.

Wenn das Ergebnis allerdings erheblich von Ihren Erwartungen abweicht, der Zuckerwert besonders hoch oder niedrig ist, sollten Sie die Messung sicherheitshalber wiederholen.

Misst das Gerät wirklich exakt?

Wenn Sie das Gerät bekommen, liegt der Packung eine Testflüssigkeit bei, mit der Sie prüfen können, ob das Gerät exakt misst. Eine solche Zuckerlösung können Ihnen Ärztin oder Arzt auch verschreiben. Sie sollten damit alle vier bis sechs Wochen prüfen, ob das Gerät richtig funktioniert. Wenn das nicht der Fall ist, schicken Sie es an den Hersteller zurück. Sie bekommen dann meist ein neues zugesandt.

Manche Hersteller legen der Packung einen Chip bei, den Sie wie einen Teststreifen in das Gerät einschieben. Damit sollten Sie einmal im Monat oder wenn Ihnen das Gerät einmal versehentlich auf den Boden gefallen ist, prüfen, ob die Elektronik noch funktioniert. Sie ist relativ anfällig für harte Stöße.

» *Es gibt beim Diabetes immer wieder Dinge, die man nicht abwägen kann. Dann ist es ein beruhigendes Gefühl, den Blutzucker kontrollieren zu können.* «

Was bedeuten der HbA1c- und der HbA1-Wert?

Der HbA1c- und der HbA1-Wert zeigen an, wie gut die Stoffwechseleinstellung innerhalb der letzten acht bis zehn Wochen war. Sie stellen also eine Art „Langzeitgedächtnis" des Körpers dar.

Gemessen wird, wie viel Prozent des roten Blutfarbstoffs Hämoglobin sich mit Traubenzucker (Glukose) verbunden haben (Hb ist die Abkürzung für Hämoglobin). Normalerweise bindet Traubenzucker nur kurz an Hämoglobin. Er löst sich wieder, sobald der Zuckergehalt im Blut absinkt. Bleibt der Blutzucker jedoch länger als vier bis sechs Stunden erhöht, verbinden sich beide Stoffe unlöslich miteinander, bis die roten Blutkörperchen nach etwa drei Monaten absterben und abgebaut werden.

Der HbA1c-Wert gibt an, wie viel Hämoglobin sich mit reiner Glukose verbunden hat, der HbA1-Wert bezieht sich auf die Verbindung von Hämoglobin mit Glukose und anderen Zuckern.

Bei Gesunden liegt der HbA1c-Wert bei etwa 4,5 bis 5 Prozent, bei Typ-1-Diabetes sollte er unter 7 Prozent liegen. Der genaue Wert ist jedoch davon abhängig, nach welcher Methode das Labor den HbA1c-Wert bestimmt. Lassen Sie sich deshalb von Ärztin oder Arzt den Normbereich für das Labor angeben, in dem Ihr HbA1c-Wert normalerweise bestimmt wird. Der obere Normwert kann zum Beispiel 4,9 Prozent betragen, aber auch 6,7 Prozent – je nach Labor.

Welche Werte sind anzustreben?

Sie können anhand Ihres „Gesundheits-Passes Diabetes", des „Diabetes-Passes" oder des Diabetes-Tagebuchs leicht selbst kontrollieren, ob Ihr Stoffwechsel gut eingestellt ist. Folgende Werte sind anzustreben:

HbA1c
Bei Typ-1-Diabetes: im Normbereich. Bei Typ-2-Diabetes hängt der HbA1c-Wert davon ab, welches Therapieziel Sie sich gemeinsam mit Ärztin oder Arzt gesteckt haben. Der Wert kann also auch höher liegen.

Blutzucker vor dem Essen
100 bis 130 mg/dl bzw. 5,5 bis 7,2 mmol/l

Zucker im Urin
Kein Nachweis

Unterzuckerung
Nicht vorgekommen

Die Normwerte für den HbA1-Wert liegen etwas höher. Anzustreben ist hier ein Bereich zwischen 8,5 und 9,5 Prozent.

Liegt der HbA1c-Wert deutlich über der Norm, bedeutet das, dass der Blutzucker in den vergangenen Wochen häufig zu hoch war. Wenn Sie Insulin spritzen, sollten Sie mit Ärztin oder Arzt Ihr Diabetes-Tagebuch genau durchsehen. Wie oft war der Blutzuckerwert zu hoch und woran lag das? Überlegen Sie gemeinsam, was Sie an Ihrer Therapie verbessern können. Wenn Sie mit Tabletten behandelt werden, sollten Sie mit Ärztin oder Arzt besprechen, ob eine Insulin-Therapie nicht sinnvoller ist, um Folgeerkrankungen zu vermeiden.

Sie sollten den HbA1- oder HbA1c-Wert regelmäßig bestimmen lassen. Tragen Sie ihn dann in Ihr Diabetes-Tagebuch oder in Ihren „Gesundheitspass Diabetes" bzw. in den „Diabetes-Pass" ein.

Andere wichtige Messwerte

Neben dem Urin- und Blutzucker gibt es noch andere Messwerte, die für Sie wichtig werden können, vor allem Azeton und Eiweiß. Beides wird im Urin bestimmt. Bei Typ-1-Diabetes ist die Azeton-Bestimmung unter Umständen lebensrettend.

Azeton entsteht, wenn sehr schnell viel Fett abgebaut wird. Sie müssen diesen Wert immer dann bestimmen, wenn Sie hohe Blutzuckerwerte haben, ohne zu wissen warum.

Sie messen Azeton, indem Sie einen Teststreifen kurz in den Urinstrahl halten oder ihn in den im Becher aufgefangenen Urin tauchen. Nach einer Minute vergleichen Sie die Verfärbung des Testfeldes mit der Farbskala auf der Verpackung der Teststreifen. Sie reicht von negativ (kein Azeton im Urin) bis zu dreifach positiv (sehr viel Azeton im Urin). Wenn Sie ein positives Ergebnis erhalten – ob ein-, zwei- oder dreifach positiv –, müssen Sie sich sofort mit Ärztin oder Arzt in Verbindung setzen. Bestimmen Sie den Blutzucker normalerweise selbst, sollten Sie dies tun und sofort Normalinsulin spritzen. Wenn Sie unsicher sind, welche Menge Sie spritzen müssen, rufen Sie Ärztin oder Arzt an und sprechen Sie die Dosis mit ihr oder ihm ab.

Gelingt es Ihnen nicht, den Urin azetonfrei zu bekommen, sollten Sie sofort Ärztin oder Arzt aufsuchen. Die Kombination von anhaltend hohem Blutzucker, Azeton im Urin und Erbrechen bedeutet Lebensgefahr!

Eiweiß (Albumin) im Urin weist darauf hin, dass die Nieren nicht richtig arbeiten. Kleinste Mengen Eiweiß als erstes Zeichen einer Nierenfunktionsstörung können als „Mikroalbumine" nachgewiesen werden. Das Wort „Mikro" bezieht sich auf die Menge an Albumin. Sind es 20 bis 200 mg/l in einer spontan gemessenen Urinprobe oder 30 bis 300 mg im 24-Stunden-Urin (→ Seite 175), handelt es sich um eine Mikroalbuminurie, höhere Werte gelten als Makroalbuminurie. Die Prüfung auf Mikroalbumine ist sehr wichtig, weil sich die Nierenfunktionsstörung in diesem Stadium noch rückgängig machen lässt, wenn es Ihnen gelingt, Blutzucker und Blutdruck besser zu normalisieren.

Einmal im Quartal, mindestens aber einmal jährlich sollten Sie prüfen, ob der Urin Mikroalbumine enthält. Dafür halten Sie einen Teststreifen in den Urin und lesen das Ergebnis an der Verfärbung des Testfeldes ab. Bei positivem Ergebnis sollten Ärztin oder Arzt die Eiweißausscheidung im 24-Stunden-Urin messen (→ Seite 175).

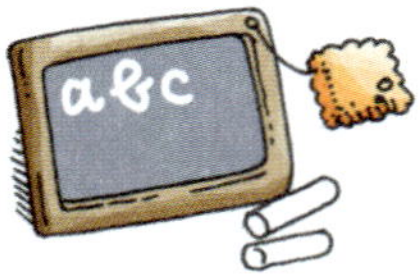

Schulung – ohne sie gehts nicht

Wenn Sie Diabetes haben – ob Typ 1 oder Typ 2 –, sollten Sie auf jeden Fall an einer ausführlichen und guten Schulung teilnehmen, um über die Krankheit und die Möglichkeiten, damit umzugehen, umfassend informiert zu sein. Zum Besuch einer Schulung sind Sie zwar nicht verpflichtet – die Teilnahme ist freiwillig –, Sie sollten sie dennoch als eine für Sie persönlich wichtige Aufgabe betrachten. Die Kosten werden von den Krankenkassen übernommen.

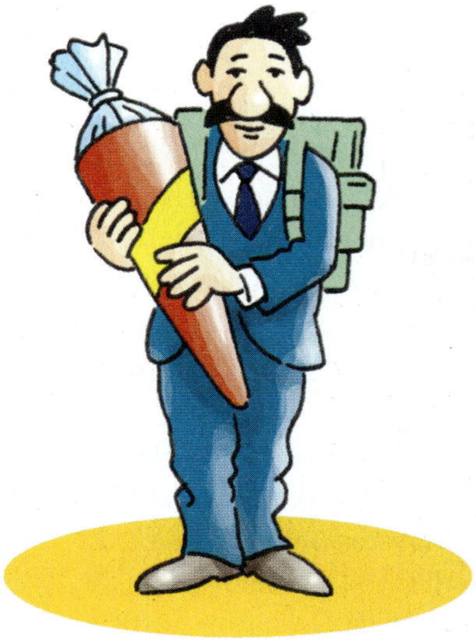

Eine gute Schulung sollte Sie über alles informieren, was Sie über Diabetes wissen müssen. Vor allem aber sollten Sie Antworten auf alle Fragen bekommen, die Sie beschäftigen, seitdem Sie wissen: Ich habe Diabetes.

Sie soll Ihnen im Übrigen nicht nur Allgemeinwissen über Diabetes vermitteln (wie soll ich mich ernähren, wie berechne ich die Lebenssmittel, wie messe ich den Blutzucker und Ähnliches). Vielmehr sollten Sie selbst mit Ihren Lebensbedingungen und Therapiezielen (die Sie vorher mit Ärztin oder Arzt besprochen haben) im Mittelpunkt stehen. Die Schulung sollte sich mit Fragen beschäftigen, die Ihnen wichtig sind, auf die Sie Antworten suchen, aber noch nicht gefunden oder bekommen haben. Kurzum: Sie soll Sie befähigen, Ihr Leben mit dem Diabetes selbstverantwortlich zu gestalten. Das Wissen über Ernährung, die Wirkung von Insulin oder Medikamenten sowie die Selbstkontrolle sind dabei drei Elemente, die gleichwertig zusammengehören. Sie müssen alle drei – und nicht nur zum Beispiel die Grundregeln für die Ernährung – verstanden haben, um mit Ihrem Diabetes angemessen umgehen zu können.

Es gibt viele, qualitativ sehr unterschiedliche Angebote für solche Schulungen: bei niedergelassenen Ärztinnen und Ärzten, in Diabetes-Schwerpunktpraxen oder in den Diabetes-Ambulanzen von Kliniken; in Österreich auch im Rahmen von Selbsthilfegruppen (Auskunft geben die Österreichische Diabetiker Vereinigung und das Diabetes Forum Austria, → Seite 209 ff.). Darüber hinaus halten in Österreich auch alle Rehabilitationszentren für Diabetiker Schulungen ab.

» Bei Typ-2-Diabetes sind vier Fünftel der Betroffenen nicht geschult worden. Dabei gehört eine Schulung zur Behandlung – aber sie wird eher zufällig, viel zu spät, viel zu selten und oft ohne Kontinuität angeboten. «

Bernd Kulzer, Bad Mergentheim, in einem Vortrag auf der 35. Jahrestagung der Deutschen Diabetes-Gesellschaft, München, Juni 2000

Es ist wichtig, dass Sie wissen, welche Ansprüche Sie an eine Schulung stellen können und sollten, um den größtmöglichen Vorteil aus dieser intensiven Zeit der Beschäftigung mit Diabetes zu ziehen. Anhand unserer Checkliste (→ Seite 48) können Sie prüfen, ob die Schulung den oben angegebenen Zielen entspricht. Bei ganztägigen Schulungen können Ärztin oder Arzt Sie für die Zeit der Schulung krankschreiben oder Ihnen mit einem

Attest bescheinigen, dass Sie an einer Diabetes-Schulung teilnehmen. Dann wird diese Zeit nicht auf Ihren Urlaub angerechnet. Findet die Schulung stundenweise am Abend statt, können Sie, wenn Sie ein Attest haben, den Arbeitsplatz etwas früher verlassen (zum Beispiel um pünktlich in der Schulungsstätte zu sein).

Checkliste: Woran erkenne ich eine gute Schulung?

Die nachfolgenden Fragen sollten Sie mit der Ärztin oder dem Arzt besprechen, bei der oder dem Sie die Schulung machen wollen:

Wie hoch ist die geplante Zahl der Teilnehmerinnen und Teilnehmer?
Mehr als zwölf sollten es keinesfalls sein, sonst ist die Gruppe zu groß, niemand kommt ausreichend zu Wort, und Sie können nicht die Probleme ansprechen, die Sie und Ihre spezielle Situation betreffen. Auf keinen Fall sollte die Schulung als Vortrag in einem Hörsaal stattfinden. Dort können Sie nur zuhören, aber kaum selbst Fragen stellen. Eine praktische Anleitung zum Blutzuckermessen und Insulinspritzen kann nur in kleinen Gruppen vermittelt werden.

Für welchen Diabetes-Typ ist die Schulung gedacht (Typ 1 oder Typ 2)?
Schulungen für Typ-1- oder Typ-2-Diabetes haben sehr unterschiedliche Inhalte. Bei Typ 1 stehen die Möglichkeiten der verschiedenen Anwendungsarten von Insulin im Vordergrund, bei Typ 2 geht es eher um Fragen wie Ernährung, Abnehmen, Tabletten oder Insulin. Deshalb sollte die jeweilige Gruppe grundsätzlich nur Menschen mit Typ-1- oder mit Typ-2-Diabetes umfassen. Schwangere und Eltern von Kindern und Jugendlichen mit Diabetes und Kinder und Jugendliche selbst sollten ebenfalls in eigenen Gruppen geschult werden. Bei jeder dieser Diabetesformen ist der Schulungsinhalt ein anderer und muss auf den jeweiligen Personenkreis zugeschnitten sein.

Handelt es sich um eine strukturierte Schulung nach den Richtlinien der Deutschen Diabetes-Gesellschaft (DDG)?
Die ärztliche Fachgesellschaft in Deutschland hat für die Diabetes-Schulungen Qualitätskriterien aufgestellt. Praxen und Ambulanzen, die nach diesen Richtlinien arbeiten, unterziehen sich meist auch einer regelmäßigen Kontrolle. Damit können Sie sicher sein, dass die Schulung nicht nach irgendeinem willkürlich zusammengestellten Programm abläuft. In Österreich werden die Schulungen laufend dem neuesten Stand angepasst.

Wer erteilt den Unterricht in der Schulung?
Beteiligt sein müssen eine Ärztin oder ein Arzt mit Erfahrung in der Behandlung von Diabetes (in Deutschland: Diabetologe/DDG), eine Diabetes-Beraterin oder ein -Berater und eine Diätassistentin oder ein Diätassistent. Keinesfalls sollte die Schulung nur durch eine Arzthelferin erfolgen. Auch Ärztinnen oder Ärzte ohne ausreichende Erfahrung in der Behandlung von Diabetes sind kaum in der Lage, Sie über alle Möglichkeiten der Behandlung und den Umgang damit zu informieren und auf Ihre Fragen zu antworten. Um nach dem neuesten Stand der wissenschaftlichen Erkenntnis unterrichten zu können, müssen Ärztin oder Arzt und alle anderen Beteiligten eine speziell darauf ausgerichtete Weiterbildung durchlaufen haben. Fragen Sie danach!

Checkliste: Woran erkenne ich eine gute Schulung? Fortsetzung

Wo soll die Schulung stattfinden?
Erforderlich ist ein Raum, der nur als Schulungsraum dient, in dem also keine anderen Tätigkeiten stattfinden, die den Unterricht, die Anleitungen und Diskussionen stören können. Es ist wichtig, dass genügend Tische und Stühle sowie eine Küche vorhanden sind, damit Sie zum Beispiel gemeinsam kochen und essen können. Zur Ausstattung gehören eine Tafel oder ein Flipchart (Ständer mit großem Papierblock), wünschenswert ist auch ein Overheadprojektor, mit dem Folien mit Anleitungen vergrößert an die Wand projiziert werden können.

Kann ich meine Partnerin oder meinen Partner oder einen anderen Angehörigen mitbringen?
Nicht nur Sie selbst, sondern möglichst auch Ihr Lebenspartner oder ein anderer naher Angehöriger sollten an der Schulung teilnehmen. Zu zweit lernt es sich besser, und außerdem lässt sich das Gelernte leichter im Alltag umsetzen.

Gibt es einen schriftlichen Unterrichtsplan?
Sie sollten vor der Schulung wissen, was wann auf dem Programm steht, damit Sie sich mit Ihren Fragen darauf einstellen können.

Werden während des Unterrichts mehrmals täglich Blutdruck und Blutzucker gemessen und das Diabetes-Tagebuch besprochen?
Das beste theoretische Wissen hilft Ihnen nicht, wenn Sie es nicht in der Praxis anwenden und überprüfen können. Erst wenn Sie wissen, welchen Nutzen Sie durch das Messen haben und welche Konsequenzen aus den Werten zu ziehen sind, werden Sie richtig damit umgehen können. Dabei wird Ihnen auch klar, wie nützlich Ihr Diabetes-Tagebuch ist.

Werden Sie gemeinsam kochen und essen?
Es ist sinnvoll und wünschenswert, dass Sie in der Gruppe gemeinsam essen, damit Sie lernen, Brot- bzw. Kohlenhydrateinheiten (BEs, KEs) auszurechnen, Gerichte nach den darin enthaltenen BEs bzw. KEs einzuschätzen und das Insulin entsprechend zu bemessen.

Sind ein gemeinsamer Einkauf im Supermarkt und ein Besuch im Restaurant vorgesehen?
Am „grünen Tisch" über Kohlenhydrate zu sprechen reicht nicht – wenn Sie später im Alltag nicht wissen, wie Sie damit umgehen sollen, nützt Ihnen dieses Wissen recht wenig. Sie sollten den Umgang auch in der Praxis üben, damit Sie noch offene Fragen erkennen und vielleicht auftauchende Probleme gemeinsam lösen können. In Österreich sind die Möglichkeiten des gemeinsamen Einkaufens und Essens im Rahmen einer Schulung allerdings nur in Ausnahmefällen gegeben.

Wann findet die Schulung statt und wie lange dauert sie?
Es gibt Kurzschulungskurse (zum Beispiel für ein Wochenende) und Abendkurse, ebenso Schulungen, die ein bis zwei Wochen dauern. Für welche Sie sich entscheiden, hängt von Ihrem Arbeitsalltag und Ihren persönlichen Lebensumständen ab. Die Wochenendschulungen beginnen Freitagmittag und enden am Sonntagnachmittag. Die ein- bis zweiwöchigen ganztägigen Schulungen finden meist in Kliniken statt. In Österreich dauern die Kurse in der Regel einige Tage und sind nicht ganztägig. Mindesterfordernis ist fünfmal eine Stunde.

→

Checkliste: Woran erkenne ich eine gute Schulung? Fortsetzung

Wird auch über den Sinn von Selbsthilfegruppen gesprochen?
In den Gruppen des Deutschen Diabetiker Bundes, der Österreichischen Diabetiker Vereinigung und des Diabetes Forums Austria haben sich Menschen mit Diabetes zusammengeschlossen. Sie können Ihnen in vielen Fragen wichtige Tipps geben und Adressen vermitteln. In einer guten Schulung sollten Sie über die Möglichkeiten und Chancen, die solche Selbsthilfegruppen bieten, informiert werden.

Ist vorgesehen, dass Sie Ihr Wissen an einem der letzten Schulungstage mit einem Test überprüfen können?
Ein Überprüfungstest ist sinnvoll, damit Sie erkennen, ob Sie mit dem Gelernten auch umgehen können. Es geht also nicht um „gute" oder „schlechte" Noten, sondern um Selbstkontrolle. Ihnen wird dabei klar, was Sie noch nicht verstanden haben und noch erfragen müssen. Die Lücken, die Sie anhand der nicht beantworteten Fragen feststellen, lassen sich dann an den letzten Schulungstagen noch schließen. Voraussetzung ist allerdings, dass der Test ausführlich besprochen und erklärt wird, was an bestimmten Antworten falsch ist und wie sie sachlich richtig sind.

Gibt es am Schluss der Schulung einen Bewertungsbogen, mit dem Ihre Meinung zur Schulung abgefragt wird?
Ohne ausreichende Kontrolle seitens der Teilnehmerinnen und Teilnehmer wird auch die beste Schulung auf Dauer ihren Standard möglicherweise nicht halten können, sie wird vielleicht sogar schlechter. Es ist wichtig, dass Sie am Ende des Kurses offen äußern können, was Ihnen gefallen hat und was nicht und wo Sie noch Verbesserungsmöglichkeiten sehen. Das Schulungsteam erfährt dies am besten mit einem Fragebogen und in einem zusätzlichen Gespräch.

Bei stationären Schulungen: Gehört die Klinik zur ADDK oder ASD?
Kliniken, die der „Arbeitsgemeinschaft Deutscher Diabeteskliniken" (ADDK) oder der „Arbeitsgemeinschaft Strukturierte Diabetestherapie" (ASD) angehören, bieten die Gewähr für eine qualifizierte und qualitätskontrollierte Schulung nach aktuellen wissenschaftlichen Erkenntnissen. Adressen dieser Kliniken erhalten Sie über die DDG (→ Seite 206) oder aus dem Internet (→ Seite 208).

Was bringt eine Schulung?

Eine gute Schulung trägt nachweislich dazu bei, den Stoffwechsel zu verbessern und Unter- oder Überzuckerungen, Folgeerkrankungen sowie häufige Krankenhausaufenthalte zu vermeiden. Wenn Sie wissen, wie Sie den Blutzucker gut regulieren können, erübrigt sich eine Diät. Alles zusammen bedeutet ein weitgehend normales Leben trotz Diabetes und damit eine höhere Lebensqualität.

Auch im Nachhinein können Sie noch feststellen, ob die Schulung etwas gebracht hat, indem Sie folgende Fragen beantworten (sie beziehen sich auf eine Schulung zur Anwendung von Insulin):

- Hat sich der HbA1c-Wert nach der Schulung verbessert?
- Ist Ihnen klar geworden, warum es notwendig ist, den Blutzucker regelmäßig zu messen?
- Wissen Sie, wie oft Sie es täglich tun sollten und wann es zusätzlich nötig ist?
- Hat man Ihnen verschiedene Möglichkeiten gezeigt, Insulin zu spritzen (Pen, Pumpe, Spritzen)?
- Haben Sie gelernt, Messen und Spritzen in Ihren Alltag so zu integrieren, dass beides Sie so wenig wie möglich belastet?
- Wurde Ihre persönliche Situation berücksichtigt und wurden Sie gefragt, welche Ziele für Sie ganz persönlich wichtig sind?
- Ist Ihnen deutlich geworden, warum Sie Augen, Nierenfunktion und Füße regelmäßig kontrollieren lassen müssen (und sorgen Sie auch selbst für diese Kontrolle)?
- Haben Sie gelernt, wie Sie auf die gemessenen Blutzuckerwerte reagieren sollten, zum Beispiel indem Sie die Insulindosis oder die Zusammensetzung der Mahlzeiten verändern?

Je mehr Fragen Sie mit Nein beantworten mussten, desto unzureichender war die Schulung. Wenn Sie den Eindruck haben, dass sie erheblich besser hätte sein können, erkundigen Sie sich am besten bei einer Selbsthilfegruppe in Ihrer Umgebung oder direkt beim DDB, bei der DDG bzw. bei der Österreichischen Diabetiker Vereinigung und beim Diabetes Forum Austria (Adressen → Seite 206 ff.), wo in Ihrer Wohnortnähe eine qualifizierte Schulung angeboten wird.

Wenn Sie spezielle Fragen oder wiederkehrende Probleme bei der Stoffwechseleinstellung haben, besteht die Möglichkeit, an einer Spezialschulung teilzunehmen. Es gibt zum Beispiel spezielle Schulungsprogramme für Ernährung, das Erkennen von Unterzuckerungen, den Einsatz von Insulinpumpen, das Messen und Behandeln des Blutdrucks. Fragen Sie Ärztin oder Arzt, Ihre Krankenkasse, eine Selbsthilfegruppe oder die ärztliche Fachgesellschaft (Adressen → Seite 206 ff.), von wem und wo solche Schulungen angeboten werden.

» Das Gesamterleben Diabetes muss Gegenstand der Schulung sein. Es geht um Ausprobieren und Erarbeiten von Lösungen statt vorgefertigter Vorschläge nach dem Motto „Ich weiß, was für dich gut ist", es geht um persönliches Erleben statt allgemeiner Empfehlungen, um Alltagsnähe statt Theorie. «

Bernd Kulzer, Bad Mergentheim, in einem Vortrag auf der 35. Jahrestagung der Deutschen Diabetes-Gesellschaft, München, Juni 2000

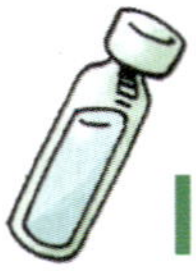

Insulin

Mit gespritztem Insulin lässt sich das fehlende körpereigene leicht ersetzen. Eine Behandlung mit Insulin ist sehr oft die Basis einer Diabetestherapie, bei Typ 1 ohnehin, aber häufig auch bei Typ 2. Bei Typ 2 ist sie immer dann zu überlegen, wenn es mit Gewichtsabnahme, Bewegung und/oder Tabletten nicht gelingt, den Blutzucker innerhalb von vier bis sechs Monaten ausreichend zu senken, oder wenn sich am HbA1c-Wert zeigt, dass die Tabletten nicht mehr genügen, um den Stoffwechsel gut einzustellen.

Insulin muss immer gespritzt werden. Als Tablette würde das Hormon auf dem Weg durch Magen und Darm inaktiviert werden, es wirkt dann nicht mehr. Zurzeit gibt es zum Spritzen noch keine Alternative. Es laufen allerdings Versuche, Insulin als Nasenspray zu applizieren. Auch nadelfreie Spritzen, mit denen das Insulin über Druckluft durch die Haut „geschossen" wird, werden erprobt.

Mit Insulin lässt sich die Insulinresistenz der Zellen bei Typ-2-Diabetes (→ Seite 16) oftmals überwinden. Die Betazellen in der Bauchspeicheldrüse können sich dann erholen und schütten wieder vermehrt Insulin aus, sodass die Dosis des gespritzten Insulins verringert werden kann.

Viele ältere Menschen mit Typ-2-Diabetes haben jedoch Angst vor dieser Form der Behandlung. Sie wollen sich nicht täglich stechen, fühlen sich unsicher und überfordert, die Dosis auszurechnen und dem täglichen Speiseplan anzupassen. Tabletten einzunehmen ist demgegenüber viel einfacher und bequemer – so scheint es zumindest. Aber mit Tabletten lässt sich der Blutzucker oft nicht ausreichend senken. Haben sich bereits Folgeerkrankungen eingestellt oder ist das Risiko dafür sehr hoch, weil der Blutzucker schon jahrelang stark erhöht war, sollte möglichst rasch und zuverlässig eine annähernd normale Stoffwechsellage erreicht werden. Das geht häufig nur mit Insulin. Eine solche Insulinbehandlung ist kein Hexenwerk und lässt sich leicht auf die individuellen Lebensbedingungen abstimmen. Wenn Sie Typ-2-Diabetes haben, können Sie Insulin einfach einmal ausprobieren. Kommen Sie damit überhaupt nicht zurecht, können Sie es nach Rücksprache mit Ärztin oder Arzt auch wieder absetzen. Das Vorurteil „einmal Insulin – immer Insulin" ist eben nur ein Vorurteil.

Oft genügt es, wenn Sie eine bestimmte Menge Insulin zu den Mahlzeiten spritzen (ergänzende Insulintherapie, → Seite 57 f.). Wenn Sie einen sehr regelmäßigen Tagesablauf haben, kann der Stoffwechsel unter Umständen mit zwei Insulinspritzen täglich (morgens und abends) recht gut eingestellt werden (konventionelle Insulintherapie, → Seite 58). Legen Sie hingegen viel Wert auf eine freie und flexible Gestaltung Ihres Alltags, werden Sie vermutlich mit einer intensivierten Insulintherapie (→ Seite 58) am besten zurechtkommen. Sie setzt jedoch voraus, dass Sie bereit sind, die Insulindosis Ihrer Ernährung und Lebensweise täglich neu anzupassen, was auch bedeutet, den Blutzucker häufiger zu kontrollieren.

Unabhängig davon, welche Behandlungsform für Sie die richtige ist – bevor Sie damit beginnen, werden Sie darin geschult (→ Seite 46 ff.). Dabei verlieren Sie auch die Angst vor dem Stechen. Sie lernen, wie Sie in besonderen Situationen reagieren und worauf Sie achten müssen. Es kann und darf also nicht sein, dass Ärztin oder Arzt Ihnen Insulin verordnen und Sie mit der Anweisung: „Das spritzen Sie ab jetzt morgens und abends" nach Hause schicken. Um Insulin richtig anzuwenden, müssen Sie mehr wissen. Und es muss vor allem gewährleistet sein, dass das vorgesehene Anwendungsschema bei Ihnen den Blutzucker ausreichend normalisiert.

Leider scheuen sich immer noch viele Ärztinnen und Ärzte, bei Typ-2-Diabetes frühzeitig eine Insulintherapie zu beginnen. Das liegt oft daran, dass sie sich mit den verschiedenen Anwendungsmöglichkeiten zu wenig auskennen und sich unsicher fühlen, Sie kompetent anzuleiten. Um Sie als Patientin oder Patienten nicht zu verlieren, werden Ärztin oder Arzt Sie deshalb möglicherweise erst spät oder gar nicht an eine Spezialpraxis überweisen.

Um dies zu vermeiden, sollten Sie sich für Ihre Blutzuckereinstellung mitverantwortlich fühlen. Lassen Sie sich von Ärztin oder Arzt die Blutzuckerwerte und den HbA1c-Wert (→ Seite 44) sagen. Daran können Sie erkennen, ob Ihr Stoffwechsel gut eingestellt ist. Haben Sie Zweifel daran, sollten Sie mit Ärztin oder Arzt darüber sprechen und um Überweisung an eine Diabetologen-Praxis oder Diabetes-Ambulanz bitten. Sie haben ein Recht darauf und Ihre Gesundheit ist zu wertvoll, als dass Sie aus falsch verstandener Treue zu Ihrer Hausärztin oder Ihrem Hausarzt darauf verzichten können.

Unterschiedliche Insuline

Das üblicherweise verordnete Insulin ist mit dem des Menschen identisch (Humaninsulin). Es wird heute fast ausschließlich gentechnisch hergestellt. Das bedeutet, dass das Erbgut von Bakterien oder Hefezellen so manipuliert wird, dass diese menschliches Insulin bilden.

Schweineinsulin wird nur noch selten verwendet. Das früher auch übliche Rinderinsulin ist kaum noch im Handel, weil der Organismus dagegen Antikörper bildet.

Es gibt kurz, mittellang und lang wirkendes Insulin. Kurz wirkendes Insulin wird als Normalinsulin, früher auch als „Altinsulin" bezeichnet. Mittellang und lang wirkendes Insulin – Basal- oder Verzögerungsinsulin genannt – ist in der Wirkung verzögertes Insulin. Es wird langsam freigesetzt und dient dazu, den ständigen Grundbedarf des Körpers an Insulin zu decken. Um dies zu erreichen, ist das Hormon an eine Trägersubstanz gebunden. Dazu gehören Stoffe wie Protamin, Isophan, Zink, Surfen oder Aminoquinurid. NPH ist die Abkürzung für Neutral Protamin Hagedorn, benannt nach seinem Erfinder Hans Christian Hagedorn, der 1936 das erste Protamin-Insulin, also die verzögerte Wirkstofffreisetzung, erfunden hat.

Darüber hinaus gibt es so genannte Insulinanaloga (Insulin-Lispro, Insulin-Aspart, Insulin-Glargin). Das sind Kunstinsuline, bei denen ein bestimmter Eiweißbaustein des ursprünglichen Insulins gegen einen anderen ausgetauscht worden ist. Damit verändern sich die Eigenschaften des Insulins, besonders der Zeitpunkt des Wirkungseintritts und die Dauer der Wirkung.

Normalinsulin beginnt innerhalb von 30 bis 60 Minuten zu wirken mit einem Wirkungsgipfel nach etwa 90 bis 120 Minuten. Nach zirka vier bis sechs Stunden ist es wieder völlig abgebaut. Insulin-Lispro und -Aspart wirken noch rascher, nämlich innerhalb von wenigen Minuten. Sie sind nach etwa drei bis vier Stunden verbraucht.

Die Wirkung von Verzögerungsinsulin setzt sehr langsam ein, der Gipfel ist meist erst nach zirka vier bis fünf Stunden erreicht, dafür hält die Wirkung sehr lange vor, meist zehn bis zwölf Stunden, bei Insulin-Glargin sogar 24 Stunden.

Normalinsulin spritzen Sie vor jedem Essen. Die Dosis richtet sich nach der Menge und der Zusammensetzung Ihrer Mahlzeit (→ Seite 62 ff.). Den Bedarf schätzen Sie anhand der Speisen und Getränke ab. Das Verzögerungsinsulin spritzen Sie ein- bis zweimal täglich (mittags und/oder vor dem Schlafengehen, sehr selten auch morgens).

Verzögerungsinsulin sollten Sie vor dem Spritzen immer gut mischen, denn das an den Trägerstoff gebundene Insulin lagert sich am Boden ab. Es muss vor dem Spritzen in der gesamten Flüssigkeit gleichmäßig verteilt werden, sonst spritzen Sie nicht die richtige Menge Insulin. Zum Durchmischen schwenken oder rollen Sie die Ampulle mindestens zehnmal. Eine gute Verteilung erkennen Sie daran, dass die Flüssigkeit gleichmäßig trüb ist. Vorsicht – Sie dürfen das Insulin nicht schütteln! Dabei entstehen Luftblasen, und die Dosierung kann ungenau werden.

Sie können beide Insuline (Normal- und Verzögerungsinsulin) auch zusammen spritzen (bei den Verzögerungsinsulinen eignen sich nur die NPH-Insuline dafür), müssen dabei allerdings auf die Reihenfolge achten: Immer zuerst das Normal-, dann das Verzögerungsinsulin aufziehen. Bei der umgekehrten Reihenfolge bringen Sie beim Aufziehen womöglich Verzögerungsinsulin in die Flasche mit Normalinsulin. Die Folge ist, dass das Normalinsulin nach einiger Zeit nicht mehr die gewünschte Wirkung hat. Es gibt auch Fertigmischungen aus beiden Insulinen in verschiedenen Zusammensetzungen.

Sind Insulinanaloga besser als Humaninsuline?

Kurz wirkende Insulinanaloga: Eines der Hauptargumente der Herstellerfirmen für die neuen Kunstinsuline Insulin-Lispro (*Humalog®*) und Insulin-Aspart (*NovoRapid®*) ist, dass kein Spritz-Ess-Abstand einzuhalten ist. Diese Insuline können unmittelbar vor oder beim Essen gespritzt werden. Das geht allerdings auch mit herkömmlichem Normalinsulin, wobei es immer darauf ankommt, wie hoch Ihr Blutzucker vor dem Essen ist.

Der Hauptvorteil der Insulinanaloga liegt darin, dass Sie sie auch noch **nach** dem Essen spritzen können, wenn Sie vorher noch nicht genau wissen, wie viele Kohlenhydrat-Einheiten Sie zu sich nehmen oder wann die Speisen auf dem Tisch stehen. Das ist bei Restaurantbesuchen sehr hilfreich oder auch bei festlichen Ereignissen, bei denen Sie das Menü vorher nicht kennen. Auch für Kinder sind Insulinanaloga praktisch, weil oft nicht vorhersehbar ist, ob sie den Teller leer essen oder nicht.

Wenn Sie Insulin-Lispro oder -Aspart verwenden, müssen Sie besonders darauf achten, was und wie viel Sie zwischendurch trinken oder an kleinen Snacks essen (zum Beispiel ein Stück Obst, einen Keks, ein Glas Milch). Da diese Kunstinsuline schon nach zwei Stunden abgebaut sind, fangen Sie solche Zwischenmahlzeiten nicht mehr mit dem Insulin ab, das Sie zur Hauptmahlzeit gespritzt haben, wohl aber gelingt das mit einem länger wirkenden Normalinsulin.

Der Nachteil der Insulinanaloga liegt darin, dass für sie noch keine Langzeitstudien vorliegen, ihre langfristige Sicherheit zurzeit also noch nicht ausreichend belegt ist. Schwangere dürfen diese Insuline nicht anwenden (→ Seite 137).

Lang wirkende Insulinanaloga: Seit kurzem ist das erste lang wirkende Insulinanalogum erhältlich: Insulin-Glargin (*Lantus*®). Es wirkt länger als die üblichen Verzögerungsinsuline, nämlich 24 Stunden. Auch bleiben die Insulinspiegel im Blut gleichmäßiger auf einer Höhe. Ob sich das in einer verbesserten Stoffwechsellage niederschlägt, ist noch nicht ausreichend nachgewiesen.

Verträgt sich Insulin mit anderen Medikamenten?

Wenn Sie Diabetes haben, müssen Sie oft zusätzlich andere Medikamente einnehmen, zum Beispiel um die Blutfette (Cholesterin, Triglyzeride) und/oder den Blutdruck zu senken. Es kann sein, dass diese Mittel den Insulinbedarf verändern. Sie sollten deshalb vor allem in den ersten Tagen der Anwendung eines neuen Medikaments häufiger als sonst den Blutzucker bestimmen. Schwanken die Blutzuckerwerte stark oder treten unerwünschte Wirkungen auf, sollten Sie Ärztin oder Arzt informieren.

Haltbarkeit und Lagerung

Jede Insulinampulle oder -flasche sollten Sie nur so lange verwenden, wie es das aufgedruckte Haltbarkeitsdatum zulässt. Danach haftet der Hersteller weder für die Wirkung noch für unerwünschte Wirkungen. Dem Insulin sind Konservierungsstoffe und Desinfektionsmittel zugesetzt, damit es nicht von Keimen verunreinigt wird, die beim Aufziehen der Spritze mithineingebracht werden können. Hin und wieder kommen allergische Reaktionen auf diese Stoffe vor. Dann können Sie sich von Ärztin oder Arzt ein Insulin verordnen lassen, das diese Zusätze nicht enthält.

Insulinvorräte sollten Sie dunkel und kühl lagern, am besten im Butter- oder Käsefach des Kühlschranks oder in einer speziellen Box im Gemüsekasten. Die Insulinflasche, die Sie in Gebrauch haben, können Sie bei Raumtemperatur aufbewahren, also auch in der Hosen- oder Handtasche. Sie sollten jedoch darauf achten, die Flasche nicht der Sonne (zum Beispiel am Strand) und auch nicht der Kälte auszusetzen (zum Beispiel beim Skifahren). Insulin verträgt weder Hitze noch Frost und zersetzt sich durch die UV-Strahlen des Sonnenlichts.

Anwendungsschemata

Die Behandlungsstrategien mit Insulin haben sich in den letzten Jahrzehnten radikal geändert. Früher sollte und musste sich der an Diabetes erkrankte Mensch der Therapie beugen, heute ist es umgekehrt: Die Behandlung wird maßgeschneidert dem Lebensstil angepasst. Überlegen Sie gemeinsam mit Ärztin oder Arzt, welches der nachfolgend genannten Anwendungsschemata Ihrer Situation am besten gerecht wird.

» *Je liberaler und flexibler der Patient essen und seinen Tagesablauf gestalten will, desto intensiver wird er seine Insulintherapie adaptieren und laufend variieren müssen; je weniger der Patient willens ist, seine Insulintherapie anzupassen und ständig zu verändern, desto mehr wird er sich eine Standardisierung von Ernährung und Lebensrhythmus auferlegen müssen. Das ist eine Entscheidung jedes Einzelnen. (...) Das diabetologische Team hat den Patienten dabei entsprechend dessen Entscheidung zu beraten und zu unterstützen.* «

Dr. Christian Weyer und Prof. Dr. Michael Berger, in: M. Berger: Diabetes mellitus

Ergänzende Insulintherapie
Sie spritzen nur zu den Mahlzeiten Normalinsulin, Insulin-Lispro oder -Aspart („die Spritze zum Essen"). Diese Methode eignet sich oft bei Typ-2-Diabetes, wenn der Körper noch selbst eine Restmenge Insulin produziert. Diese reicht aus, um die ständig erforderliche Mindestmenge an Insulin im Blut zur Verfügung zu stellen, genügt aber nicht mehr, um die Kohlenhydrate abzubauen, die Sie beim Essen zu sich nehmen. Die Insulindosis richtet sich nach der Höhe des Blutzuckers vor dem Essen und danach, was und wie viel Sie essen wollen, wobei Sie sich weder in Ihrer Ernährung noch in Ihrem Tagesablauf einschränken müssen. Häufig erholt sich die Bauchspeicheldrüse durch

das zusätzlich gegebene Insulin und schüttet wieder mehr Insulin aus, sodass sich die Insulindosis im Lauf der Zeit verringern lässt.

Konventionelle Insulintherapie

Sie spritzen zweimal täglich eine Mischung aus Normal- und Verzögerungsinsulin. Diese Therapieform eignet sich allenfalls für ältere Menschen mit Typ-2-Diabetes. Für sie ist es oft zu mühsam und umständlich, die Insulinmenge wie bei einer ergänzenden oder intensivierten Insulintherapie dem Blutzuckerspiegel und dem Essen anzupassen. Die konventionelle Insulintherapie setzt jedoch einen regelmäßigen Tagesablauf voraus. Sie müssen sich mit den Mahlzeiten nach dem Insulin richten und tagsüber zu festgesetzten Zeiten alle zwei bis drei Stunden etwas essen, ob Sie Hunger haben oder nicht.

Bei dieser Therapieform genügt es oft, den Urinzucker (→ Seite 39) sowie den HbA1c-Wert (→ Seite 44) zu kontrollieren. Den Blutzucker messen müssen Sie, wenn Sie sich unwohl fühlen, krank sind oder sich vermehrt bewegen.

Normnahe Blutzuckerwerte lassen sich mit dieser Therapieform nur in Ausnahmefällen erzielen.

Intensivierte Insulintherapie

Sie spritzen zur Nacht und mittags, gegebenenfalls auch morgens, Verzögerungsinsulin oder Insulin-Glargin und zusätzlich zu den Mahlzeiten Normalinsulin, Insulin-Lispro oder -Aspart. Die Dosis richtet sich nach dem Blutzuckerwert sowie danach, was und wie viel Sie essen und wie viel Sie sich bewegen, wobei Sie die Insulinmenge täglich selbst anpassen. Das setzt ein hohes Maß an Eigenverantwortung und Motivation für eine kontinuierliche Beschäftigung mit dem Diabetes voraus. Diese Behandlungsart eignet sich vor allem bei Typ-1-Diabetes, ebenso bei Typ-2-Diabetes, wenn es für Sie wichtig ist, flexibel zu sein.

Bei der intensivierten Insulinbehandlung brauchen Sie sich im alltäglichen Leben kaum einzuschränken. Sie müssen sich nicht an feste Essenszeiten halten, Sie können wenig oder viel und fast alles essen oder trinken, Sie können auf Zwischenmahlzeiten verzichten (es sei denn, Sie haben Appetit darauf), und Sie können Mahlzeiten ausfallen lassen, wenn Sie keinen Hunger haben oder es Ihr Tagesablauf erfordert.

» Mit dem Spritzen kann ich meine Therapie prima auf meinen Tagesablauf abstimmen. «

Eine intensivierte Insulintherapie ermöglicht es, den Blutzucker optimal einzustellen, und sie passt sich einem unregelmäßigen Lebensstil gut an. Sie bringt aber mit sich, dass Sie den Blutzucker täglich mehrmals kontrollieren, die kohlenhydrathaltigen Lebensmittel, die Sie zu sich nehmen wollen, berechnen und die Insulindosis darauf abstimmen. Was Sie dafür wissen müssen, lernen Sie im Rahmen einer strukturierten Schulung (→ Seite 46 ff.), die immer am Beginn einer intensivierten Insulintherapie steht.

Diese Therapieform lässt sich sowohl mit konventionellen Spritzen (→ unten) oder Insulin-Pens (→ Seite 65 f.) als auch mit einer Insulinpumpe (→ Seite 66 ff.) praktizieren.

Abkürzungen: I. E., U40 oder U100

I. E. ist die Abkürzung für „Internationale Einheit", das Maß für die Wirkdosis. 1 I. E. Insulin entspricht einer Menge von 0,042 Milligramm. Die meisten Insuline enthalten 40 oder 100 I. E. Insulin in 1 ml Flüssigkeit. Je nachdem, wie viele Einheiten Sie spritzen müssen, ziehen Sie dann die entsprechende Menge in der Spritze auf.

Die Abkürzungen U40 und U100 besagen das Gleiche. U steht für „unit", das englische Wort für Einheit. Ob Sie U40- oder U100-Insulin verwenden, hängt davon ab, nach welcher Methode Sie spritzen und womit. U40-Insulin sollten Sie nur mit U40-Spritzen aufziehen. Niemals dürfen Sie mit einer U40-Spritze das Insulin aus einer Pen-Kartusche aufziehen (zum Beispiel bei einem Pen-Defekt). In Pens werden nur Kartuschen mit U100-Insulin verwendet, und Sie würden sich dann die 2,5fache Dosis spritzen. Das sollten Sie bedenken, wenn Sie verreisen: In anderen Ländern ist oft nur U100-Insulin im Handel. Wenn Sie U40-Insulin verwenden, müssen Sie also einen ausreichenden Insulin-Vorrat einpacken (→ Seite 115).

Richtig spritzen

Insulin können Sie mit normalen Spritzen oder mit einem Pen (→ Seite 65) injizieren.

Konventionelle Spritzen sind dünne Röhrchen aus Plastik (früher bestanden sie aus Glas), in die Sie mit einem Kolben Flüssigkeit aufziehen. An der Längsseite ist eine Skala aufgedruckt, auf der Sie die Menge Insulin, die Sie aufziehen, genau ablesen können. Entweder wird die Kanüle separat aufgesteckt. Oder sie ist – bei den meisten Insulinspritzen heute üblich – bereits fest angeschweißt. Das hat den Vorteil, dass beim Aufziehen kaum Luft mitaufgesogen wird, was das genaue Dosieren erleichtert.

Ein Pen sieht aus wie ein Füllfederhalter. Er enthält eine Patrone mit Insulin. An einem Dreh- oder Druckknopf stellen Sie die gewünschte Dosis Insulin ein, die Sie spritzen wollen. Über eine aufsteckbare Kanüle wird diese Menge Insulin dann ins Unterhautfettgewebe injiziert.

Die Nadeln für die Injektion unter die Haut sind kurz (6 bis 12 mm) und sehr dünn, wesentlich feiner als die Nadeln, die zum Beispiel für die Abnahme von Blut aus der Armvene benutzt werden. Sie sind speziell zugeschliffen, sodass sie besonders leicht in die Haut eindringen und allenfalls einen kleinen Pieks, aber keine nennenswerten Schmerzen verursachen.

Den richtigen Umgang mit Spritze oder Pen lernen Sie im Rahmen einer Schulung (→ Seite 46 ff.).

Wohin spritzen?

Insulin wird immer in das Unterhautfettgewebe gespritzt (subkutan). Gelangt die Nadel aus Versehen etwas tiefer, also in die Muskulatur, wird das Insulin wesentlich rascher ins Blut aufgenommen, was zu unvorhersehbaren Unterzuckerungen führen kann. Wenn Sie sehr schlank sind und wenig Fettgewebe haben, sollten Sie also darauf achten, dass Sie die Nadel nicht zu tief einstechen.

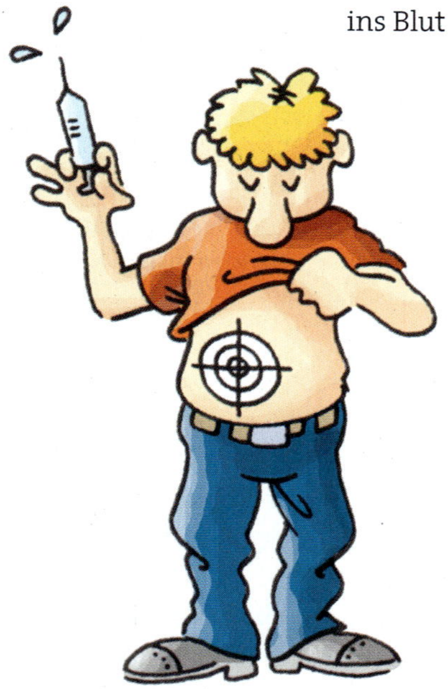

Die meisten Menschen mit Diabetes spritzen das Insulin in das Fettgewebe der Bauchhaut rund um den Nabel. Aus anderen Körpergeweben wird es schneller oder langsamer aufgenommen. Spritzen Sie es zum Beispiel in den Oberarm, ist der Wirkungseintritt unberechenbar, was Unterzuckerungen nach sich ziehen kann (Motto: „Insulin im Arm macht, was es will, aber nicht, was es soll!“). Die Spritze mit Verzögerungsinsulin oder Insulin-Glargin zur Nacht hingegen sollten Sie sich immer in den Oberschenkel geben, weil das Insulin von dort langsamer aufgenommen wird. Dann wirkt es länger, und am anderen Morgen steigt der Blutzuckerspiegel nicht so stark an („Dawn-Phänomen“ → Seite 85). Spritzen Sie nicht immer in dieselbe Stelle! Die häufigste Ursache für schwankende und unberechenbare Blutzuckerwerte sind Verdickungen und Verhärtungen im Unterhautfettgewebe, die entstehen, wenn Sie immer in dieselbe Hautfalte spritzen. Dieses Problem macht sich umso schneller bemerkbar, je öfter Sie dieselbe Nadel benutzen.

Kurze Nadeln können Sie senkrecht bis zum Anschlag in die Haut einstechen, es sei denn, Ihr Unterhautfettgewebe ist sehr dünn. Dann sollten Sie die Nadel schräg ansetzen, damit Sie das Insulin nicht in die Muskulatur spritzen. Das ist besonders wichtig bei Verzögerungsinsulin – es schmerzt, wenn Sie beim Spritzen den Muskel treffen.

» Ich habe erst solche Angst vor dem Spritzen gehabt, aber dann habe ich gespritzt, und es war ganz harmlos. Ich glaube, ich hatte nur Angst davor, mich selbst zu stechen. «

Es kommt des Öfteren vor, dass beim Spritzen etwas Insulin danebenfließt, weil die Nadel abrutscht, der Daumen aber schon auf den Kolben drückt. Dann ziehen Sie einfach die berechnete Insulindosis erneut auf. Ist schon ein Gutteil des Insulins im Unterhautfettgewebe gelandet, belassen Sie es bei dieser Menge und messen Sie zwei Stunden nach dem Essen den Blutzucker. Liegt er zu hoch, können Sie etwas Normalinsulin nachspritzen.

Wenn Sie sich beim Spritzen noch sehr unsicher fühlen, können Sie das Injizieren mit einer Orange, einem Apfel oder einer festen Tomate und einer Spritze mit Wasser üben.

Sie müssen die Haut vor dem Spritzen nicht mit Alkohol desinfizieren. Im Gegenteil: Sie handeln sich damit eher eine allergische Reaktion ein, außerdem verhärtet die Haut in der Spritzregion dann leicht. Die Wahrscheinlichkeit, dass Sie mit der Nadel Keime einschleppen, ist äußerst gering. Infektionen an der Einstichstelle kommen sehr selten vor. Sie können bei Bedarf gelegentlich sogar durch die Kleidung hindurch spritzen. Staub und Fussel bleiben an der sehr feinen Nadel nicht hängen.

Lassen sich Spritzen und Nadeln mehrfach benutzen?

Spritzen und Kanülen (auch die von Pens) können Sie mehrfach benutzen. Je häufiger Sie allerdings mit derselben Kanüle in die Gummikappe des Insulinfläschchens oder in die Haut stechen, desto stumpfer wird die Nadel (oft schon nach zwei- bis dreimaligem Gebrauch), desto schmerzhafter wird das Spritzen, und desto leichter verhärtet sich das Gewebe. Wenn sich das Insulin nur schwer aufziehen lässt, sollten Sie ebenfalls zu einer neuen Nadel wechseln, weil die alte dann meist verstopft ist.

Ausgediente Kanülen oder Spritzen entsorgen Sie mit dem Wertstoffmüll (gelber Sack oder gelbe Tonne). Stecken Sie vorher die Schutzkappe wieder auf, damit sich niemand an der Nadel verletzt. Sie können die Kanülen auch erst einmal in einem Behälter (zum Beispiel Marmeladenglas mit Deckel)

Die Angst vor dem Spritzen überwinden

Wenn Sie eine sehr große Abneigung gegen Spritzen haben oder vor jeder Injektion aus Angst Schweißausbrüche bekommen, helfen Ihnen vielleicht folgende Tipps:

- Gehen Sie zu einer Selbsthilfegruppe (Adressen → Seite 206). Dort gibt es Menschen mit Diabetes, denen es ebenso ergangen ist. Von ihnen können Sie lernen, wie Sie Ihre Angst überwinden können.
- Überlegen Sie: Wovor haben Sie konkret Angst? Ist es der mögliche Schmerz, oder empfinden Sie es als Selbstverletzung, sich eine Nadel in die Haut zu stechen? Vielleicht hilft es Ihnen, wenn Sie sich klarmachen, dass Sie sich mit Insulin vor den Folgeerkrankungen des Diabetes schützen. Auf diese Weise besetzen Sie das Spritzen mit positiven Gedanken, und die Angst tritt eher in den Hintergrund.
- Spritzen Sie möglichst in eine Zone mit ausreichend Fettgewebe. Dieses Polster ist ziemlich schmerzunempfindlich.

sammeln, bevor Sie sie wegwerfen. Auf diese Weise können Sie auch die aufschraubbaren Pen-Nadeln entsorgen.

Für Spritzen mit angeschweißten Kanülen können Sie in Apotheken eine Spezialschachtel kaufen (für zirka 4 DM). Sie hat eine Abknipsvorrichtung, mit der die Kanülen abgebrochen werden und dann in die Schachtel hineinfallen. Ist sie voll, können Sie sie mit dem Wertstoffmüll entsorgen. Das Fassungsvermögen der Schachtel beträgt zirka 600 Nadeln.

An der Einstichstelle rötet sich die Haut

Wenn Sie beginnen, Insulin zu spritzen, kommt es häufiger vor, dass sich an den ersten Tagen die Haut an den Einstichstellen etwas rötet. Das legt sich meist innerhalb einer Woche und ist kein Anlass zur Sorge.

Wenn sich Quaddeln bilden, haben Sie die Nadel vermutlich nicht tief genug eingestochen. Stechen Sie sie dann beim nächsten Mal etwas senkrechter in die Haut und wechseln Sie die Nadel häufiger.

Richtig dosieren

Wie viel Insulin Sie spritzen müssen, hängt davon ab, nach welchem Schema Sie behandelt werden (→ Seite 57). Bei der ergänzenden und bei der intensivierten Insulintherapie müssen Sie die Menge des Normalinsulins, das Sie vor dem Essen spritzen, für die darin enthaltenen kohlenhydrathaltigen Lebensmittel ausrechnen.

Deshalb müssen Sie in den ersten Wochen Ihrer Behandlung mit Insulin gemeinsam mit Ärztin oder Arzt ermitteln, welche Dosis an Verzögerungs- und Normal- oder Analoginsulin Sie für Ihren individuellen Tagesablauf benötigen. Anhand Ihres Diabetes-Tagebuchs (→ Seite 23) können Sie die Therapie immer wieder überprüfen und – wenn nötig – verändern.

Anfangs wird es Ihnen vielleicht lästig sein, immer wieder den Blutzucker zu messen und die jeweiligen Insulinmengen für die Speisen und Getränke zu berechnen. Je länger und häufiger Sie es tun, desto mehr Übung bekommen Sie aber darin, und desto besser können Sie mit Abweichungen von der Regel umgehen. Sie werden sehr schnell erkennen, wann Sie mehr und wann Sie weniger Insulin spritzen müssen, wie Ihr Organismus zum Beispiel auf Alkohol oder Bewegung reagiert. Dadurch werden Sie vertraut mit dem Diabetes und können ihn immer besser in Ihren Alltag integrieren.

Es wird immer wieder Situationen geben, in denen sich der Insulinbedarf ändert: Wenn Sie beispielsweise krank sind, steigt er, treiben Sie Sport, verringert er sich. Um die Insulindosis darauf abstimmen zu können, müssen Sie immer wieder den Blutzucker messen. Das ist Ihre Richtschnur, an der Sie sich orientieren müssen.

Wärme, Bewegung und Massage sorgen dafür, dass das Insulin wesentlich schneller wirkt. Wenn Sie kurz vor oder nach der Injektion heiß baden, in warmem Thermalwasser (über 30 Grad) schwimmen, eine Wärmflasche auflegen, einen warmen Bauchwickel machen, die Einstichstelle massieren oder sich viel bewegen, gelangt das Insulin schneller ins Blut und wirkt dort stärker. Sie geraten dann unter Umständen leichter in eine Unterzuckerung. Bei Kälte dagegen setzt die Wirkung langsamer ein. Wie schnell Insulin wirkt, hängt auch davon ab, wo Sie es injizieren (aus der Muskulatur zum Beispiel wird es schneller freigesetzt als aus dem Unterhautfettgewebe, aus der Haut am Oberschenkel langsamer als aus der Bauchhaut).

» Wenn es mir nicht gut geht, dann geht es auch meinem Diabetes nicht gut. Selbstverständlich wird der Diabetes durch meine Gemütslage beeinflusst. «

Viele Menschen mit Diabetes sagen, dass Stress und seelischer Kummer die Einstellung des Blutzuckers erschweren können. Dafür gibt es bisher zwar keine eindeutigen Nachweise, aber Sie sollten in Stresssituationen verstärkt darauf achten, indem Sie den Blutzucker häufiger kontrollieren.

Woran liegt es, wenn der Blutzucker stark schwankt?

Der Blutzuckerspiegel schwankt immer im Tagesverlauf – auch bei Gesunden. Er ist kein „Festwert", der gleich bleibt, sondern ändert sich in Abhängigkeit von vielen verschiedenen Einflüssen immer wieder. Sehr hohe Gipfel – Gefahr für Überzuckerung! – oder tiefe Täler – Gefahr für Unterzuckerung! – in der Blutzuckerkurve sollten Sie bei Diabetes jedoch möglichst vermeiden. Wenn Sie immer wieder stärkere Blutzuckerschwankungen feststellen, sollten Sie die unten aufgeführte Checkliste durchgehen.

Eine sehr häufige Ursache sind nächtliche Unterzuckerungen, die Sie selbst nicht bemerken. Diese finden Sie nur heraus, wenn Sie nachts den Wecker auf 3 Uhr stellen und den Blutzucker messen. Können Sie das Problem nicht selbst lösen, sollten Sie mit Ärztin oder Arzt darüber sprechen. Gelingt auch dann innerhalb einer Woche noch keine

Checkliste: Mögliche Ursachen für Blutzuckerschwankungen

- Sind Ihre Spritzstellen verdickt?
- Haben Sie das Insulin zu einem anderen Zeitpunkt als gewohnt gespritzt?
- Sind Sie krank oder drohen es zu werden (Fieber erhöht den Insulinbedarf)?
- Sind Pen oder Penkartusche defekt?
- Haben Sie die Insulinmenge bzw. die Lebensmittel richtig berechnet?
- Haben Sie Ihre Zwischenmahlzeit vergessen (wenn Sie eine konventionelle Insulintherapie machen)?
- Haben Sie zu wenig oder mehr als geplant gegessen?
- Haben Sie zu lange nichts gegessen?
- Haben Sie innerhalb kurzer Zeit stark ab- oder zugenommen?
- Ist das Verzögerungsinsulin oder bei der Pumpe die Basalrate zu hoch oder zu niedrig bemessen?
- Haben Sie sich weniger oder mehr als geplant bewegt (zum Beispiel Fahrradtour, ausgiebige Wanderung)?
- Haben Sie mehr oder weniger als sonst gearbeitet?
- Haben Sie Alkohol getrunken und wie viel?
- Haben Sie begonnen, die Pille zu nehmen, oder haben Sie sie gerade abgesetzt oder das Präparat gewechselt (→ Seite 120)?
- Schwanken die Werte in Abhängigkeit von Ihrem Monatszyklus (kurz vor oder nach der Menstruation) immer wieder auf typische Weise?
- Kann es sein, dass Sie schwanger sind?
- Stehen die Wechseljahre unmittelbar bevor oder sind Sie mittendrin?
- Leiden Sie unter Essstörungen (Bulimie, Magersucht)?
- War Ihnen häufig schlecht, sodass Sie erbrechen mussten?
- Haben Sie zusätzliche Medikamente eingenommen?
- Sind Sie umgezogen?
- Waren Sie im Urlaub?
- Sind Sie viel auf Reisen?
- Geht es Ihnen seelisch nicht gut (zum Beispiel durch Trauerfälle, Trennung, Scheidung)?
- Geht es Ihnen seelisch zurzeit besonders gut (sind Sie zum Beispiel frisch verliebt)?

» In dem Moment, als der Blutzuckerwert herauskam, den ich erwartet habe, wusste ich: Ich kriege diese Krankheit in den Griff! Seither kann mich vieles nicht mehr so leicht verunsichern. «

ausreichend stabile Stoffwechseleinstellung, sollten Sie sich unverzüglich an eine Diabetologen-Praxis oder die Diabetes-Ambulanz einer Klinik wenden (Adressen über die ärztliche Fachgesellschaft, → Seiten 206, 209, 211 oder aus dem Internet, → Seite 208).

Für Nachteulen und Frühaufsteher

In speziellen Situationen müssen Sie die Insulindosis sehr genau auf Ihre Bedürfnisse abstimmen, zum Beispiel wenn Sie sehr früh aufstehen, nachts arbeiten, in Disko, Konzert oder Theater gehen und danach noch etwas essen oder einfach einmal eine Nacht „durchmachen" wollen.

Solche und ähnliche Situationen sollten Sie in der Schulung durchsprechen und auch in der Praxis konkret – gemeinsam mit Ihren Schulungsleiterinnen oder -leitern – erleben. Das vermittelt Ihnen die nötige Sicherheit, Ihren Blutzucker in jeder Lebenslage gut regulieren zu können.

Schon während der ersten Einstellung der Insulindosis sollten Sie Ihren alltäglichen Lebensrhythmus möglichst exakt nachahmen. Probieren Sie auch aus, wie Sie die Insulindosis anpassen müssen, wenn Sie am Wochenende oder in den Ferien morgens lange ausschlafen wollen.

Insulin-Pen

Viele Menschen mit Diabetes benutzen für die Insulingabe einen Pen. Er ist unauffällig, praktisch und lässt sich leicht bedienen. Es ist nicht nötig, eine Spritze aufzuziehen; an das Insulin müssen Sie nicht zusätzlich denken – im Pen ist alles bereits perfekt vorbereitet. Die Herstellerfirmen haben sich einiges einfallen lassen, um die Pens unterschiedlich zu gestalten. Es gibt Modelle für jeden Geschmack und jedes Alter: unauffällig-elegante ebenso wie poppig-bunte.

Die Insulinmenge wird bei jedem Pen anders eingestellt und abgelesen. Es gibt sehr einfache Pens, die leichter zu bedienen sind als Spritzen, aber auch wahre technische Wunderwerke mit allen möglichen elektronischen Finessen. Diese reagieren oft sehr empfindlich oder haben kleine Bedienungsknöpfe, und es erfordert einiges Fingerspitzengefühl, die Menge richtig einzustellen. Große Hände tun

» Ich habe meinen Diabetes jeden Tag, 24 Stunden lang. Ich steuere ihn. Fachleute, wie zum Beispiel Ärzte, ziehe ich hinzu, wenn kurzfristig ‚Störungen' auftreten. «

sich oft schwer damit. Viele Pens haben eine sehr kleine und damit schwer lesbare Anzeige, vor allem älteren Menschen bereitet dies häufig Schwierigkeiten.

Es gibt Einmal-Pens ohne Nachfüllkartusche, die Sie leerspritzen und dann entsorgen (gelbe Tonne, gelber Sack oder Restmüll). Manche Hersteller stellen dafür spezielle Sammelboxen zur Verfügung, die auf Anruf kostenlos abgeholt oder per Freiumschlag zurückgesandt und durch eine neue Box ersetzt werden. Die Pens werden recycelt, indem das Plastikmaterial eingeschmolzen und zu Kunststoffgranulat verarbeitet wird, aus dem zum Beispiel Parkbänke hergestellt werden. Einmal-Pens gibt es mit maximal 300 I. E. Insulin. Wenn Sie täglich 30 I. E. spritzen, reicht der Inhalt also zehn Tage. Wenn Sie mehr Insulineinheiten brauchen, entsprechend kürzer. Diese Pens eignen sich besonders gut für Ältere, aber auch für Technikmuffel, die mit dem Einlegen der neuen Patronen Schwierigkeiten haben.

Wenn in der Penkartusche nicht mehr genügend Insulin ist, sollten Sie die Restmenge wegwerfen und die nötige Dosis aus einer neuen Patrone spritzen.

Wenn Sie Normal- und Verzögerungsinsulin getrennt anwenden, sollten Sie zwei Pens benutzen. Verwenden Sie ein Mischinsulin, genügt ein Pen. Auch dieses Insulin muss aber – wie das pure Verzögerungsinsulin – vor dem Spritzen immer gründlich durchgemischt werden (→ Seite 55).

Einen Pen können Sie sich verschreiben lassen, in aller Regel wird er aber Ärztinnen und Ärzten kostenlos zur Verfügung gestellt (Wert zirka 100 bis 200 DM oder etwa 1 000 öS). Das Insulin für den Pen müssen Sie sich mit dem entsprechenden Rezept in der Apotheke besorgen.

Ein Pen hält zirka zwei Jahre. Danach wird Ihnen ein neuer Pen verschrieben oder Sie bekommen ihn wiederum von Ärztin oder Arzt. Pens mit Digitalanzeige haben eine Batterie, die maximal zwei Jahre hält. Lässt ihre Leistung nach, sollten Sie sich von Ärztin oder Arzt einen neuen Pen geben lassen.

Insulinpumpe

Die Insulinpumpe gibt über eine im Unterhautfettgewebe liegende Kanüle kontinuierlich eine bestimmte Menge Normal- oder Analoginsulin in den Körper ab und ahmt damit die Basalrate an Insulin nach, die normalerweise von den Inselzellen der Bauchspeicheldrüse ständig abgegeben wird. Zusätzlich wird unmittelbar vor den Mahlzeiten die anhand von Speisen und Getränken errechnete Menge Insulin aus der Pumpe abgerufen und durch dieselbe Kanüle ins Fettgewebe gespritzt.

Die Pumpe behalten Sie Tag und Nacht am Körper und legen sie nur ab, wenn dies erforderlich ist (zum Beispiel beim Baden, → Seite 69).

Insulinpumpen werden mit Batterien betrieben, die meisten funktionieren heute voll elektronisch. Die abzugebende Basalrate wird programmiert und von der Pumpe mit großer Genauigkeit kontinuierlich abgegeben. Die Extradosis Insulin, die Sie für eine Mahlzeit oder zur Korrektur eines zu hohen Blutzuckers benötigen, rufen Sie zusätzlich in variabler Menge per Knopfdruck ab. Da Sie das Insulin nicht direkt sehen können, zeigt die Pumpe mit einem leisen Signalton an, dass die eingestellte Rate Insulin abgegeben wurde (für die Basalrate gibt es kein Tonsignal).

In Pumpen wird nur schnell wirkendes Insulin verwendet, also Normalinsulin, Insulin-Lispro oder -Aspart. Es gelangt aus einer Patrone in der Pumpe über einen dünnen Plastikschlauch, in dem eine Nadel eingeschweißt oder angekoppelt ist, in das Unterhautfettgewebe. Der Schlauch mit der Nadel wird mit einem Pflaster fixiert, damit er nicht verrutscht.

Die Insulinpumpe ist kleiner als eine Zigarettenschachtel und wiegt weniger als 100 Gramm. Sie tragen sie dort, wo sie Sie am wenigsten stört: am Gürtel, in der Hosen- oder Rocktasche, im Slip oder BH.

Die Kanüle müssen Sie alle ein bis zwei Tage umstecken, das heißt, in eine andere Region des Bauches legen. Spätestens alle zwei Tage müssen Sie sie auswechseln. So „wandern" Sie langsam mit der Kanüle im weiten Kreis um Ihren Bauchnabel herum. Wenn Sie die Katheternadel zu lange an derselben Stelle belassen, kann es vorkommen, dass sich die Einstichstelle entzündet. Da die Nadel mehrere Stunden im Fettgewebe verbleibt, müssen Sie beim Legen der Kanüle hygienisch arbeiten: Waschen Sie sich sorgfältig die Hände und reinigen Sie die Bauchhaut mit Wasser und Seife.

Wenn die Nadel verstopft, die Insulinpatrone oder die Batterie leer ist, schlägt die Pumpe mit einem Signalton Alarm. Den Sitz der Nadel sollten Sie täglich prüfen. Verrutscht sie, gelangt das Insulin nicht in das Unterhautfettgewebe, und es besteht das Risiko einer Überzuckerung (Hyperglykämie mit Ketoazidose, → Seite 83).

Manchmal reagiert die Haut empfindlich auf den Klebstoff des Pflasters, mit dem Sie den Katheter befestigen. Probieren Sie dann einfach eine andere Pflastermarke.

Die Kosten für eine gute Pumpe liegen heute bei zirka 6 500 DM oder 42 000 öS. Die Kassen übernehmen die Kosten, auch für das Verbrauchsmaterial wie Katheter und Pflaster, wenn bei der Behandlung des Diabetes bestimmte Schwierigkeiten auftreten, zum Beispiel anhaltendes Dawn-Phänomen (→ Seite 85) oder wenn verschiedene Insulinspritzenkonzepte ausgereizt sind, ohne dass sich der Stoffwechsel gut hat einstellen lassen. Ärztin oder Arzt müssen die Pumpentherapie verordnen und begründen.

» Viele Diabetiker kümmern sich sehr aktiv um ihre Krankheit und sind dadurch für ihren Arzt eine echte Herausforderung. «

Qualitätsmerkmale und Haltbarkeit

Auf folgende Funktionen sollten Sie achten, wenn die Behandlung mit einer Pumpe für Sie infrage kommt:

- Die Basalrate sollte variabel programmierbar sein.
- Sie sollten die Pumpe auch durch eine Stoffschicht hindurch bedienen können.
- Die Batterien sollten mindestens vier bis sechs Wochen halten.
- Die Alarmsignale sollten deutlich wahrnehmbar sein, auch bei Stimmengewirr oder Musik im Raum.

Wie alle elektronischen Geräte haben auch Insulinpumpen eine beschränkte Lebensdauer. Alle zwei Jahre muss die Pumpe zur Inspektion zum Hersteller. Während dieser Zeit bekommen Sie ein Leihgerät, danach verwenden Sie Ihre ursprüngliche Pumpe weiter oder bekommen eine neue.

Für wen eignet sich eine Insulinpumpe?

Mit der Pumpe lässt sich der Stoffwechsel bei Typ-1-Diabetes so regulieren, wie es den natürlichen Bedingungen entspricht. Da sich dann die Stoffwechselsituation häufig verbessert, reduziert sich oft auch die Insulindosis. Grundsätzlich eignet sich die Pumpe für alle Menschen mit Typ-1-Diabetes, wenn der Stoffwechsel mit Spritzen oder Pen nicht optimal eingestellt werden kann.

Auch wenn Sie die Insulinbehandlung im Alltag besonders flexibel handhaben müssen, zum Beispiel weil Sie im Schichtdienst oder nachts arbeiten, häufig auf Reisen sind oder einen sehr unregelmäßigen Tagesablauf haben, werden Sie mit der Insulinpumpe oft besser zurechtkommen.

Menschen mit Typ-2-Diabetes verfügen fast immer noch über eine Restfunktion der Inselzellen in der Bauchspeicheldrüse, sodass eine gewisse Menge Insulin zur Verfügung steht. Es ist also meist nicht nötig, diese natürliche „Basalrate" durch eine Pumpe nachzuahmen. Eine Insulinpumpe ist für Menschen mit Typ-2-Diabetes deshalb nur in seltenen Ausnahmefällen angebracht.

Beachten müssen Sie, dass schon ein Probelauf mit der Pumpe von der Kasse befürwortet und genehmigt werden muss.

In Deutschland kann Ihnen eine Pumpe nur verordnet werden, wenn Sie innerhalb der vergangenen drei Jahre an einer Schulung zur intensivierten Insulintherapie mit Spritzen oder Pen teilgenommen haben und diese gut beherrschen. Das ist notwendig, damit Sie bei einem Pumpendefekt sofort problemlos auf Spritze oder Pen wechseln können. In Österreich geschieht die Verordnung nach Maßgabe von Ärztin oder Arzt.

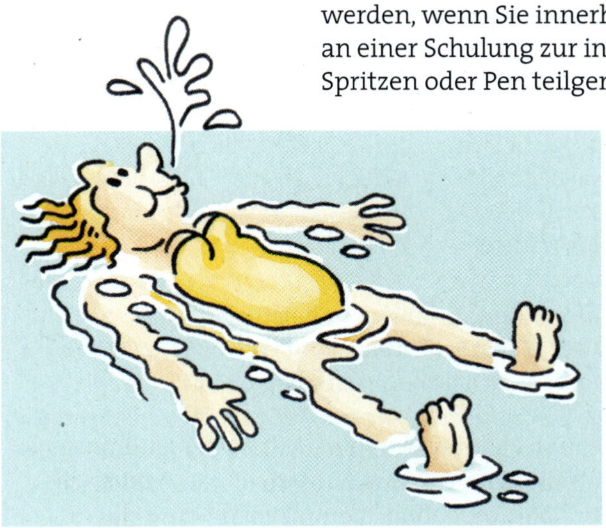

Zu Beginn der Pumpentherapie müssen Sie eine weitere ausführliche Schulung machen, damit Sie die Pumpe richtig handhaben und auf Probleme adäquat reagieren können.

Schwimmen, baden, duschen?

Bei Bedarf nehmen oder koppeln Sie die Pumpe einfach ab und legen sie danach wieder an. Das durch die Basalrate im Unterhautfettgewebe angesammelte Insulin hält für zirka ein bis zwei Stunden vor, sodass Sie zum Beispiel während des Badens nicht in eine Überzuckerung geraten.

Genauso können Sie auch verfahren, wenn die Pumpe Sie beim Sex stört.

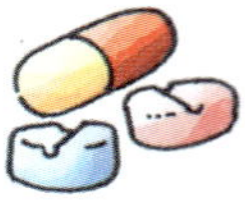

Tabletten

Eine Behandlung mit Tabletten kommt nur bei Typ-2-Diabetes infrage, und auch dann nur unter bestimmten Bedingungen (→ Seite 30). Für jede Diabetesbehandlung mit Tabletten gilt: Lässt sich der HbA1c-Wert nicht innerhalb eines halben Jahres auf Normwerte oder den vereinbarten Zielbereich einstellen, sollte eine Insulintherapie begonnen werden.

Während der Behandlung mit Tabletten sollten Sie kontrollieren, ob Sie mit dem Urin Zucker ausscheiden (→ Seite 39). Wenn ja, ist das ein Hinweis darauf, dass die Tabletten nicht ausreichend wirken und der Blutzucker zu hoch ist. Ärztin oder Arzt sollten dann den Blutzucker prüfen und eine Insulinbehandlung einleiten.

Als blutzuckersenkende Wirkstoffe stehen Metformin, Sulfonylharnstoffe, Repaglinid, Acarbose und Miglitol sowie neuerdings auch Rosiglitazon zur Verfügung (Stand: Oktober 2000). Teilweise lassen sich die Wirkstoffe miteinander kombinieren, um die Wirkung zu verbessern.

Metformin

Metformin (in Deutschland zum Beispiel in *Diabetase®*, *Glucophage®*, *Mediabet®*, *Meglucon®*, *Mescorit®*, *Metformin Basics®*, *Siofor®*, in Österreich zum Beispiel in *Diabetex®*, *Glucophage®*, *Metformin „Arcana“®*, *Orabet®*) verbessert die Wirkung des noch vorhandenen Insulins. Dadurch können die Muskelzellen die Glukose aus dem Blut wieder besser aufnehmen. Darüber hinaus hemmt es den Appetit.

In Studien hat sich gezeigt, dass Metformin besonders bei übergewichtigen Menschen mit Typ-2-Diabetes vorteilhaft ist, vorausgesetzt, es liegt keine der Gegenanzeigen vor (→ Kasten). Dann kann Metformin vor allem das Risiko für einen Herzinfarkt und die Sterblichkeit insgesamt senken.

Vor der Verordnung und dann in halbjährlichen Abständen müssen Ärztin oder Arzt unbedingt prüfen, ob Nieren und Leber einwandfrei arbeiten. Zeigen sich Funktionsstörungen, sollten Sie Metformin nicht einnehmen.

Metformin verursacht häufig Magen-Darm-Beschwerden, zum Beispiel Völlegefühl, Appetitlosigkeit, Erbrechen, metallischen Geschmack, Bauchschmerzen, Durchfall.

Wann Sie kein Metformin einnehmen dürfen

Die Liste der Gegenanzeigen für Metformin ist sehr lang. Auf vier von fünf Menschen mit Typ-2-Diabetes trifft mindestens eine zu, sodass der Einsatzbereich für dieses Mittel trotz der positiven Auswirkungen relativ beschränkt ist. Unter folgenden Bedingungen dürfen Sie Metformin nicht einnehmen, weil das Risiko für eine lebensgefährliche Laktatazidose (→ Seite 72) steigt:

- Ihre Nieren arbeiten nur eingeschränkt. Das erkennen Ärztin oder Arzt anhand eines bestimmten Blutwertes (Kreatinin), den sie vor Verordnung von Metformin unbedingt bestimmen müssen. Kreatinin ist das Endprodukt des Muskelstoffwechsels, und sein Wert ist bei Diabetes oft erhöht. Liegt er über 1,2 mg/dl, ist die Filterleistung der Nieren zu gering. Die Gefahr für eine Laktatazidose wächst.
- Sie haben eine Blasen- oder Nierenentzündung. Auch dann sind die Nieren nicht voll funktionsfähig.
- Die Leberfunktion ist eingeschränkt und/oder Sie haben oder hatten eine Leberentzündung (Hepatitis). Vor der Behandlung sollten Ärztin oder Arzt deshalb die Leberwerte im Blut kontrollieren.
- Sie haben einen extrem erhöhten Blutzuckerspiegel (über 250 mg/dl).
- Sie sind krank oder haben sich verletzt.
- Sie haben Bronchitis oder Asthma.
- Sie haben eine Herzschwäche (Herzinsuffizienz), Durchblutungsstörungen am Herzen (koronare Herzkrankheit, Angina pectoris, Herzinfarkt) oder in den Beinen (Schaufensterkrankheit, Raucherbein).
- Sie hatten einen Schlaganfall oder sind gefährdet, einen zu bekommen (zum Beispiel durch hochgradig verstopfte Halsschlagadern).
- Sie haben häufig fieberhafte Erkrankungen (zum Beispiel Grippe).
- Sie haben eine chronische oder akute Infektion (zum Beispiel Halsentzündung, eitrige Wunden).
- Sie hatten eine Bauchspeicheldrüsenentzündung (Pankreatitis).
- Sie verlieren durch Erbrechen oder Durchfall viel Flüssigkeit.
- Sie machen gerade eine Diät und essen weniger als 1 000 kcal pro Tag, oder Sie sind stark abgemagert, sodass Ihr Körper verstärkt auch Eiweiß aus der Muskulatur abbaut (dabei steigt der Milchsäuregehalt des Blutes).
- Sie treiben viel Sport oder gar Leistungssport.

Eine Operation unter Vollnarkose und das Spritzen eines iodhaltigen Röntgenkontrastmittels (zum Beispiel bei einer Herzkatheter-Untersuchung) können die Nierenfunktion ebenfalls beeinträchtigen. Deshalb müssen Sie Metformin zwei Tage vor solchen Eingriffen absetzen und dürfen frühestens zwei Tage danach wieder mit der Einnahme beginnen.

Reichlicher Alkoholkonsum, sei es von Zeit zu Zeit oder kontinuierlich, stört die Leberfunktion. Dann kann Metformin eine Laktatazidose hervorrufen.

Eine gefährliche unerwünschte Wirkung von Metformin besteht darin, dass sich im Blut zu viel Milchsäure ansammeln kann (Laktatazidose). Das endet in 30 bis 90 Prozent der Fälle tödlich. Wenn die Gegenanzeigen für die Anwendung von Metformin (→ Kasten, Seite 71) strikt beachtet werden, kommt diese Nebenwirkung allerdings nur selten vor. Die ersten Anzeichen für eine Laktatazidose ähneln den sonstigen unerwünschten Wirkungen: Übelkeit, Erbrechen, Bauchschmerzen. Werden die Beschwerden jedoch stärker und kommen Kälteschauer, Schwindel, Schläfrigkeit, Muskelschmerzen, Kurzatmigkeit, Schwäche und Bewusstseinstrübungen hinzu, müssen Sie unverzüglich ins Krankenhaus (Notarzt alarmieren!).

Sie nehmen das Mittel zwei- bis dreimal täglich nach den Mahlzeiten ein. Mehr als drei Gramm täglich sollten es nicht sein.

Seine optimale Wirkung entfaltet Metformin erst nach zwei bis drei Tagen. Um herauszufinden, ob die Dosis stimmt, sollten Sie täglich prüfen, ob Sie mit dem Urin Zucker ausscheiden. Ist das nach einer Woche immer noch der Fall, sollten Ärztin oder Arzt die Dosis erhöhen.

Nehmen Sie im Laufe der Behandlung mit Metformin ab, sollten Sie mit Ärztin oder Arzt besprechen, ob die Dosis des Medikaments verringert werden kann.

Metformin sollte nicht mit Sulfonylharnstoffen kombiniert werden, weil sich herausgestellt hat, dass dann mehr Herz-Kreislauf-Probleme auftreten können als unter der Behandlung mit Metformin allein.

Metformin kann die Aufnahme von Vitamin B_{12} beeinträchtigen. Da das Vitamin im Körper aber gut gespeichert wird, kommt es nur sehr selten zu einer Unterversorgung.

Sulfonylharnstoffe

Zu dieser Medikamentengruppe gehören Wirkstoffe wie Glibenclamid (in Deutschland zum Beispiel in *Azuglucon®*, *Duraglucon®*, *Euglucon N®*, *Glibenhexal®*, *Gliben von ct®*, *Glukovital®*, *Maninil®*; in Österreich zum Beispiel in *Diaeptal®*, *Euglucon Roche®*, *Glibenclamid „Genericon"®*, *Glucobene®*, *Normoglucon®*, *Semi-Euglucon „Hoechst"®*) und Glimepirid (in *Amaryl®*, auch in Österreich auf dem Markt). Substanzen wie Glibornurid (zum Beispiel in

Gluborid®, *Glutril®*), Gliclazid (zum Beispiel in *Diamicron®*), Gliquidon (zum Beispiel in *Glurenorm®*), Glisoxepid (zum Beispiel in *Pro-Diaban®*) oder Tolbutamid (zum Beispiel in *Orabet®*) sind auch Sulfonylharnstoffe, werden aber vergleichsweise selten verordnet (in Österreich sind nur die Präparate *Glutril®*, *Diamicron®* und *Glurenorm®* auf dem Markt). Glibenclamid ist der Wirkstoff, der am besten und längsten untersucht ist.

Sulfonylharnstoffe regen die Betazellen in der Bauchspeicheldrüse an, vermehrt Insulin zu produzieren, allerdings nur solange diese dazu überhaupt noch in der Lage sind. Wenn die Betazellen erschöpft sind – was vor allem bei älteren Menschen mit Typ-2-Diabetes der Fall sein kann –, können Sulfonylharnstoffe deren Funktion nicht wieder ankurbeln. Das zeigt sich daran, dass der HbA1c-Wert deutlich ansteigt. Dann sollte mit Insulin behandelt werden.

Die Wirkung der am häufigsten verordneten Substanzen Glibenclamid und Glimepirid hält zirka 24 Stunden vor, und zwar unabhängig von der Höhe des Blutzuckers. Das verstärkt die Gefahr für Unterzuckerungen (→ Seite 77 ff.).

Auf Alkohol sollten Sie während der Einnahme von Sulfonylharnstoffen verzichten. Er verstärkt deren Wirkung, sodass das Risiko für eine Unterzuckerung steigt. Außerdem können Herzklopfen und Kopfschmerzen auftreten.

Sulfonylharnstoffe dürfen Sie nicht anwenden, wenn Sie auf andere Arzneimittel vom Sulfonamidtyp überempfindlich reagieren. Dazu gehören zum Beispiel der Wirkstoff Cotrimoxazol gegen Harnweginfektionen oder auch Wasser ausschwemmende Mittel (Diuretika) gegen hohen Blutdruck. Ist die Funktion von Leber und Nieren eingeschränkt, müssen Ärztin oder Arzt die Dosis der Sulfonylharnstoffe verringern; ebenso wenn Sie an Gewicht verlieren, eine Schlankheitskur vorhaben oder wenn Sie mit einem sportlichen Training beginnen. Dann sinkt Ihr Insulinbedarf.

Zahlreiche Medikamente verstärken oder schwächen die Wirkung von Sulfonylharnstoffen. Darauf müssen Ärztin oder Arzt achten, wenn Sie gleichzeitig mit anderen Mitteln behandelt werden (zum Beispiel mit ACE-Hemmern oder Betablockern bei hohem Blutdruck, mit Hormonpräparaten bei Wechseljahrsbeschwerden).

Unterzuckerungen (→ Seite 77 ff.) sind bei den lang wirkenden Sulfonylharnstoffen (Glibenclamid und Glimepirid) das größte Problem, insbesondere wenn Sie kein Übergewicht haben.

Erhöhen oder verringern Sie die Dosis der Tabletten nicht eigenmächtig, sondern immer nur nach Rücksprache mit Ärztin oder Arzt. Während der Behandlung sollten Sie alle zwei bis drei Tage den Urinzucker kontrollieren (→ Seite 39). Bei einem positiven Testergebnis sollten Sie Ärztin oder Arzt informieren und den Blutzucker messen lassen.

Repaglinid

Repaglinid (*NovoNorm*®, auch in Österreich auf dem Markt) steigert ähnlich wie Sulfonylharnstoffe die Freisetzung von Insulin aus den Betazellen der Bauchspeicheldrüse, allerdings über einen anderen Wirkmechanismus. Das führt dazu, dass Repaglinid kürzer wirkt als die meist verordneten Sulfonylharnstoffe Glibenclamid und Glimepirid.

Repaglinid nehmen Sie zu jeder kohlenhydrathaltigen Mahlzeit ein, also meist dreimal täglich. Wenn Ihr Blutzucker sehr stark erhöht ist (über 300 mg/dl), dürfen Sie das Mittel nicht einnehmen.

Wenn Ihre Leber und Ihre Nieren nicht mehr richtig arbeiten, wird Repaglinid verzögert ausgeschieden. Ärztin oder Arzt sollten dann die Dosis verringern.

Zu Beginn der Behandlung kann es sein, dass Bauchschmerzen, Übelkeit oder Verstopfung auftreten. Möglicherweise kann Repaglinid die Leberfunktion beeinträchtigen. Um dies rechtzeitig zu erkennen, sollten Ärztin oder Arzt einmal im Quartal die Leberwerte prüfen.

Für das Mittel liegen noch keine Langzeituntersuchungen vor. Der therapeutische Nutzen von Repaglinid bei der Behandlung von Typ-2-Diabetes ist deshalb noch nicht ausreichend geklärt.

Acarbose und Miglitol

Acarbose (in *Glucobay*®, auch in Österreich) und Miglitol (in *Diastabol*®, auch in Österreich) blockieren Enzyme, mit denen im Darm die zuckerhaltigen Kohlenhydrate aus der Nahrung zu Traubenzucker (Glukose) abgebaut werden. Dadurch verzögert sich die Aufnahme von Glukose ins Blut. Die Blutzuckerspiegel steigen nach dem Essen langsamer an – Blutzuckerspitzen werden also „geglättet". Dadurch soll der Körper mit dem wenigen Insulin, das die Inselzellen der Bauchspeicheldrüse freisetzen, besser zurechtkommen. Ein ähnlicher Effekt lässt sich allerdings ebenso gut ohne Medikamente erreichen, indem Sie ballaststoffreiche Lebensmittel essen (→ Seite 98).

Milchzucker (zum Beispiel in Milch und Molke) und Traubenzucker (zum Beispiel in Limonade, Cola, Süßspeisen, Kuchen) werden trotz der Medikamente schnell ins Blut aufgenommen.

Auf die Freisetzung und Wirkung von Insulin haben beide Wirkstoffe keinen direkten Einfluss. Bisher ist noch nicht ausreichend nachgewiesen, dass sich Folgeerkrankungen des Diabetes mit Acarbose oder Miglitol verhindern lassen.

Die Tabletten nehmen Sie unmittelbar zu den Mahlzeiten ein, nicht davor oder danach, sonst wirken sie nicht.

Wenn Sie entzündliche Darmerkrankungen (Kolitis ulzerosa, Morbus Crohn), einen Leistenbruch, Engstellen im Darm oder ein Roemheld-Syndrom (Herzbeschwerden durch ein von aufgeblähtem Magen oder Darm hochgedrücktes Zwerchfell) haben, dürfen Sie Acarbose oder Miglitol nicht einnehmen. Auch wenn Ihre Leber oder Ihre Nieren nur eingeschränkt arbeiten, sollten Sie beide Mittel meiden.

Eine der häufigsten und unangenehmsten Nebenwirkungen beider Substanzen sind Bauchschmerzen und heftige Blähungen. Rund ein Drittel, manchmal sogar die Hälfte der Behandelten ist davon betroffen. Problematisch ist, dass die häufigen Blähungen dazu verleiten, weniger Kohlenhydrate zu essen, was aber bei Diabetes gerade ungünstig ist (→ Seite 97).

Acarbose und Miglitol können die Leberfunktion beeinträchtigen. Es ist deshalb ratsam, dass Ärztin oder Arzt einmal im Quartal die Leberwerte prüfen, um eine solche Störung rechtzeitig zu erkennen. Wenn Sie sich grundlos schwach fühlen oder immer wieder erbrechen müssen, sollten Sie unverzüglich Ärztin oder Arzt aufsuchen, um die Leber untersuchen zu lassen.

Da für beide Medikamente zu wenig Erfahrungen für den Einsatz in Schwangerschaft und Stillzeit vorliegen, sollten Sie sie in dieser Zeit vorsichtshalber nicht anwenden.

Acarbose und Miglitol können mit anderen blutzuckersenkenden Medikamenten oder Insulin kombiniert werden. Ob dies therapeutisch sinnvoll ist, bleibt nach wie vor umstritten.

Der Stellenwert von Acarbose und Miglitol in der Behandlung des Typ-2-Diabetes wird unter Fachleuten sehr kontrovers diskutiert. Die einen halten die Mittel für überflüssig, weil sich der Blutzucker damit nicht ausreichend senken lässt und sich die Gabe von Insulin, Metformin oder Sulfonylharnstoffen selten erübrigt. Andere Fachleute vertreten dagegen die Meinung, Acarbose und Miglitol kämen vor allen anderen medikamentösen Maßnahmen in Betracht, wenn Typ-2-Diabetes diagnostiziert wird. Sie begründen dies damit, dass die Mittel zwar unangenehme, aber insgesamt nur wenige, weitgehend unbedenkliche unerwünschte Wirkungen haben.

Einig sind sich jedoch alle darüber, dass Acarbose oder Miglitol eine Insulinbehandlung nicht ersetzen kann, sondern häufig nur als zusätzliches Medikament dient. Gerade wegen dieser beschränkten Einsatzmöglichkeit und des insgesamt eher geringen Effekts halten Kritiker unter den Fachleuten die Behandlung mit diesen Mitteln vor allem mit Blick auf die Kosten für unnötig.

Rosiglitazon

Erst seit Juli 2000 ist Rosiglitazon (*Avandia*®, auch in Österreich erhältlich) auf dem Markt. Es soll die Empfindlichkeit der Zellen in Fettgewebe, Muskulatur und Leber für Insulin erhöhen und gilt deshalb als „Insulin-sensitizer". Der Wirkmechanismus ist noch nicht vollständig geklärt. Der wichtigste Effekt beruht wohl darauf, dass Rosiglitazon neue Fettzellen entstehen lässt. Diese nehmen Traubenzucker aus dem Blut auf und senken damit den Blutzucker. Eine Zunahme des Fettgewebes bedeutet aber auch: Das Körpergewicht steigt. Da die meisten Menschen mit Typ-2-Diabetes jedoch mit Übergewicht zu kämpfen haben, ist dieser Effekt nicht unproblematisch.

Rosiglitazon darf nicht als einzige Substanz gegeben werden, um den Blutzucker zu senken, sondern nur zusätzlich zu Sulfonylharnstoffen (→ Seite 72 ff.) oder Metformin (→ Seite 70 ff.). Wenn deren Wirkung allein nicht mehr ausreicht, um den Stoffwechsel zu regulieren, stellt sich allerdings die Frage, ob nicht gleich mit Insulin behandelt werden sollte. Angesichts der möglichen unerwünschten

Wirkungen einer kombinierten Tablettentherapie scheint dies meist die sicherere und bessere Alternative zu sein.

Sie dürfen Rosiglitazon nicht einnehmen, wenn Sie eine bestimmte Art von Darmpolypen haben (familiäre adenomatöse Polypose), weil die Substanz im Tierversuch Darmtumoren ausgelöst hat. Auch wenn Ihre Leber nur eingeschränkt arbeitet, dürfen Sie das Mittel nicht bekommen, weil es sie bis hin zum Leberversagen schädigen kann. Darüber hinaus kann sich Wasser im Gewebe einlagern (Ödeme). Blutarmut (Anämie) und Herzschwäche können ausgelöst werden, eine bereits bestehende Herzinsuffizienz kann sich verschlechtern, und die Blutfette können ansteigen. Ungeklärt ist noch, ob die Insulinresistenz nach einiger Zeit nicht wieder zunimmt. Der langfristige therapeutische Nutzen der Behandlung mit Rosiglitazon ist deshalb noch unklar.

Komplikationen – vermeiden und beherrschen

Bei jeder Diabetestherapie – ob mit Insulin oder Tabletten – kann es Schwierigkeiten geben. Dabei geht es vor allem darum, dass der Blutzucker zu stark absinkt (Unterzuckerung) oder zu hoch (Überzuckerung) ansteigt.

Unterzuckerung

Unterzuckerungen werden medizinisch als Hypoglykämien, abgekürzt „Hypo“, bezeichnet. Sie sind ein gängiges Vorkommnis bei der Behandlung von Diabetes, wenn Insulin oder Sulfonylharnstoffe eingesetzt werden. Bei einer Unterzuckerung sinkt der Blutzucker unter einen Wert von 50 mg/dl = 2,78 mmol/l ab. Wenn Sie jedoch über längere Zeit hohe Blutzuckerwerte hatten, können Unterzuckerungssymptome auch schon bei höheren Werten auftreten, zum Beispiel bei 100 bis 130 mg/dl. Sie geraten dann zwar nicht wirklich in eine Unterzuckerung, spüren aber die gleichen Symptome. Eine sehr straffe, normnahe Stoffwechselregulation dagegen kann bewirken, dass sich die Anzeichen erst bei Werten unter 30 mg/dl = 1,67 mmol/l bemerkbar machen. Sie müssen selbst herausfinden, wo Ihre persönliche Grenze für Unterzuckerungssymptome liegt. Aber wiegen Sie sich dabei nicht zu sehr in Sicherheit! Diese Grenze kann sich im Lauf der Zeit immer wieder verändern. Wichtig ist deshalb, dass Sie jedes Anzeichen für eine Unterzuckerung ernst nehmen, auch wenn es anfangs noch so unwichtig scheint.

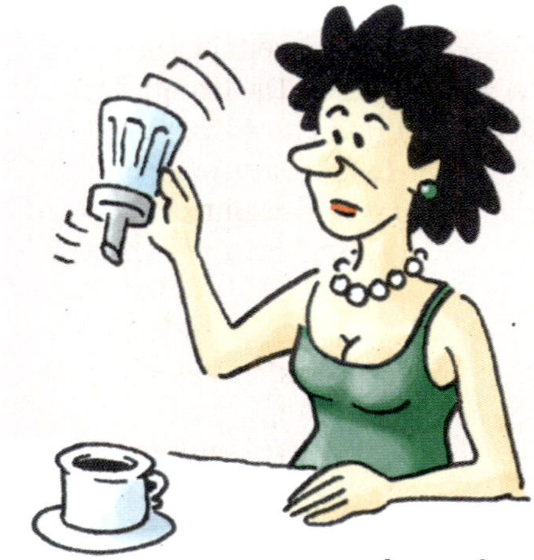

Die meisten Unterzuckerungen sind leicht und lassen sich problemlos beheben. Schwere Unterzuckerungen, bei denen Sie ohnmächtig werden, können jedoch Krampfanfälle hervorrufen oder das Gehirn bleibend schädigen. Die Nervenzellen im Gehirn reagieren besonders empfindlich auf einen Zuckermangel – sie sind auf diesen Energielieferanten angewiesen, um richtig zu arbeiten. Wenn Sie größere Mengen Alkohol getrunken haben, verlaufen Unterzuckerungen besonders schwer. Ist es absehbar, dass Sie an einem Tag viel Alkohol trinken, sollten Sie häufiger den Blutzucker messen und zusätzliche Kohlenhydrate essen.

Sie sollten anstreben, möglichst selten in eine schwere Unterzuckerung zu geraten. Trotzdem ist es aber nicht ratsam, den Blutzucker aus Angst vor einer Unterzuckerung zu hoch zu belassen. Wenn Sie immer wieder Hypos bekommen, sollten Sie dies mit Ärztin oder Arzt besprechen.

Das beste Mittel gegen Unterzuckerungen ist es, die Warnzeichen frühzeitig zu erkennen. Wenn Sie darin geschult sind, brauchen Sie keine Angst davor zu haben, weil Sie wissen, wie Sie der Situation begegnen können. Es gibt spezielle Schulungen zur Wahrnehmung von Hypos, die Ihnen die nötige Sicherheit vermitteln. Erkundigen Sie sich danach bei Ärztin oder Arzt, bei einer Selbsthilfegruppe oder Ihrer Krankenkasse.

Erklären Sie auch Ihren Angehörigen und Freunden, mit welchen Symptomen sich eine Unterzuckerung bei Ihnen ankündigt und was sie zu tun haben, falls Sie ohnmächtig werden (→ Seite 82).

Ursachen

Eine Unterzuckerung kann verschiedene Ursachen haben:

- Sie haben zu viel Insulin gespritzt.
- Sie haben zu wenig gegessen.
- Sie haben zu viel Alkohol getrunken.
- Sie haben sich körperlich überanstrengt, sich unerwartet viel bewegt (zum Beispiel eine Radtour oder Wanderung gemacht, im Garten gearbeitet, in der Disko getanzt, eine Liebesnacht verbracht) oder Sport getrieben, ohne vorher daran zu denken, dass Sie auch die Insulinmenge angleichen oder zwischendurch etwas essen müssen, um den Überschuss an Insulin zu verarbeiten. Die Unterzuckerung kann dann auch noch am Vormittag danach auftreten.
- Sie erbrechen oder haben Durchfall. Dann werden aus dem Darm zu wenig Kohlenhydrate ins Blut aufgenommen, und Sie benötigen weniger Insulin. Ausnahme: Bei einer Ketoazidose (→ Seite 84) brauchen Sie mehr Insulin.
- Sie haben Gewicht verloren. Dann sinkt der Insulinbedarf, und Sie müssen weniger Insulin spritzen oder die Dosis der blutzuckersenkenden Tabletten reduzieren.
- Sie haben zusätzliche Medikamente eingenommen, die die Wirkung von Insulin verstärken (→ Seite 56).
- Nur bei Typ-2-Diabetes: Die blutzuckersenkenden Tabletten (Sulfonylharnstoffe, → Seite 72) sind zu hoch dosiert, oder ihre Wirkung hält zu lange an.

Gängige Anzeichen

Eine Unterzuckerung lässt sich in zwei Stadien einteilen:

1. Stress- oder Adrenalinstadium
2. Stadium des Glukosemangels im Gehirn.

Im Stressstadium merkt der Körper, dass der Blutzucker abfällt und reagiert, indem er das Stresshormon Adrenalin ausschüttet. Die Anzeichen dafür sind:

- Sie sind nervös und zittrig.
- Sie schwitzen stark.
- Sie haben Herzklopfen und einen schnellen Puls.

Das sind aber zugleich Anzeichen, die auch in anderen Situationen – unabhängig vom Diabetes – auftreten können, zum Beispiel bei starker Anspannung, sportlichem Wettkampf, schnellem und riskantem Autofahren, Prüfungssituationen. Hier sind die Adrenalinspiegel sowieso hoch, und eine Unterzuckerung würden Sie in diesem Stadium nicht wahrnehmen, sondern erst das Stadium des Glukosemangels im Gehirn. Dieser macht sich mit folgenden Anzeichen bemerkbar:

- Die Konzentration lässt nach.
- Sie können nicht richtig sprechen oder sehen.
- Sie fangen an zu lallen oder geben Unsinniges von sich, als seien Sie betrunken.
- Sie haben ein taubes Gefühl an Mund, Händen und Beinen.
- Sie bekommen Heißhunger auf alles Essbare (nicht unbedingt auf Süßes).
- Ihr Verhalten ändert sich auffällig, zum Beispiel fangen Sie grundlos an zu weinen oder zu lachen oder werden aggressiv. Oder Sie werden plötzlich apathisch, scheinen wie abwesend.
- Sie können nicht mehr richtig gehen, beginnen zu stolpern und zu torkeln.

Diese Anzeichen – es gibt noch andere! – treten meist nicht gleichzeitig auf. Hypos haben bei jedem Menschen mit Diabetes eigene Vorzeichenmuster. Mit der Zeit kennen Sie diese Vorboten und können dann schnell handeln. Allerdings können sich die Symptome immer wieder verändern.

Was ist zu tun?

Bei mit Insulin behandeltem Diabetes (Typ 1 und Typ 2): Die erste Regel bei Anzeichen für eine leichte bis mittelschwere Unterzuckerung lautet: Erst essen (oder trinken), dann messen! Das heisst: Sie zerkauen rasch zwei bis vier Täfelchen Traubenzucker (zum Beispiel *Dextroenergen®*) und trinken dazu ein Glas Wasser. Achtung: Die Täfelchen sind in Cellophan verpackt und lassen sich mit zittrigen und verschwitzten Händen schwer auspacken. Deshalb ist es oft besser, Sie trinken ein Glas (0,2 Liter) Cola oder Limonade, aber die normale Sorte, nicht die „Light"-Version – diese enthält keinen Traubenzucker! Sie können sich auch in der Apotheke eine Tube mit konzentrierter Zuckerlösung besorgen, sie passt in jede Hand- und Jackentasche und lässt sich bei jeder Gelegenheit schnell einnehmen.
Je nach Schweregrad der Unterzuckerung müssen Sie die Menge an Traubenzucker erhöhen. Über die Mundschleimhaut gelangt die Glukose direkt ins Blut und fängt das überschüssige Insulin ab. Ein Päckchen Traubenzucker sollten Sie als Zucker-Notration deshalb immer bei sich tragen.

Dann messen Sie den Blutzucker. Steht die nächste Mahlzeit unmittelbar bevor, brauchen Sie nichts zusätzlich zu essen. Sind aber bis dahin noch ein bis zwei Stunden zu überbrücken, sollten Sie sofort ein bis zwei lang wirkende Kohlenhydrat-Einheiten essen, zum Beispiel ein belegtes Brot, ein Müsli, eine Portion Nudeln.

Versuchen Sie nicht, die Unterzuckerungsanzeichen zu ignorieren oder einfach auszuhalten! Es kann durchaus sein, dass Ihnen das gelingt und Sie sich nach kurzer Zeit auch ohne Traubenzucker wieder besser fühlen. Oft liegt es daran, dass der Körper sich schnell daran gewöhnt, mit weniger Zucker auszukommen. Der Blutzuckerspiegel bleibt aber trotzdem niedrig, das Gehirn wird weiterhin schlecht versorgt, und die Gefahr für eine schwere Unterzuckerung steigt rapide.

Wenn Ihr Blutzucker lange Zeit zu hoch war, kann es sein, dass Sie schon bei noch ausreichend hohem Blutzucker Anzeichen für eine Unterzuckerung spüren. Besprechen Sie dann mit Ärztin oder Arzt, bei welchen Blutzuckerwerten Sie nichts zu tun brauchen und ab wann Sie die Hypo-Anzeichen mit Traubenzucker beheben sollten.

Bei mit Tabletten behandeltem Typ-2-Diabetes: Unterzuckerungen treten vor allem bei Sulfonylharnstoffen auf (→ Seite 72 ff.). Ärztin oder Arzt sollten dann unbedingt die Dosierung der Tabletten überprüfen. Wenn Sie den Blutzucker messen können, sollten Sie dies bei den ersten Anzeichen für eine Unterzuckerung tun (meist übernimmt die Kasse die Kosten für diese wenigen Teststreifen). Ist der Blutzucker zu niedrig (die Grenzwerte dafür schwanken individuell, besprechen Sie mit Ärztin oder Arzt, wo bei Ihnen die Schwelle zur Unterzuckerung liegt), essen Sie sofort vier bis sechs Täfelchen Traubenzucker und rufen unbedingt Ärztin oder Arzt zu Hilfe oder über den Feuerwehrnotruf 112, in Österreich 141 den Notarzt. Eine Unterzuckerung durch Sulfonylharnstoffe kann lange – bei eingeschränkter Nieren- und Leberleistung bis zu fünf Tage! – anhalten und gefährlich sein. Besonders kritisch ist die Situation, wenn Sie Alkohol getrunken haben. Nur Ärztin oder Arzt können beurteilen, ob Sie eine Traubenzucker-Infusion brauchen und im Krankenhaus überwacht werden müssen. Glukagon-Spritzen wirken bei diesen Unterzuckerungen nicht ausreichend!

» Da ich allein lebe, will ich im Haus und bei den Nachbarn als Diabetiker bekannt sein. Die wissen, was los ist, wenn ich plötzlich dummes Zeug rede. Es gibt mir Sicherheit, dass ich durch sie rasch Hilfe bekommen kann. «

Erste Hilfe bei schwerer Unterzuckerung

Wenn Sie die Vorboten einer Unterzuckerung ignorieren, vielleicht weil Sie sie gerade überhaupt nicht „brauchen“ können – zum Beispiel in der Disko, auf einer Party, im Fußballstadion, in der Hektik des Arbeitslebens –, sinkt der Blutzuckerspiegel weiter ab. Dann kann es sein, dass Sie plötzlich bewusstlos werden. Freunde und Angehörige müssen wissen, was sie dann zu tun haben – nämlich das, was bei einer Ohnmacht immer zu tun ist:

- Auf die Seite legen (stabile Seitenlage), enge Kleidung öffnen (Jacke, Hemdkragen, Bluse, Krawatte), die Atemwege frei halten, eventuell vorhandene Essensreste aus dem Mund entfernen.
- Sofort den Notarzt rufen (in Deutschland über den Feuerwehrnotruf 112, in Österreich 141).
- Falls greifbar, Glukagon in die Muskulatur spritzen.
- Auf keinen Fall versuchen, Flüssigkeit einzuflößen. Sie könnten daran ersticken, denn in bewusstlosem Zustand können Sie nicht schlucken. Flüssigkeit, die in die Atemwege gerät, können Sie nicht abhusten, sie blockiert unter Umständen die gesamte Atmung.

Wenn Sie wieder zu sich gekommen sind, sollten Sie sitzen oder liegen bleiben und sofort einige BEs „schnelle“ Kohlenhydrate zu sich nehmen, zum Beispiel ein Glas Cola oder

Im Notfall Glukagon spritzen

Glukagon ist ein Hormon, das wie Insulin von der Bauchspeicheldrüse abgegeben wird. Es bewirkt allerdings genau das Gegenteil: Die Leber gibt Traubenzuckerreserven frei. Dadurch steigt der Blutzuckerspiegel an. Bei schweren Unterzuckerungen bei Typ-1-Diabetes wird deshalb Glukagon gespritzt. Es wirkt schnell, sodass Sie bei einer Ohnmacht rasch wieder zu sich kommen. Da die Wirkung von Glukagon nur kurz vorhält, müssen Sie nach der Ohnmacht sofort Kohlenhydrate zu sich nehmen. Vorsicht – Glukagon wirkt nicht, wenn Sie Alkohol getrunken haben!

Das Glukagon-Notfall-Set können Sie sich von Ärztin oder Arzt verschreiben lassen. Sie sollten es – wie Ihre Notration Traubenzucker – immer bei sich tragen. Zeigen Sie Ihren Freunden und Angehörigen, wie sie das Glukagon spritzen müssen, falls Sie durch eine schwere Unterzuckerung das Bewusstsein verlieren. Die Begleitperson kann die Scheu oder Angst vor dem Spritzen abbauen, indem sie Ihnen Ihr übliches Insulin spritzt. Dabei können Sie auch zeigen, wie man eine Spritze korrekt aufzieht. Üben Sie das Spritzen mit einer wassergefüllten Spritze an einem Apfel oder einer festen Tomate, damit es im Notfall keine Verzögerung gibt.

Sprechen Sie alles im Detail durch, um im Ernstfall eine Panik gar nicht erst aufkommen zu lassen.

Limonade oder einige Traubenzuckertäfelchen mit einem Glas Wasser, denn die Wirkung des Glukagons hält nur kurze Zeit vor. Zusätzlich sollten Sie einige BEs „langsame" Kohlenhydrate essen – und zwar das, was Sie am schnellsten bekommen können: eine Scheibe Brot oder ein Sandwich.

» *Seit ich weiß, wie schnell ich mich wieder normal fühle, wenn ich sofort bei den ersten Anzeichen für eine Hypo meinen Traubenzucker esse, habe ich vor der Unterzuckerung keine Angst mehr. Das kann man richtig üben.* «

Nächtlichen Unterzuckerungen vorbeugen

Unterzuckerungen in der Nacht sind besonders problematisch, weil Sie sie im Schlaf möglicherweise nicht spüren. Wenn Sie davon aufwachen, weil Sie unruhig sind, stark schwitzen oder sich im Bett ständig hin- und herwälzen, sollten Sie die Unterzuckerung genauso behandeln wie eine, die tagsüber auftritt. Sie sollten jedoch immer – auch bei einer leichten Unterzuckerung – zusätzlich ein belegtes Brot oder eine Banane essen, damit der Blutzucker nicht im weiteren Verlauf der Nacht erneut absinkt. Überlegen Sie gemeinsam mit Ärztin oder Arzt, wie Sie die Hypos künftig vermeiden können.

Problematisch sind Unterzuckerungen während des Schlafens, von denen Sie also nicht wach werden. Morgens wachen Sie ganz normal auf und fühlen sich vielleicht etwas „gerädert". Das lässt sich leicht mit Alpträumen oder schlechtem Schlaf erklären, denn von der nächtlichen Unterzuckerung wissen Sie ja nichts. Wenn Sie so etwas an sich beobachten, sollten Sie unbedingt mit Ärztin oder Arzt darüber sprechen und nachts den Blutzucker messen. Es ist wichtig, dass Sie herausfinden, ob solche nächtlichen Unterzuckerungen aufgetreten sind. Dafür müssen Sie in der folgenden Nacht den Wecker auf 2 oder 3 Uhr stellen und den Blutzucker messen. Ist er zu niedrig, sollten Sie auf die Suche nach den Ursachen gehen und mit Ärztin oder Arzt herausfinden, wie Sie die Hypos künftig vermeiden können.

Überzuckerung

Wenn Sie eine bedrohliche Überzuckerung (Hyperglykämie) nicht erkennen und mit Insulin stoppen, wird das Blut mit Zucker geradezu überschwemmt. Dies gilt für Typ-1- und Typ-2-Diabetes gleichermaßen. Bei Typ 1 kommt hinzu, dass sich das Fettgewebe auflöst und die entstehenden Ketonkörper das Blut übersäuern (Ketoazidose). Beide Zustände können lebensbedrohlich sein, wenn die gezielte Therapie zu spät einsetzt.

Anzeichen

Durch die hohen Blutzuckerspiegel trocknet der Körper aus – Sie haben starken Durst, müssen viel Wasser lassen, werden müde. Bei einer schweren Überzuckerung mit Ketoazidose riecht der Atem nach faulem Obst oder Nagellackentferner. Bei Typ-1-Diabetes kann die Blutübersäuerung durch Ketonkörper innerhalb eines Tages lebensgefährlich werden.

Ursachen

Eine schwere Hyperglykämie kann durch folgende Ursachen ausgelöst werden:

Bei Typ-1-Diabetes:

- Sie haben zu wenig Insulin gespritzt.
- Ihnen ist übel, Sie haben erbrechen müssen, oder Sie haben keinen Hunger und gehen deshalb davon aus, kein Insulin spritzen zu müssen.
- Insulin-Pen oder -pumpe sind defekt oder der Pumpenkatheter ist verrutscht.
- Sie haben einen fieberhaften Infekt, dann kann der Insulinbedarf massiv ansteigen.

Bei Typ-2-Diabetes:

- Die blutzuckersenkenden Tabletten wirken nicht mehr oder wurden längere Zeit zu niedrig dosiert.
- Sie haben zu wenig Insulin gespritzt.

Was ist zu tun?

Die Kombination aus hohem Blutzucker ohne erkennbare Ursache plus Azeton im Urin plus Erbrechen bedeutet Lebensgefahr! Fahren Sie sofort zu Ihrer Ärztin oder Ihrem Arzt oder ins Krankenhaus.

Dieser Zustand kann bei Typ-1-Diabetes aber nur dann eintreten, wenn Sie den Blutzucker zu selten messen. Wenn Sie ihn regelmäßig bestimmen, bemerken Sie hohe Blutzuckerwerte rechtzeitig genug, um selbst eingreifen zu können und in Ruhe mit Ihrer Ärztin oder Ihrem Arzt Kontakt aufzunehmen. Was Sie selbst tun können, lernen Sie bei einer Schulung.

Auch bei Typ-2-Diabetes gilt: Wenn Sie den Urin- oder Blutzucker regelmäßig kontrollieren, bemerken Sie eine anhaltende Hyperglykämie so rechtzeitig, dass Sie in Ruhe Ärztin oder Arzt aufsuchen können.

Frühmorgendliche Überzuckerung

In den frühen Morgenstunden steigt der Insulinbedarf. Wenn Sie Ihr Verzögerungsinsulin zu früh am Abend oder in nicht ausreichender Menge gespritzt haben oder wenn – falls Sie eine Pumpe tragen – bei dieser die Basalrate zu niedrig eingestellt ist, kann es sein, dass Sie frühmorgens stark erhöhte Blutzuckerwerte haben, medizinisch „Dawn-Phänomen" genannt (das englische Wort „dawn" bedeutet Morgendämmerung).

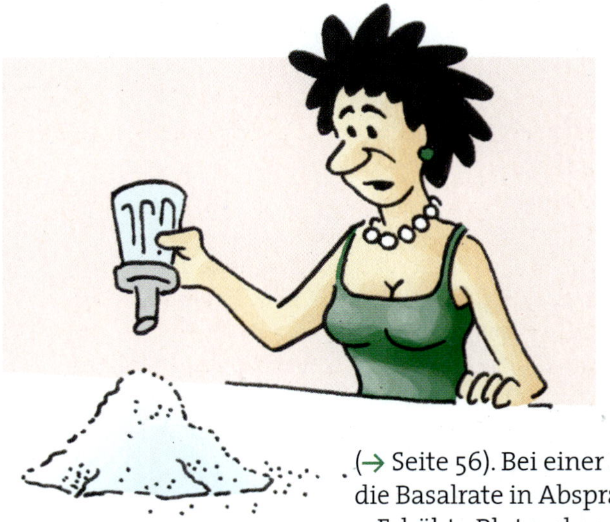

Dies können Sie vermeiden, wenn Sie das Verzögerungsinsulin besonders spät spritzen (zirka 23 Uhr oder unmittelbar vor dem Schlafengehen). Reicht dies nicht aus, können Sie ausprobieren, ob sich die Situation bessert, wenn Sie das besonders lang wirkende Insulin-Analogum Insulin-Glargin verwenden (→ Seite 56). Bei einer Insulinpumpentherapie können Sie die Basalrate in Absprache mit Ärztin oder Arzt korrigieren.

Erhöhte Blutzuckerwerte am Morgen können auch darauf hinweisen, dass Sie nachts unbemerkt eine Unterzuckerung hatten. Hinweise dafür sind Kopfschmerzen beim Aufwachen oder ein nassgeschwitztes Bettlaken. Diese Symptome können aber auch fehlen. Dann hilft nur eine Blutzuckermessung in der Nacht weiter (→ Seite 83). Besprechen Sie Ihre Beobachtung mit Ärztin oder Arzt und überlegen Sie gemeinsam, wie Sie den Stoffwechsel besser regulieren können.

Leben mit Diabetes

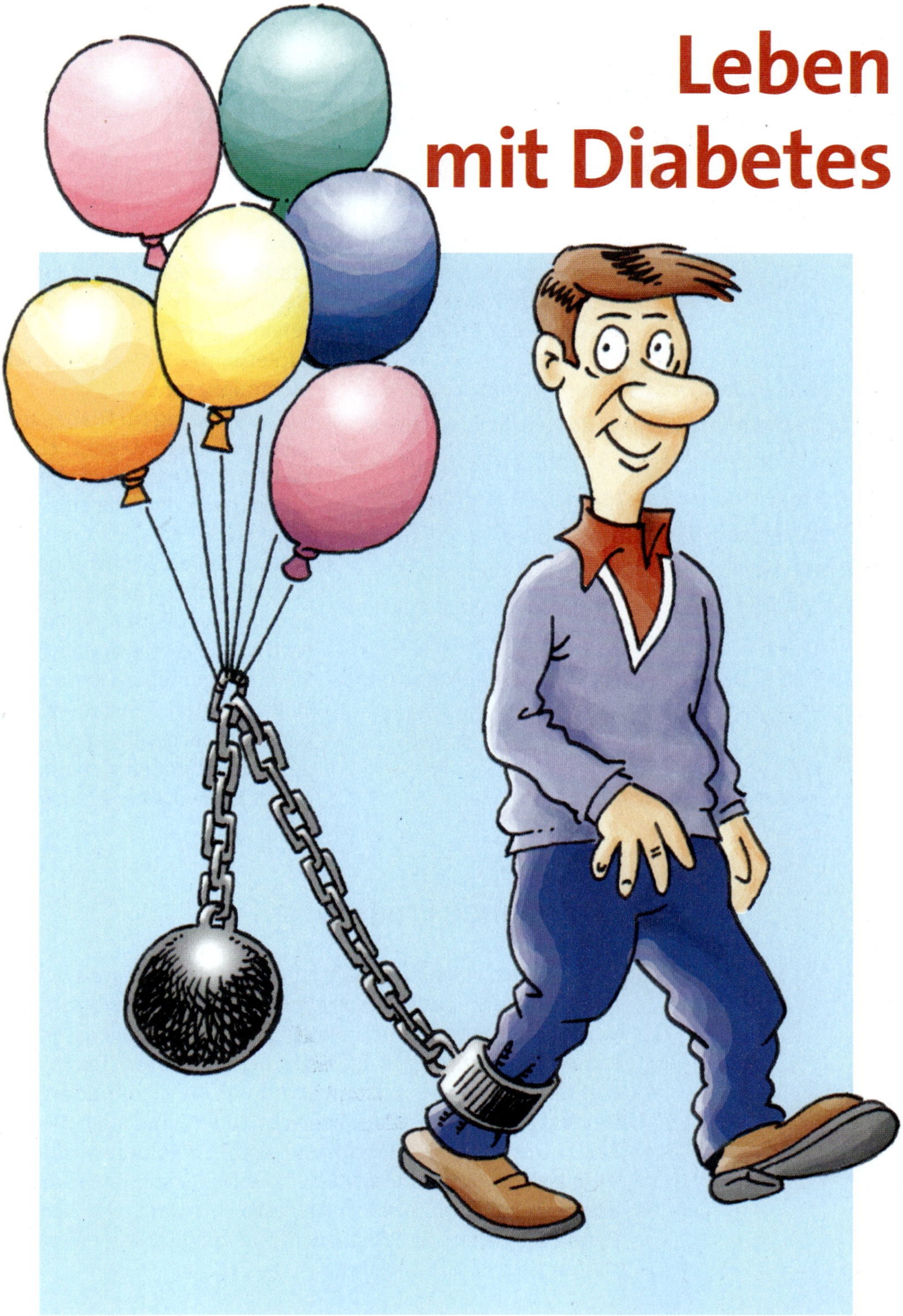

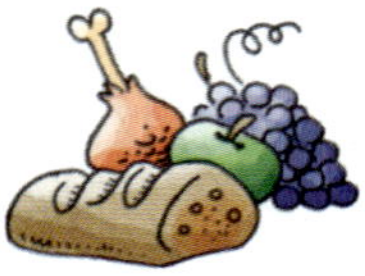

Ernährung – eine „Diabetes-Diät" ist überholt

Diät war früher ein fester Bestandteil der Diabetesbehandlung – inzwischen hat sich das radikal gewandelt. Wo einst Verbote den Speiseplan diktierten, ist heute nahezu alles erlaubt – bei Typ-1-Diabetes ebenso wie bei Typ 2. Selbst zuckerhaltige Süßspeisen sind nicht mehr tabu.

„Die Nahrung für Diabetiker sollte sich nicht wesentlich von der unterscheiden, die für die ganze Familie empfehlenswert ist", heißt es in den offiziellen Ernährungsempfehlungen für Diabetiker 2000. Das bedeutet im Klartext: Mit Diabetes brauchen Sie im Allgemeinen keine Diät zu halten. Sie können ganz normal essen – vorausgesetzt, es handelt sich um eine ausgewogene Mischkost.

» *Da wir heute wissen, dass Kartoffeln wie Zucker auf die Blutglukose wirken und Schokolade wie Schwarzbrot, kann man Diabetespatienten, die geschult und gut eingestellt sind und systematisch Stoffwechselkontrolle betreiben, die spontane Wahl aus dem alltäglichen Nahrungsmittelangebot nicht länger verwehren. So bleibt nur die eine Konsequenz aus den vielen überholten Diätvorschriften: Die Patienten mögen selbst auswählen. Eine einzige, therapeutisch optimale Ernährung bei Diabetes mellitus gibt es nicht.* «

Prof. Dr. Ernst Adolf Chantelau, in: M. Berger: Diabetes mellitus

Gesunde Ernährung

Wenn Sie sich gesund ernähren wollen, gibt es kaum Verbote, auf die Sie achten müssen, es geht vielmehr darum, wovon Sie eher mehr und wovon Sie eher weniger essen sollten. Dafür gibt es einige Grundregeln, die sich leicht merken lassen – sie sind aufgebaut wie eine Pyramide. Die Produkte, die die Basis des Dreiecks bilden, sind auch die Basis einer gesunden Ernährung, nämlich Kohlenhydrate. Je spitzer die Pyramide wird, desto seltener sollten Sie die dort angegebenen Lebensmittel essen. An der Spitze der Pyramide stehen die Produkte, die Sie möglichst meiden sollten: Fett, Öl, Süßigkeiten.

Die Ernährungspyramide

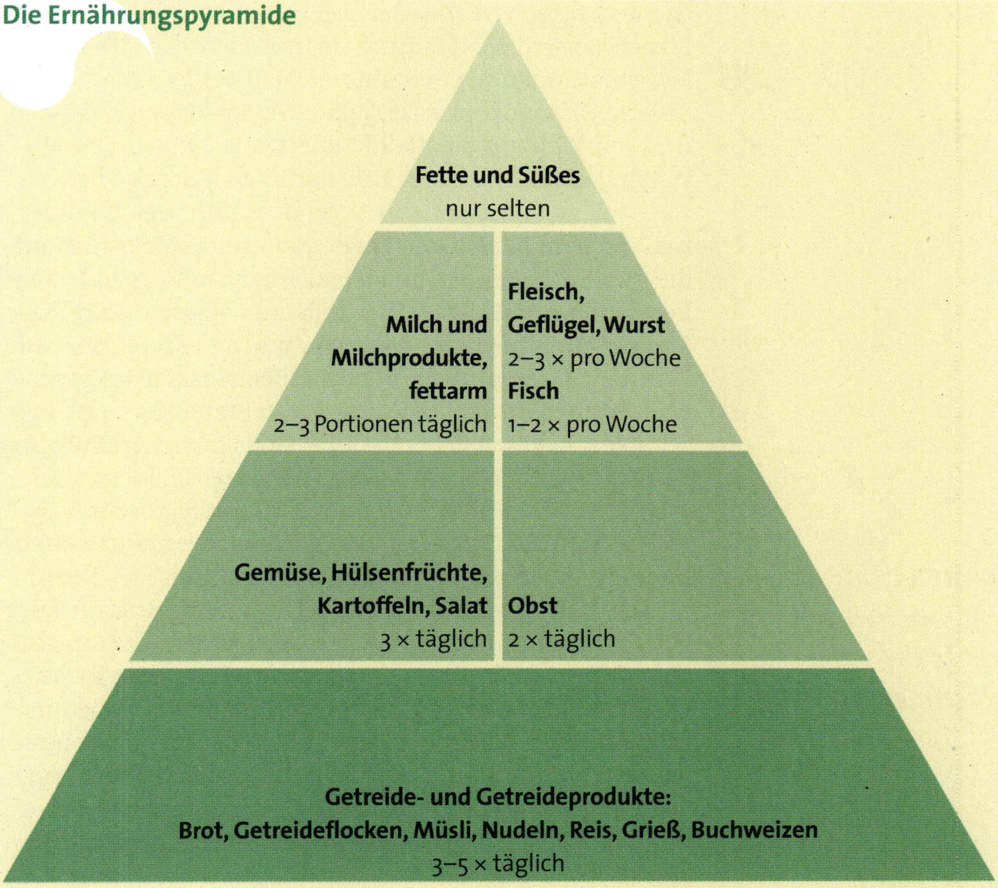

Die kohlenhydratreichen Lebensmittel sollten die Grundlage Ihrer täglichen Ernährung sein, und zwar bei jeder Mahlzeit (Frühstück, Mittag- und Abendessen): Brot, Getreideflocken, Nudeln, Reis, Grieß. Achten Sie darauf, dass Sie möglichst Vollkornprodukte verwenden. Sie enthalten viel Ballaststoffe und wichtige Mineralien, Vitamine und Spurenelemente aus der Hülle des Getreidekorns. Probieren Sie auch Getreidesorten aus, die Sie noch nicht kennen: zum Beispiel Bulgur, Quinoa, Hirse, Kuskus, Buchweizen, Grünkern, Dinkel (erhältlich zum Beispiel im Reformhaus oder Bio-Laden). Zubereitet werden sie wie Reis, und sie bieten eine gesunde Abwechslung zu den üblichen europäischen Sorten Weizen, Gerste, Roggen und Hafer.

Essen Sie dazu möglichst viel Gemüse und Obst, am besten zu jeder Mahlzeit, und vor allem die kohlenhydratreichen

Gemüsesorten wie zum Beispiel Hülsenfrüchte (Bohnen, Erbsen, Linsen), Mais, Kartoffeln und ebenso die zwar kohlenhydratarmen, aber vitaminreichen Sorten: Artischocken, Sellerie, Blumenkohl, Pilze, Salate, Mangold, Lauch, Paprika, Brokkoli, Weiß- und Rotkohl, Sauerkraut, Spargel, Spinat, Wirsing (Kohl), Zwiebeln. Und natürlich frisches Obst.

Fleisch, Geflügel und Wurst gehören nur zwei- bis dreimal wöchentlich auf den Speiseplan. Achten Sie dabei auf die Qualität. Geeignet sind vor allem die fettarmen Sorten. Bei Fleisch zum Beispiel Filet, mageres Gulasch, Wild (Hase, Kaninchen, Reh, Hirsch), gekochter und roher Schinken (ohne Fettrand), Ochsenbrust, Tafelspitz, Beefsteakhack, Cornedbeef, Wiener Würstchen, Sülze, kalter Braten, Kasseler, Bierschinken, Jagdwurst. Bei Geflügel sind Hähnchen, Pute und Hühnerbrust magerer als Gans oder Ente.

Ersetzen Sie nicht etwa Kohlenhydrate wegen der anzurechnenden BEs durch fettreiches Fleisch oder Wurst! Davon nehmen Sie unnötig zu, und es ist ungesund.

» Man kann heute als Diabetiker alles essen, nur in Maßen und muss es berechnen. «

Fisch sollten Sie ein- bis zweimal in der Woche zum Hauptgericht machen (oder geräuchert zum Frühstück oder als abendliche Mahlzeit). Geeignet sind vor allem Seefische wegen ihres hohen Jodgehalts (wichtig für die Schilddrüse). Die sehr fetten Sorten aus dem Süßwasser sollten Sie besser meiden: Aal, Karpfen, Wels (Waller). Die anderen fettreichen Seefischarten wie Lachs, Makrele und Hering sind eher günstig, weil sie so genannte Omega-3-Fettsäuren enthalten, die das Risiko für Herz-Kreislauf-Krankheiten senken. Auf Schalentiere (Muscheln, Krebse, Shrimps, Hummer) sollten Sie wegen des hohen Cholesteringehalts verzichten, wenn Ihre Blutfette erhöht sind.

Weitere Lebensmittel, die reich an tierischem Eiweiß sind, können Sie in Maßen genießen. Dazu gehören Milch und alle Milchprodukte wie Käse, Joghurt, Quark (Topfen), Kefir, Molke, Butter-, Dick- und Sauermilch.

Gehen Sie sehr sparsam mit Fett um, vor allem mit tierischem Fett: Eisbein, Bratwurst, Speck, durchwachsenes Fleisch, Salami, Schinkenwurst, Sahne (Obers), Schmand, Crème fraîche, Vollfettkäse (über 45 Prozent Fett in der Trockenmasse). Bei den Kuchensorten sind Blätterteigstückchen, Torten und Rührkuchen viel fettreicher als zum Beispiel Hefeteigstückchen, Obstkuchen oder Strudel.

Eigelb hat einen hohen Cholesteringehalt. Verwenden Sie deshalb Eier beim Kochen möglichst selten, und essen Sie nur ein- bis zweimal wöchentlich ein Frühstücksei.

Bereiten Sie die Lebensmittel möglichst frisch zu und verzichten Sie weitgehend auf Konserven. Je intensiver ein Nahrungsmittel verarbeitet ist, desto weniger Vitamine und Nährstoffe enthält es. Außerdem sind Konserven fast immer gesalzen, was für den Blutdruck eher ungünstig ist.

Der tägliche Bedarf an Flüssigkeit liegt bei mindestens ein bis zwei Litern. Decken Sie ihn mit Wasser, schwarzem und Kräutertee, Kaffee (auch Getreidekaffee) und verdünnten Fruchtsäften.

Buchtipp

Alle Inhaltsstoffe Ihrer Wunschkost können Sie nachlesen in „Kalorien mundgerecht“ Umschauverlag, Frankfurt/Main 2000, 19,90 DM oder 145,00 öS.

Auf die richtige Mischung kommt es an!

Die Grundbestandteile unserer Nahrung – Kohlenhydrate, Fett und Eiweiß – sollten Sie im richtigen Verhältnis miteinander kombinieren. Gut die Hälfte der täglichen Kost sollte aus Kohlenhydraten bestehen, rund ein Drittel aus Fett und nur 10 bis 20 Prozent aus Eiweiß.

Das heißt konkret: Sie sollten täglich etwa 150 bis 250 Gramm Kohlenhydrate essen. Das könnte zum Beispiel so aussehen: Drei Scheiben Vollkornbrot, 75 Gramm Vollkornreis oder -nudeln, 150 Gramm Kartoffeln (= zirka drei mittelgroße Knollen), 250 Gramm Gemüse, ein Dessertteller Salat, zwei Äpfel oder Birnen, vier frische Aprikosen oder eine Banane, ¼ Liter fettarme Milch, eine Scheibe Knäckebrot. Insgesamt sind das rund 200 Gramm Kohlenhydrate.

Die Menge an Fett und Eiweiß berechnet sich nach dem Körpergewicht: 0,8 bis 1 Gramm Fett und Eiweiß pro Kilogramm Körpergewicht sollten es sein. Wenn Sie 60 kg wiegen, können Sie also 60 Gramm Fett essen, zum Beispiel: zwei Esslöffel Butter oder Margarine, drei Esslöffel Öl, ¼ Liter fettarme Milch, eine Scheibe Bierschinken und zwei Scheiben Edamer. 60 Gramm Eiweiß sind enthalten in 50 Gramm Magerquark (Magertopfen) oder 30 Gramm Camembert und 250 Gramm Rinderfilet oder 300 Gramm Seefisch.

» Meine ganze Familie isst, was ich esse. Ich esse fettarm, damit ich nicht wieder zunehme. Das ist auch für die anderen gesund. «

Wie viele Kohlenhydrate, wie viel Fett und Eiweiß andere gängige Lebensmittel enthalten, können Sie den Tabellen entnehmen, die Ihnen bei der Schulung ausgehändigt werden.

Überprüfen Sie anhand dieser Zusammenstellung einmal, wie viel Kohlenhydrate, Fett und Eiweiß Sie täglich aufnehmen. Die meisten Menschen – nicht nur die mit Diabetes! – essen wesentlich mehr Fett und Eiweiß und viel weniger Kohlenhydrate als ratsam ist. Das liegt vor allem an dem immer noch verbreiteten Irrglauben, Kohlenhydrate würden dick machen. Das ist falsch – sie sind die beste Energiequelle, die dem Körper über die Nahrung zur Verfügung steht (→ Seite 97).

Eine Kost, die reich an Kohlenhydraten und arm an Fett und Eiweiß ist, bildet die Grundlage einer gesunden Ernährung.

„Mittelmeerkost" – empfehlenswert für die ganze Familie

Eine ausgewogene Mischkost zeichnet sich dadurch aus, dass sie wenig Fett, wenig tierisches Eiweiß, dafür aber viele Kohlenhydrate enthält. „Mittelmeerkost" wird sie genannt, weil sich die Menschen in den Mittelmeerländern nach diesen Grundsätzen ernähren. Kindern schmeckt das ebenso wie Erwachsenen. Holen Sie sich also die Ferien an den Tisch: mit viel Gemüse, Fisch und Geflügel, kräftigen Suppen, Nudeln in allen Variationen, knackigen Salaten, Olivenöl, frischen Früchten. Sparen Sie dafür mit Fleisch, Wurst und tierischen Fetten.

Diese Kost ist wohlschmeckend und wirkt sich besonders günstig auf die Blutfette aus. Wenn das Blut viel Cholesterin enthält, bilden sich in den Adern leicht Ablagerungen, die die Durchblutung behindern und auf diese Weise Herzinfarkt und Schlaganfall fördern können. Diesen Krankheiten sollten alle Menschen vorbeugen.

Mittelmeerkost ist auch gut für die Verdauung, denn sie enthält viel Ballaststoffe. Diese binden Wasser im Darm, sodass der Speisebrei zügig befördert und ausgeschieden wird.

Kalorien und Kohlenhydrate sind zweierlei!

Die Begriffe Kalorien und Kohlenhydrate werden oft gleichgesetzt oder verwechselt. Sie sollten beide jedoch gut auseinanderhalten:

Kalorien (abgekürzt meist als kcal für Kilokalorien) sind das Maß, in dem der Energiegehalt eines Lebensmittels angegeben wird. Sie besagen, wie viel Energie durch den Stoffwechsel freigesetzt wird, wenn wir dieses Nahrungsmittel essen oder trinken. Der normale Energiebedarf eines Menschen beträgt zirka 2 000 bis 3 000 kcal pro Tag – je nach körperlicher Belastung.

Ob ein Lebensmittel viel oder wenig Kalorien hat, richtet sich danach, wie viel Fett es enthält. Denn Fett ist der wichtigste Kalorienlieferant in unserer Nahrung. Ein Gramm Fett zum Beispiel liefert 9 kcal, ein Gramm Alkohol 7 kcal, ein Gramm Kohlenhydrate oder Eiweiß dagegen nur 4 kcal. Deshalb ist es auch unsinnig, wenig Kohlenhydrate zu essen, wenn Sie abnehmen wollen – denn Kalorien sparen Sie nur, wenn Sie auf Fett verzichten. Kohlenhydrate machen nicht dick, sättigen aber schnell und nachhaltig!

Kohlenhydrate sind der Sammelbegriff für Zucker aller Art in verschiedenen Zusammensetzungen (→ Seite 13).

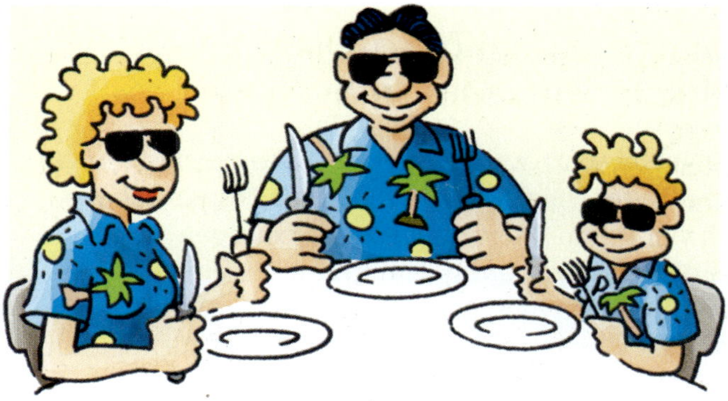

Sie sind vor allem in pflanzlichen Lebensmitteln enthalten. Alle kohlenhydrathaltigen Lebensmittel erhöhen den Blutzucker, allerdings verschieden schnell und stark (→ Seite 107 f.). Trotzdem sind sie die Basis für eine gesunde Ernährung – nicht nur bei Diabetes.

Welche Fette und Öle sind gesund?

Alle pflanzlichen Fette und Öle sind günstiger als tierische (Butter, Sahne (Obers), Crème fraîche). Besonders gebräuchlich sind Olivenöl, Weizen- und Maiskeim- sowie Sonnenblumenöl. Auch Distel-, Raps-, Walnuss-, Lein-, Kürbis- und Traubenkernöl sind gesund, allerdings auch recht teuer. Dafür genügen bei diesen Sorten schon kleine Mengen, weil sie sehr intensiv schmecken. Pflanzenöle wirken sich positiv auf die Blutfette aus: Sie senken das „schlechte" (LDL-)Cholesterin und erhöhen das „gute" (HDL). Das beugt Ablagerungen in den Blutgefäßen vor und damit auch Herz-Kreislauf-Erkrankungen wie koronarer Herzkrankheit, Herzinfarkt und Schlaganfall. Zum Braten eignen sich diese Öle nicht (sie verbrennen zu stark, wenn sie hoch erhitzt werden), dafür nehmen Sie besser Erdnussöl.

Als Brotaufstrich können Sie Margarine verwenden, aber ebenso gut mageren Frischkäse oder Quark (Topfen). Geeignet sind auch vegetarische Brotaufstriche, ein Salatblatt, Gurken- oder Radieschenscheiben. Gegen einen Teelöffel Butter täglich ist aber nichts einzuwenden.

Wer bietet Kurse für gesunde Ernährung an?

Bei jeder Diabetes-Schulung spielt die Ernährungsberatung eine große Rolle. Auch aus diesem Grund sollten Sie unbedingt an einer Schulung teilnehmen (→ Seite 46 ff.). Darüber hinaus bieten viele andere Institutionen Kurse über gesunde Ernährung an, zum Beispiel die Volkshochschulen, Verbraucherzentralen und Gemeinden.

Bisher haben auch viele Krankenkassen Ernährungsberatung im Programm gehabt, diesen Service aber aus Kostengründen mittlerweile vielfach wieder eingestellt. Fragen Sie trotzdem bei Ihrer Kasse nach, damit sie immer wieder daran erinnert wird, dass für dieses Angebot Bedarf besteht – und vielleicht dann doch wieder Kurse anbietet.

Abnehmen bei Typ-2-Diabetes – keine Pflicht, aber sinnvoll

Typ-2-Diabetes wird durch Übergewicht begünstigt (→ Seite 16). Wenn Sie diese überflüssigen Pfunde abbauen und sich viel, Ihrem Alter entsprechend, bewegen, reicht das körpereigene Insulin häufig – zumindest für einige Zeit – wieder aus, um den Blutzucker zu senken. Der Versuch abzunehmen lohnt sich also. Sie müssen dabei nicht gleich Modelmaße ins Auge fassen – es reicht, wenn Sie Ihr Gewicht um einige Pfunde reduzieren oder zumindest so weit, dass Sie erst einmal ohne Tabletten oder Insulin auskommen. Jedes verlorene Kilo bringt Sie diesem Ziel näher.

Was ist ein „normales" Gewicht? Dafür gibt es eine einfache Orientierung: den Body-Mass-Index (BMI), übersetzt Körper-Massen-Index. Um den BMI zu errechnen, müssen Sie Ihr Körpergewicht in Kilogramm (zum Beispiel 80) und Ihre Körpergröße in Metern (zum Beispiel 1,65) kennen. Nun setzen Sie den Wert für Ihre Körpergröße ins Quadrat (also 1,65 × 1,65 = 2,72). Dann teilen Sie die Angabe für Ihr Körpergewicht durch diesen Wert (in diesem Fall 80 geteilt durch 2,72 = 29,4). In diesem Beispiel beträgt der Body-Mass-Index also 29. Liegt der BMI bei Frauen über 27 und bei Männern über 28, zeigt das an, dass Sie übergewichtig sind.

Mit jedem Kilo, das Sie weniger wiegen, sinkt auch der Insulinbedarf der Zellen. Schon wenige Kilo können genügen, damit Sie eine Zeit lang wieder mit dem Insulin auskommen, das Ihre Bauchspeicheldrüse noch produziert. Die Aussicht, möglicherweise auf blutzuckersenkende Tabletten und Insulin verzichten zu können, ist für viele Menschen mit Typ-2-Diabetes ein großer Ansporn beim Kampf gegen die Pfunde.

Abnehmen ist aber nur **eine** Möglichkeit, nicht – wie es oft heißt – die alleinige Voraussetzung für eine annähernde Normalisierung Ihres Stoffwechsels. Sicher ist es medizinisch wünschenswert, Übergewicht abzubauen. Ihnen aber wirksame Behandlungen nicht zukommen zu lassen, weil Sie es nicht schaffen abzunehmen, entspricht nicht mehr den Grundsätzen einer modernen Diabetestherapie. Sie haben ein Anrecht darauf, auch mit Ihren Pfunden nach den neuesten Erkenntnissen der Medizin behandelt zu werden. Das Abnehmen ist **ein** therapeutisches Angebot von mehreren.

Der Weg zum Wunschgewicht

Es ist nicht einfach, ein über Jahre angesammeltes Übergewicht „auf die Schnelle" innerhalb einiger Wochen wegzuhungern. Sie dürfen sich nichts vormachen: Von heute auf morgen schaffen Sie das nicht, und – das sei Ihnen ein Trost – auch andere bringen das nicht fertig. Abnehmen bedeutet, Lebens- und Ernährungsgewohnheiten gründlich umzustellen. Das erfordert Mut, Disziplin, Einsicht in die Notwendigkeit solcher Umstellung sowie ein gutes Maß an Hartnäckigkeit und Stehvermögen. Und eine Ärztin oder einen Arzt, die oder der Sie motiviert und unterstützt und Ihnen nicht etwa Vorhaltungen macht, wenn es nicht so schnell geht, wie sie oder er sich das vorstellt.

Je realistischer die Ziele sind, die Sie sich setzen, desto leichter werden Sie sie auch erreichen. Nehmen Sie sich kleine, aber gut erreichbare Schritte vor: Es genügt völlig, wenn Sie pro Woche ein Pfund abnehmen. Das geht einfacher als Sie glauben! Drei Regeln sind dabei wichtig:

- Wasserreiche Nahrungsmittel dürfen Sie essen, so viel Sie wollen, weil sie nur wenige Kalorien enthalten – also bei der Verdauung mehr Energie verbrauchen als sie liefern. Dazu gehören Tomaten, Paprika, Karotten, Salate, Gurken, Pilze, Kohlrabi, Obst (Ausnahme: Bananen und Trauben) und viele Gemüsesorten außer Kartoffeln, Mais und Hülsenfrüchten (Bohnen, Linsen, Erbsen). Trinken Sie viel Wasser. Das fördert die Verdauung, unterstützt die Tätigkeit der Nieren und dämpft den Hunger. Auch Tee, vor allem Kräutertee – eventuell mit Süßstoff gesüßt –, Gemüsesäfte oder -brühe sind sinnvolle Durst- und Hungerlöscher. Voraussetzung ist, dass ärztlicherseits nichts gegen die hohe Flüssigkeitszufuhr spricht.
- Verzichten Sie auf Fett (→ Kasten, Seite 97), zuckerhaltige Nahrungsmittel (Limonaden, Kuchen, Torten, Schokolade, Bonbons, Schokoriegel, fertige Joghurt-, Quark- (Topfen-) und andere Süßspeisen) und Alkohol. Sie sind besonders kalorienreich.
- Essen Sie mehr pflanzliches als tierisches Eiweiß. Das bedeutet: viel Gemüse (vor allem Hülsenfrüchte wie Linsen, Erbsen, Sojabohnen), Kartoffeln sowie alle Getreidesorten (vorzugsweise Vollkornprodukte); eher wenig Käse, Milchprodukte, Fleisch, Wurst (auch wegen des Fettgehalts) und Eier. Diese Lebensmittel enthalten zudem viel Cholesterin, was für Herz und Kreislauf ungünstig ist.

Wenn Sie sich nach diesen drei Regeln ernähren und sich zusätzlich noch viel bewegen, werden Sie merken, dass Sie innerhalb kurzer Zeit abnehmen. Sinnvoll ist es auch, sich auf drei Mahlzeiten täglich zu beschränken und zwischendurch – wenn Sie Hunger bekommen – Rohkost aus wasserreichem Gemüse (→ Seite 95) zu knabbern.

Oft verbessert sich die Sensibilität Ihrer Körperzellen für Insulin rasch, wenn Sie die ersten Pfunde verlieren. Das von Ihrer Bauchspeicheldrüse abgegebene Insulin reicht dann wieder aus, und es kann möglicherweise auf die medikamentöse Behandlung verzichtet werden. Wenn Sie täglich Ihren Urinzucker kontrollieren, werden Sie merken: Je mehr Pfunde Sie verlieren, desto weniger Zucker scheiden Sie aus.

Um diese Regeln einzuhalten, benötigen Sie keine teuren kalorienarmen Spezialprodukte oder Pulver zum Anmischen von sättigenden Getränken. Sie können ganz normale Lebensmittel verwenden.

Zwischendurch kann es einen Stillstand geben. Ihr Körper gewöhnt sich daran, mit der geringeren Menge an Energie auszukommen. Dann baut er keine Fettreserven mehr ab, sondern begnügt sich mit dem, was er bekommt. Viele geben an diesem Punkt auf und fangen wieder an zu futtern.

Deshalb ist es besser, diesen Stillstand von vornherein einzukalkulieren und sich über das bisher Erreichte zu freuen. Wenn Sie sich dann entschließen, Ihre gesunde Ernährung beizubehalten, fangen die Pfunde irgendwann wieder an zu purzeln, und das ist dann ein besonderes Erfolgserlebnis. Voraussetzung ist allerdings, dass Sie die nötige Geduld und Motivation mitbringen.

Überlegen Sie sich deshalb vorher, ob Sie wirklich abnehmen wollen und können. Stellen Sie sich die Frage: Schaffe ich es, mich auf Dauer anders zu ernähren? Den Diabetes bekommen Sie auch mit anderen Mitteln in den Griff (→ Seite 27). Sie sollten also mit Ärztin oder Arzt schon vorher besprechen, was zu tun ist, wenn es mit dem Abnehmen nicht klappt. Es hat keinen Sinn, sich zu etwas zu zwingen, was Sie weder befürworten noch durchhalten können und möchten. Sie werden auch Ihren Blutzucker nicht besser regeln können, wenn Sie eine Abneigung dagegen haben, sich ständig darum kümmern zu müssen.

Bauen Sie beim Abnehmen nicht auf irgendwelche Wunderdiäten. Einseitige „Kuren“ mit Früchten, Säften oder anderen Lebensmitteln oder Fastenwochen und Nulldiät lassen – wenn überhaupt – allenfalls kurzfristig die Pfunde purzeln. Auf lange Sicht wirkt nur eines: Anders essen und vor allem sich bewusst, gesund und ausgewogen ernähren.

Hilfe im Kampf gegen die überschüssigen Pfunde finden Sie in Selbsthilfegruppen (zum Beispiel Diät-Clubs), oder – das gilt für Deutschland – Sie erkundigen sich bei Ihrer Krankenkasse nach unterstützenden Kursangeboten. Gemeinsam lässt sich meist mehr erreichen als allein. Und Sie finden vielleicht neue Freundinnen und Freunde fürs Leben.

Machen Kohlenhydrate dick?

Viele Menschen mit Typ-2-Diabetes glauben, sie müssten Kohlenhydrate meiden: erstens, weil diese den Blutzucker erhöhen, und zweitens, weil sie angeblich dick machen – was allerdings nicht stimmt. Die Folge ist, dass sie mehr Fett und Eiweiß essen – vor allem Fleisch, Wurst, Quark (Topfen), Milch, Joghurt –, und genau das ist bei Diabetes falsch. Fett ist die „Kalorienbombe“ schlechthin – damit sollten Sie immer sparsam umgegehen (→ Seite 91). Wenn Sie Übergewicht haben, sollten Sie damit erst recht geizen. Tierisches Eiweiß belastet die Nieren. Da Sie bei Diabetes jedoch ein stark erhöhtes Risiko haben, eine Nierenkrankheit zu bekommen, müssen Sie gerade auf Lebensmittel, die reich an tierischem Eiweiß sind, besonders achten.

So sparen Sie beim Kochen Fett

Es gibt einige Tricks, mit denen Sie beim Kochen und Backen Fett sparen können, ohne dass der Geschmack der Speisen leidet:

- Verwenden Sie als Zugabe bei Kuchen Vanillesauce statt Schlagsahne (Schlagobers).
- Ersetzen Sie in Saucen Sahne (Obers) oder Crème fraîche durch etwas Milch.
- Dicken Sie Saucen mit fein geriebenen Kartoffeln (gekocht oder roh) an – statt mit Butter oder Sahne (Obers) und Mehl.
- Braten Sie in beschichteten Pfannen, dann brauchen Sie kein Fett.
- Garen Sie größere Braten, Fisch und Geflügel im Römertopf oder in Alufolie. Auch dabei können Sie auf Fett verzichten.
- Entfernen Sie grundsätzlich überall den Fettrand – an Schinken ebenso wie an Suppenfleisch. Bei Geflügel können Sie das Fett vor dem Braten abschneiden oder die Haut mit der Fettschicht vor dem Garen entfernen, zum Beispiel bei Suppenhuhn oder Ente.
- Besorgen Sie sich einen Fettabschöpfer (in Haushaltwarengeschäften), mit dem Sie nach dem Braten im Schmortopf das Fett vom Bratensaft abnehmen können. Die Sauce bereiten Sie dann ausschließlich mit dem Saft zu – sie schmeckt mindestens so gut wie die fettreiche Variante. Oder stellen Sie Gerichte (auch Fleischbrühe) über Nacht in den Kühlschrank. Am nächsten Morgen können Sie die fest gewordene Fettschicht abnehmen.

Eine kohlenhydratreiche Kost ist aber noch aus einem anderen Grund günstig: Sie werden davon schneller satt und essen insgesamt weniger. Das gilt vor allem für Nahrungsmittel mit viel Ballaststoffen (Vollkornprodukte, frisches Obst, Gemüse). Diese unverdaulichen faserigen Pflanzenanteile quellen in Magen und Darm auf. Dadurch vermitteln sie ein schnelles und lang anhaltendes Sättigungsgefühl und unterstützen die Verdauung, weil sie Wasser binden und mithelfen, dass der Speisebrei im Darm zügig weiterbefördert wird.

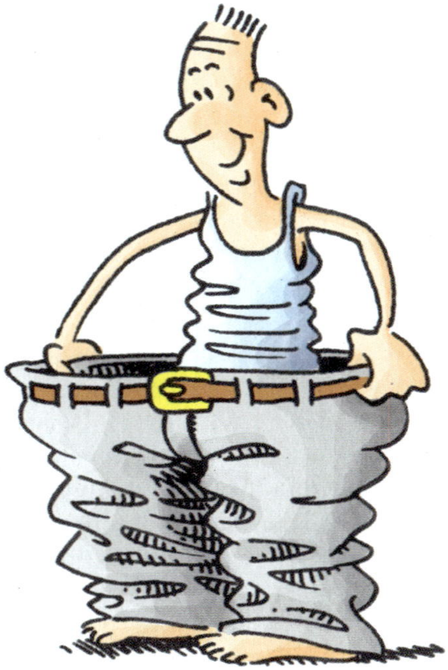

Außerdem sind Ballaststoffe eine ideale „Verpackung" für Kohlenhydrate, weil sie dafür sorgen, dass diese langsamer abgebaut werden. Dadurch steigt auch der Blutzucker nach dem Essen nur langsam an, die gefürchteten „Spitzen" bleiben aus. Lebensmittel mit einem hohen Anteil an Ballaststoffen sind deshalb bei Diabetes besonders günstig.

Hilft die „Anti-Fett-Pille" beim Abnehmen?

Kein Medikament kann Ihnen die Ernährungsumstellung ersparen. Die „Anti-Fett-Pille" enthält den Wirkstoff Orlistat (*Xenical®*), der die Aufnahme von Fett im Darm behindert. Wenn Sie also Schweinebraten, Eisbein oder Currywurst mit Pommes frites essen, nimmt der Körper von dem darin enthaltenen Fett weniger auf, etwa ein Drittel wird unverdaut mit dem Stuhl ausgeschieden.

Ganz so einfach, wie es hier klingt, ist es aber nicht. Wer zu viel Fett isst und das Mittel nimmt, bekommt Bauchschmerzen und Durchfall, und zwar ziemlich heftig. Dieser Durchfall ist dann das Warnsignal, dass Sie über die Stränge geschlagen haben. Ob Sie das als „Erziehungseffekt" betrachten wollen, müssen Sie selbst entscheiden.

Der Vorteil von Orlistat liegt lediglich darin, dass Sie auf Fetthaltiges (Wurst, Sahne (Obers), fettes Fleisch) nicht gänzlich verzichten müssen. Aber: Auch mit Orlistat müssen Sie den Fettkonsum einschränken, sonst nehmen Sie nicht ab.

Dann fragt sich allerdings: Ist das Mittel das Geld wert, das Sie dafür ausgeben müssen? Für eine Drei-Monats-Packung bezahlen Sie in der Apotheke immerhin knapp 200 DM oder etwa 1 600 öS. Und: Sie müssen es ja längere

Zeit einnehmen, nicht nur ein paar Wochen. In Deutschland erstatten die Kassen die Kosten nicht, selbst wenn Ihnen Ärztin oder Arzt krankhaftes Übergewicht attestieren. In Österreich wird das Mittel ab einem BMI von 40 (→ Seite 94) von den Krankenkassen bezahlt.

Beachten sollten Sie auch, dass es zu einem „Jo-Jo-Effekt" kommen kann, wenn Sie das Mittel absetzen. „Jo-Jo-Effekt" bedeutet: Die Kilos, die Sie gerade abgenommen haben, nehmen Sie innerhalb kurzer Zeit wieder zu und oft sogar noch einige mehr. Dann fangen Sie erneut an zu hungern, bis die Pfunde wieder herunter sind, und dann beginnt das Ganze von vorn. An diesem ständigen Hin und Her sind schon viele Übergewichtige verzweifelt.

Die bisher veröffentlichten Studien zur Anwendung von Orlistat zeigen, dass der Gewichtsverlust etwas höher ist als ohne das Medikament (zehn statt sechs Kilo pro Jahr) und dass es knapp zwei Drittel statt gut einem Drittel der Übergewichtigen gelingt, das um 5 Prozent verringerte Gewicht zu halten. Ob dieser Effekt allerdings nicht doch mit recht starken Nebenwirkungen erreicht wird, ist noch nicht ausreichend geklärt. Die bisherigen Studien mit diesem Mittel liefen maximal zwei Jahre. Es ist noch offen, welche Auswirkungen die langfristige Einnahme von Orlistat auf den Organismus hat. Allerdings: Da das Mittel nicht in den Kreislauf aufgenommen wird, sondern nur im Speisebrei des Darms wirkt, dürften sich diese unerwünschten Wirkungen in Grenzen halten.

Kurzum: Wenn Sie wollen und es Ihnen nicht zu teuer ist, können Sie ausprobieren, ob Sie von der Einnahme des Mittels profitieren. Sprechen Sie mit Ihrer Ärztin oder Ihrem Arzt darüber. Nehmen Sie das Mittel nicht heimlich, etwa weil es Ihnen peinlich ist. Ärztin oder Arzt müssen unbedingt wissen, welche Medikamente Sie anwenden, damit sie das beim Verschreiben zusätzlich benötigter Mittel berücksichtigen können.

Was bringen Appetitzügler?

Der Effekt dieser Mittel, die den Appetit bremsen sollen, ist äußerst umstritten. Mehr noch: Sie können schwere unerwünschte Wirkungen haben, die alle positiven Auswirkungen zunichte machen.

Das neueste Mittel dieser Art enthält den Wirkstoff Sibutramin (*Reductil®*, in Österreich nicht im Handel). Das ist eine Substanz, die normalerweise gegen Depressionen eingesetzt wird. Sie bremst die Wiederaufnahme des Botenstoffs Serotonin im Nervengewebe. Serotonin spielt für das Sättigungsgefühl eine wichtige Rolle. Wenn wir essen, wird es von einer bestimmten Stelle im Großhirn (Hypothalamus) ausgeschüttet und dockt an spezielle Bindungsstellen (Rezeptoren) an den Nervenzellen an. Dadurch übermittelt es die Botschaft: „satt." Danach wird es wieder in die Zellen aufgenommen, löst sich also von den Rezeptoren an der Nervenzelle. Sibutramin verhindert diese Loslösung, sodass Serotonin weiterhin die Botschaft „satt" versendet. Das bewirkt, dass Sie auch mit weniger Nahrung das Gefühl haben, nicht mehr hungrig zu sein.

Studien zeigen, dass Sie mit Sibutramin im Laufe eines Jahres etwa fünf bis sechs Kilo abnehmen, ohne das Mittel knapp zwei Kilo. Das ist ein relativ bescheidener Effekt für das recht teure Medikament. Eine Drei-Monats-Packung des verschreibungspflichtigen Mittels kostet rund 450 DM – und in aller Regel müssen Sie das aus eigener Tasche bezahlen.

Problematisch sind zumindest einige der möglichen Nebenwirkungen des Mittels: Es kann lebensbedrohlichen

Diabetiker-Spezialprodukte – unnötig und teuer

In Super- und Drogeriemärkten, Reformhäusern und Apotheken gibt es ein ganzes Sortiment verschiedenster, meist recht teurer Diabetiker-Spezialprodukte: Kekse, Schokolade, Kuchen, Getränke, Mehl, Nudeln, Brot, Pudding und vieles andere mehr. Mittlerweile werden auch Fertiggerichte für Diabetiker angeboten. Diese Spezialprodukte enthalten zwar weniger Kohlenhydrate als die vergleichbaren Gerichte aus normaler Zubereitung, dafür ist der Eiweiß- und Fettgehalt oft höher – was gerade bei Diabetes problematisch ist, nicht zuletzt wegen der damit verbundenen höheren Kalorienzahl (→ Seite 92).

Auf keinen Fall darf Sie der Zusatz „Diät..." oder „für Diabetiker geeignet" dazu verleiten, von diesen Produkten unkontrolliert viel zu essen oder zu trinken. Wenn Sie Insulin spritzen, müssen Sie die Menge Kohlenhydrate anrechnen, die auf der Packung angegeben ist. Dabei müssen Sie die Zuckeraustauschstoffe aus den Nährwert-Analysen herausrechnen, weil diese Stoffe (Fruchtzucker, Sorbit, Isomalt, Xylit) erst ab einer Menge von 30 bis 50 Gramm pro Tag anzurechnen sind (→ Seite 107). In den Nährwert-Analysen der Hersteller sind die Zuckeraustauschstoffe aber mit eingerechnet. Richten Sie sich mit der Insulindosis allein nach diesen Angaben, spritzen Sie unter Umständen zu viel Insulin. Wenn Sie kein Insulin spritzen, müssen Sie die hohe Kalorienzahl dieser Produkte berücksichtigen. Auch deshalb dürfen Sie nicht unbeschränkt davon essen.

Da alle Diabetes-Spezialprodukte nicht besonders wohlschmeckend, aber meist sehr teuer sind und gegenüber normalen Lebensmitteln keine wesentlichen Vorteile haben, sind sie weitgehend überflüssig. Sie können getrost darauf verzichten.

Lungenhochdruck auslösen, den Blutdruck erhöhen und den Herzschlag beschleunigen – Effekte, die bei Menschen mit Diabetes höchst unerwünscht oder gar gefährlich sind.

Andere Appetitzügler wie Norpseudoephedrin (*Antiadipositum X-112 S®*, *Fasupond®*, *Mirapront®*), Mefenorex (*Rondimen®*) und Phenylpropanol (*Recatol®*) sind rezeptpflichtig und bergen fast alle ähnliche, wenn nicht noch schwerwiegendere Risiken als Sibutramin. In Österreich sind diese Medikamente nicht im Handel.

Sie sollten sich also sehr genau überlegen, ob Sie diese Mittel tatsächlich anwenden wollen – umso mehr, als der Effekt bei allen Wirkstoffen vergleichsweise gering ist.

Süßstoffe und Zuckeraustauschstoffe

Anstelle von Zucker können Sie Süßstoffe verwenden. Sie enthalten keine Kohlenhydrate und müssen deshalb nicht angerechnet werden. Getränke mit Süßstoff zu süßen, empfiehlt sich bei Diabetes grundsätzlich: bei Typ 1 ebenso wie bei Typ 2, weil Trauben- und Haushaltszucker den Blutzucker zu schnell und zu stark ansteigen lässt. Wenn Sie abnehmen wollen, sind Süßstoffe ebenfalls sinnvoll, denn sie enthalten keine Kalorien. Gebräuchliche Süßstoffe sind zum Beispiel Acesulfam K, Aspartam, Cyclamat, Neohesperidin, Saccharin, Thaumatin.

Sie können Süßstoffe auch zum Backen von Kuchen und Zubereiten von Nachtisch (Pudding, Kompott) verwenden. Ihr täglicher Verbrauch sollte folgende Obergrenzen nicht übersteigen:

- Acesulfam-K: 31 Tabletten
- Aspartam: 155 Tabletten
- Cyclamat: 21 Tabletten
- Saccharin: 11 Tabletten

Da alle Süßstoffe eine sehr starke Süßkraft haben, werden Sie sowieso kaum auf diese Mengen kommen.

Zuckeraustauschstoffe werden nicht so schnell wie normaler Zucker aus dem Darm aufgenommen, sodass der Blutzucker nicht so rasant ansteigt. Aber er steigt an – und deshalb müssen Sie Zuckeraustauschstoffe ab einer Menge von 30 bis 50 Gramm bei der Insulinberechnung berücksichtigen. Außerdem sind sie ähnlich kalorienreich wie normaler Zucker – sie machen also dick.

Zu den Zuckeraustauschstoffen gehören Fruchtzucker (Fruktose), Isomalt, Laktit, Maltit, Mannit, Palatinit, Sorbit, Xylit.

Sie sollten auf diese Stoffe besser verzichten, zumal sie sowieso nicht gut schmecken und in größeren Mengen erhebliche Blähungen oder Durchfall verursachen können (vor allem Sorbit und Xylit). Zum Süßen eignen sich Süßstoffe wesentlich besser.

Zuckeraustauschstoffe sind häufig in Fertiggerichten, Keksen, Diabetiker- und Diät- sowie „Light"-Produkten enthalten. Sie erkennen das, wenn Sie auf dem Etikett oder der Verpackung nachsehen, ob die Zutatenliste einen der oben genannten Stoffe ausweist.

Die Freude am Essen bewahren

Essen gehört zu den Genüssen des Lebens – und diese Freude am Genuss sollten Sie sich bewahren, auch wenn Sie gerade abnehmen wollen. Richten Sie Ihre Speisen liebevoll an, garnieren Sie sie mit vielen Kräutern oder frischem Gemüse – so wird auch eine weniger üppige Mahlzeit zumindest zu einem Augenschmaus. Sorgen Sie für Abwechslung auf dem Speisezettel, kochen Sie nicht jeden Tag das Gleiche.

» Dieses Diabetikerzeug habe ich mir einmal gekauft und dann nie wieder. Das schmeckt ja grauenhaft. «

Genießen Sie Ihr Essen, schlingen Sie es nicht einfach hastig hinunter. Wenn Sie langsam und sorgfältig kauen, können Magen und Darm die Nahrung besser und leichter verdauen, und Sie werden schneller satt – auch mit kleinen Mengen.

Wenn Sie in der Gruppe abnehmen, können Sie sich gegenseitig zum Essen einladen und darin wetteifern, wer das optisch schönste und wohlschmeckendste kalorienarme Menü auf den Tisch bringt.

Essen und Trinken bei konventioneller Insulintherapie

Wenn Sie morgens und abends eine Mischung aus Normal- und Verzögerungsinsulin spritzen, müssen Sie Ihre Ernährung daran ausrichten. Das heißt, Sie nehmen drei Hauptmahlzeiten zu sich, am besten zu festgelegten Zeiten, sowie zusätzlich mindestens zwei Zwischenmahlzeiten (vor- und nachmittags). Und zwar unabhängig davon, ob Sie hungrig sind oder nicht – Sie müssen etwas essen, weil die Wirkung des Insulins mit einer bestimmten Menge an Kohlenhydraten abgefangen werden muss, sonst bekommen Sie eine Unterzuckerung (→ Seite 77).

Die Menge und die Zusammensetzung der Gerichte oder Snacks richten sich nach der Insulindosis, die Sie morgens oder abends spritzen. Das Ganze erfolgt nach einem ausgefeilten Schema mit genauer Berechnung der Kohlenhydrateinheiten, die Sie alle zwei bis drei Stunden essen müssen. Was Sie dabei im Einzelnen berücksichtigen müssen und wie Sie die Kohlenhydrateinheiten berechnen, können Sie nur in einer Schulung lernen. Diese sollten Sie unbedingt – am besten gemeinsam mit einem Ihrer Angehörigen – besuchen, sobald Ärztin oder Arzt Ihnen diese

Therapie verordnen. Dabei lernen Sie, Speisen und Getränke zu berechnen und die Menge und den Zeitpunkt der Mahlzeiten danach zu bemessen, was Sie am Tag sonst noch vorhaben. Wenn Sie zum Beispiel eine Radtour oder Wanderung planen, müssen Sie mehr essen, weil der Insulinbedarf dabei sinkt (→ Seite 110 ff.).

Bei dieser Insulintherapie ist es auch wichtig, dass Sie wissen, welche Kohlenhydrate günstig und welche eher ungünstig sind. Alle schnell wirkenden zum Beispiel (→ Seite 107) sind eher zu meiden, weil sie den Blutzuckerspiegel schnell in die Höhe schießen und dann rasch wieder abfallen lassen. Alle langsam wirkenden sind sinnvoll, weil sie den Blutzuckerspiegel nur geringfügig und über einen längeren Zeitraum hinweg erhöhen. Die Wirkung des Insulins ist genau darauf ausgelegt: Es ist so zusammengestellt, dass es nicht nur für kurze Zeit, sondern über den ganzen Tag hinweg den Blutzucker auf möglichst normalen Werten hält. In einer Schulung lernen Sie, Ihren täglichen Speiseplan so zusammenzustellen, dass Sie dabei etwas Spielraum haben und bestimmte Lebensmittel gegen andere tauschen können. Dafür gibt es so genannte „Kohlenhydrat-Austauschtabellen", in denen der Kohlenhydratanteil anhand von Berechnungseinheiten angegeben ist (→ Seite 105). In der Schulung können auch Ihre persönlichen Vorlieben berücksichtigt werden.

›› Der Diabetes gibt mir die Chance für ein geordnetes Leben. Er gibt dem Ganzen Struktur. ‹‹

Ist es Ihnen zu umständlich, diese festgelegten Essenszeiten einzuhalten, oder ändert sich Ihre Lebenssituation und möchten Sie über eine größere Freiheit und Flexibilität beim Essen verfügen, sollten Sie mit Ärztin oder Arzt besprechen, ob eine intensivierte Insulintherapie für Sie infrage kommt (→ Seite 58).

Essen und Trinken bei intensivierter Insulintherapie

Mit einer intensivierten Insulintherapie müssen Sie sich sowohl bei der Ernährung als auch beim Tagesablauf insgesamt am wenigsten einschränken. Die Insulindosis, die Sie spritzen, richtet sich danach, was und wie viel Sie essen wollen, ob und wie intensiv Sie sich bewegen sowie

» *Das gelegentlich auch heute noch propagierte Dogma „Die Diät ist die Grundlage aller Behandlungsformen des Diabetes mellitus" entbehrt für die Therapie des Typ-1-Diabetes seit 1922 jeglicher naturwissenschaftlicher Basis. Mit einer intensivierten Insulintherapie behandelte normalgewichtige Typ-1-Diabetiker benötigen keine Diätpläne, wie dies früher – basierend auf der Berechnung des Kalorienbedarfs, der Aufteilung der Nahrungsaufnahme auf sechs bis acht Mahlzeiten, dem Zuckerverbot und den ohnehin sehr häufig wechselnden Vorstellungen zur optimalen Aufteilung der Kalorienmenge auf Kohlenhydrate, Fette und Proteine – allgemein üblich war. (...) Wesentlich ist, dass die Patienten lernen, wie sie die von ihnen gewählten Nahrungsmittel nach Menge, Art und Kombination (Mahlzeiten) mit präprandialem* (vor dem Essen gespritztem, Anm. d. Autorin) *Normalinsulin abdecken können.* «

Dr. Christian Weyer und
Prof. Dr. Michael Berger, in:
M. Berger: Diabetes mellitus

nach Ihren Blutzuckerwerten. Diese Form der Behandlung erlaubt größtmögliche Flexibilität und Bewegungsfreiheit, setzt aber auch voraus, dass Sie mehrfach täglich Ihren Blutzucker messen, Insulin spritzen und Ihre Mahlzeiten berechnen, denn danach bemisst sich die Insulindosis, die Sie benötigen (→ Seite 58).

Bei der intensivierten Insulintherapie können Sie fast alles essen, auch Süßigkeiten, und trinken. Nur auf mit Zucker gesüßte Getränke – Limonade, Cola, zuckerhaltige Fruchtsaftgetränke – sollten Sie verzichten. Sie erhöhen schlagartig den Blutzucker, und das lässt sich mit Insulin nur schwer abfangen. Kaffee und Tee können Sie mit Süßstoff süßen, bei Limonade sind „Light"-Produkte geeignet, die ebenfalls Süßstoff und keinen Zucker enthalten.

Welche Lebensmittel enthalten Kohlenhydrate?

Alle Lebensmittel, die Kohlenhydrate enthalten, müssen Sie bei der Berechnung der Insulindosis berücksichtigen. Dazu gehören

- Milch, Joghurt, Kefir, Buttermilch, Dickmilch, Sauermilch, Kondensmilch, Molke, Quark,
- Obst, auch Himbeeren, Brombeeren, Johannisbeeren, Erdbeeren, Heidelbeeren, Aprikosen, Trauben, Pflaumen, Kiwis, Pfirsiche, Melonen, Ananas, Feigen, Birnen, Äpfel, Grapefruit, Bananen, Orangen sowie die daraus zubereiteten Säfte, ebenso „Diabetiker-Fruchtsäfte",
- alle Getreide und Getreideprodukte: Brot (Weizen-, Roggen- und Knäckebrot ebenso wie Pumpernickel, Toastbrot, Zwieback, Baguette und Croissant), Getreideflocken, Weizenkeime, Semmelknödel, Hirse, Reis, Buchweizen, Grieß, Reis, Graupen, Sago,
- Teigwaren,

- Kartoffeln und daraus zubereitete Produkte wie Pommes frites, Kroketten, Rösti, Chips,
- Mais, Cornflakes, Popcorn,
- Gebäck und Knabbereien wie Kekse, Kräcker, Salzstangen und -brezeln, Erdnussflips,
- Pizza,
- Marmelade, Gelee und Konfitüre,
- Pralinen und Schokolade,
- Eiscreme, Pudding, Götterspeise,
- Gummibärchen, Bonbons, Smarties, Puffreis, Kaugummi, Pfefferminz, Lakritz (es sei denn, sie sind ausschließlich mit Süßstoff gesüßt, Zuckeraustauschstoffe müssen Sie eventuell anrechnen, → Seite 107),
- Limonaden, Cola, Fruchtnektare oder Fruchtsaftgetränke, Kakao, Milch-Shakes.

Lebensmittel berechnen

Vor allem die kohlenhydrathaltigen Lebensmittel erhöhen den Blutzucker, Fett und Eiweiß weniger. Um die Insulindosis zu berechnen, müssen Sie also wissen, wie viele Kohlenhydrate das Nahrungsmittel enthält, das Sie essen oder trinken wollen. Dafür gibt es eine bestimmte Grundlage, die so genannten Berechnungs- oder Kohlenhydrateinheiten, abgekürzt BE oder KE oder auch KHE. Eine BE steht für zehn bis zwölf Gramm Kohlenhydrate. Das ist ein Schätzwert, der es erlaubt, Nahrungsmittel mit vergleichbarem BE-Gehalt gegeneinander auszutauschen oder die Insulineinheiten für die Anzahl BEs, die Sie essen wollen, zu berechnen. Die Anzahl BEs in einem bestimmten Nahrungsmittel können Sie anhand von Tabellen, die Ihnen bei der Schulung ausgehändigt werden, ablesen. Mit der Zeit bekommen Sie viel Übung, sodass Sie kaum noch nachsehen müssen. Solche Kohlenhydrat-Austauschtabellen sind auch wichtig, wenn Sie eine konventionelle Insulintherapie machen (→ Seite 58).

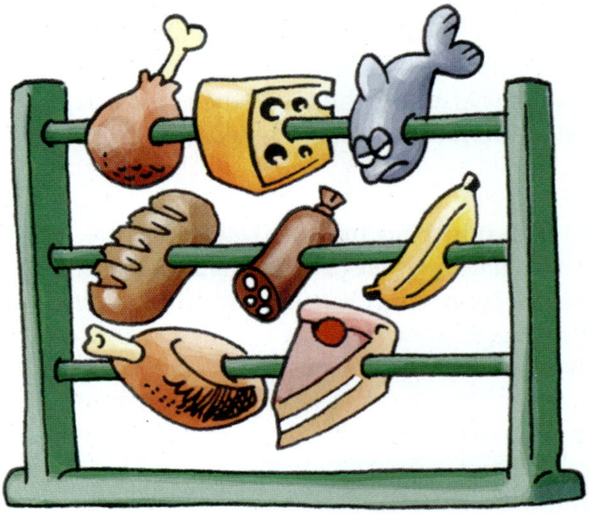

Einige Beispiele: 1 BE steckt in einer halben Grapefruit, einem Apfel, vier frischen Pflaumen, zwölf Weintrauben, einer Orange, zwei getrockneten Aprikosen, einem halben Brötchen (Semmel) oder einer halben Scheibe Vollkornbrot, einer Kartoffel, einem halben Knödel, fünf Kräckern, einem Glas Vollmilch, einem halben Glas Orangensaft, drei Stück Schokolade, zehn Smarties, zwölf Gummibärchen oder einer Kugel Milchspeiseeis.

Gemeinsam mit Ärztin oder Arzt legen Sie fest, wie viel Insulin pro BE Sie spritzen müssen. Diese Angaben verändern sich immer wieder und müssen an Ihre jeweilige Lebenssituation angepasst werden. Das besprechen Sie mit Ärztin oder Arzt, wenn Sie in regelmäßigen Abständen gemeinsam Ihr Diabetes-Tagebuch durchgehen und prüfen, ob Ihr Stoffwechsel gut eingestellt ist.

Wie müssen Fertiggerichte berechnet werden?

An der Zutatenliste können Sie ablesen, wie viele Kohlenhydrate das Gericht enthält, sie sind in Gramm auf der Packung angegeben. Die Angabe bezieht sich meist auf 100 Gramm oder eine Portion des Gerichts. Dann müssen Sie diese Kohlenhydratmenge durch zehn oder zwölf teilen, das ergibt die Anzahl an BEs. Danach können Sie die Insulindosis berechnen.

» Mein Hauptproblem mit dem Diabetes war das mehrmalige Essen bei zwei Spritzen morgens und abends. Ich hatte oft gar keinen Appetit, musste aber essen. Das war häufig eine Quälerei. Jetzt bin ich umgestellt worden auf die intensivierte Behandlung. Seither fühle ich mich wieder richtig wohl. «

Anrechnen müssen Sie auch Fertigsaucen wie zum Beispiel Ketchup, Mayonnaise, Remoulade, Senf sowie Konserven und Fischzubereitungen (zum Beispiel Hering in Tomatensauce, Geflügelsalat, Dosengemüse). Achten Sie auf die Zutaten und Kohlenhydratmengen, die auf dem Etikett aufgeführt sind.

Wenn Sie unsicher sind, nehmen Sie die Verpackung zum nächsten Arzttermin mit und lassen sich die BEs ausrechnen.

Lebensmittel, die nicht anzurechnen sind

Zu den Nahrungsmitteln, die den Blutzuckerspiegel nicht nennenswert erhöhen und deshalb nicht angerechnet werden müssen, gehören

- alle stark wasserhaltigen Gemüsesorten und Salate, zum Beispiel Auberginen, Brokkoli, Blumenkohl, Champignons, Chicorée, Chinakohl, alle Blattsalate, Fenchel, Gurken, Karotten, Kohlrabi, Kürbis, Mangold, Paprika, Pilze, Porree, Radicchio, Radieschen, Rettich, Rhabarber, Rote Bete (Rote

Rüben), alle Kohlsorten (Kraut), Sauerkraut, Schwarzwurzeln, Sellerie, Spargel, Spinat, Tomaten, Wirsing (Kohl), Zucchini, Zwiebeln,
- Nüsse (sie enthalten zwar Kohlenhydrate, sind aber sehr fettreich und werden deshalb langsam verdaut, sodass der Blutzucker nur sehr geringfügig ansteigt; Mengen bis 50 Gramm brauchen Sie nicht zu berechnen),
- Fleisch,
- Geflügel,
- Fisch,
- Eier,
- Leitungs- und Mineralwasser, verdünnter Zitronensaft (ohne Zucker), ausschließlich mit Süßstoff gesüßte Getränke („light"), schwarzer und Kräutertee, Bohnen- und Getreidekaffee.

Bei den kohlenhydratreichen Gemüsesorten, zum Beispiel Bohnen, Erbsen, Linsen, müssen Sie austesten, ob und wie stark diese Ihren Blutzuckerspiegel erhöhen. Das ist individuell verschieden.

Muss ich Zuckeraustauschstoffe anrechnen?

Grundsätzlich erhöhen auch Zuckeraustauschstoffe (→ Seite 101) den Blutzucker, allerdings nicht so schnell und nachhaltig wie Traubenzucker. Bis zu einer Menge von 30 bis 50 Gramm pro Tag brauchen Sie sie nicht anzurechnen. Nehmen Sie jedoch mehr davon zu sich, müssen Sie die Zuckeraustauschstoffe in BEs umrechnen.

Das gilt auch, wenn Sie Fertiggerichte oder Diabetikerprodukte essen oder trinken! Schauen Sie auf der Packung nach, ob das Produkt Zuckeraustauschstoffe enthält (was meist der Fall ist) und wie viel. Das Herausrechnen ist oft ziemlich mühsam und kompliziert. Da Diabetiker-Spezialkost aber sowieso unnötig und teuer ist und meist auch nicht gut schmeckt (→ Seite 100), ist es besser, normale Lebensmittel auszuwählen, die leichter zu berechnen sind.

Der „glykämische Index"

Es kommt jedoch nicht nur darauf an, dass ein Lebensmittel den Blutzucker erhöht, sondern vor allem, wie es dies tut, also wie stark und wie schnell. Es gibt kohlenhydrathaltige Lebensmittel, die den Blutzucker so wenig steigern, dass sie zu vernachlässigen sind (zum Beispiel Nüsse). Andere lassen ihn wenig und überdies relativ langsam ansteigen. Und wieder andere erhöhen ihn sehr schnell und nachhaltig.

Ob ein Lebensmittel den Blutzucker stark oder schwach, schnell oder langsam erhöht, hängt auch davon ab, welche Nährstoffe sonst noch enthalten sind (Fett, Eiweiß), ob es flüssig oder fest ist, viel oder wenig Ballaststoffe enthält, leicht oder schwer im Magen liegt, vollständig oder nur teilweise zu Traubenzucker abgebaut wird. Wichtig ist auch, wann Sie essen (morgens erhöht die gleiche Menge Kohlenhydrate den Blutzucker stärker als mittags oder abends), ob Sie es schnell oder langsam tun, wenig oder sorgfältig kauen, ob und was Sie zum Essen trinken. Sind die Nerven durch den Diabetes bereits geschädigt (Neuropathie, → Seite 176 ff.), kann es sein, dass sich der Magen nur langsam entleert – dann steigen auch die Blutzuckerspiegel langsamer an.

Leicht Verdauliches, Flüssiges und Lebensmittel mit einem hohen Traubenzucker- oder Stärkeanteil gelangen schneller aus dem Magen in den Darm und lassen deshalb auch den Blutzucker rascher und höher ansteigen. Lebensmittel, bei denen die Kohlenhydrate gut „verpackt" sind (zum Beispiel durch Ballaststoffe) oder die nur teilweise zu Traubenzucker abgebaut werden, erhöhen den Blutzucker langsamer und geringfügiger. Kartoffelpüree zum Beispiel erhöht den Blutzucker schneller und stärker als Pommes frites, weil diese fettreicher und weniger wasserhaltig sind. Apfelsaft lässt den Blutzucker ebenfalls schneller ansteigen als ein frischer Apfel, weil dem Saft die Ballaststoffe aus Frucht und Schale fehlen.

Ein Maß für die Geschwindigkeit der Blutzuckersteigerung ist der „glykämische Index". Er wird in Prozent angegeben und besagt, wie rasch ein Nahrungsmittel im Vergleich zu reinem Traubenzucker (dessen glykämischer Index 100 Prozent beträgt) den Blutzucker erhöht. Je niedriger der glykämische Index ist, desto besser: Denn nur ein langsam steigender Blutzucker bedeutet auch, dass er nicht so sehr schwankt. Genau das ist bei Diabetes erwünscht.

Die nebenstehende Tabelle gibt Ihnen einen Überblick über den glykämischen Index einiger Lebensmittel.

Für die Insulinmenge spielt der glykämische Index nur eine untergeordnete Rolle. Die Insulindosis müssen Sie danach festlegen, wie viel anzurechnende Kohlenhydrate Ihre Mahlzeit enthält und wie viele Berechnungseinheiten dies ergibt (→ Seite 105).

Der glykämische Index wichtiger Lebensmittel (in %)

Kartoffelpüree	100
Cola	97
Cornflakes	89
Weißbrot	73
Butterkeks	69
Pumpernickel	69
Honig	66
Maroni	61
Orangensaft	60
Eiscreme	60
Kuchen	54
Dampfkartoffeln	54
Nudeln	50
Vollkornbrot	48
Bananen	48
Reis	47
Kiwi	46
Pfirsich	43
Käse-Sahne-Torte	40
Buttermilch	35
Birnen, Äpfel	34
Spaghetti	33
Karotten, roh	32
Schokolade	29
Milch, Joghurt	27
Kirschen	23
Bohnen	21
Erdnüsse	12

(Nach M. Berger: Diabetes mellitus)

Im Restaurant und auf Festen

Wenn Sie auswärts essen, sollten Sie das Insulin immer erst dann spritzen, wenn das Essen auf dem Tisch steht. Spritzen Sie es vorher und dauert es bis zum Servieren ungewöhnlich lange, bekommen Sie sonst unter Umständen eine Unterzuckerung. Spritzen Sie das Insulin auf keinen Fall schon zu Hause, bevor Sie zum Restaurant aufbrechen. Sie wissen ja nicht, wie lange Sie auf das Essen warten müssen.

Wenn eine große Feier bevorsteht (Geburtstag, Hochzeit, Jubiläum) und absehbar ist, dass es mehrere Gänge gibt, spritzen Sie die Insulindosis nicht auf einmal vor dem Essen, sondern verteilt über das Menü, also zum Beispiel die Hälfte zur Vorspeise, die andere Hälfte zum Dessert.

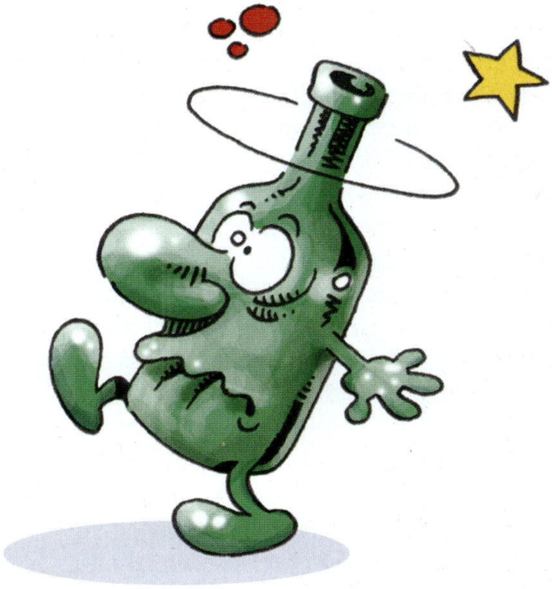

Alkohol

Alkohol war bei Diabetes früher strikt verboten; heute ist auch das längst überholt. Sie können Alkohol trinken, wenn Sie Insulin spritzen, und zwar jeder Art. Bier ebenso wie Sekt, Champagner, Likör, Sherry, Schnaps, Cocktails oder Wein, und bei Wein durchaus nicht nur den gelbgesiegelten mit einer geringen Menge an Restzucker, sondern ebenso die lieblicheren Sorten oder Dessertweine (Auslese, Spätlese).

Sie sollten jedoch beachten, dass der Insulinbedarf sinkt, wenn Sie Alkohol trinken, weil dieser die Freisetzung von Traubenzucker aus der Leber behindert. Da die meisten alkoholischen Getränke jedoch Zucker oder Kohlenhydrate enthalten, gleicht sich das wieder aus. Bei kleinen Mengen Alkohol (ein bis zwei Gläser Wein, Sekt oder Bier) müssen Sie die Insulindosis also nicht verringern. Wenn Sie jedoch bei einem Fest viel Alkohol trinken und auch noch tanzen (Bewegung senkt den Insulinbedarf zusätzlich!), sollten Sie zwischendurch immer wieder etwas essen, zum Beispiel Salzstangen oder -brezeln, Chips, Erdnussflips, Kräcker, Kekse oder belegte Häppchen. Auf diese Weise sorgen Sie dafür, dass Sie keine Unterzuckerung bekommen.

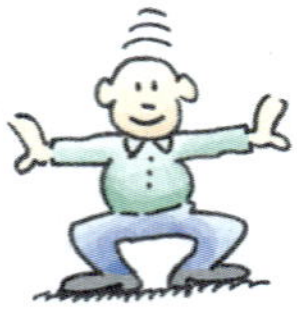

Bewegung

Sich ausreichend zu bewegen und nicht den ganzen Tag auf Stühlen und im Auto zu sitzen, ist grundsätzlich wichtig. Bei Diabetes spielt Bewegung eine ganz besondere Rolle, weil sie den Blutzuckerspiegel senkt. Bei Typ-2-Diabetes können Sie mit viel Muskelarbeit Ihre Blutzuckerwerte sogar so verbessern, dass Sie unter Umständen auf jegliche medikamentöse Behandlung – ob mit Tabletten oder Insulin – verzichten können, zumindest eine Zeit lang. Die Chancen dafür steigen noch, wenn es Ihnen gelingt, bestehendes Übergewicht abzubauen.

Wie sehr Bewegung dazu beiträgt, den Stoffwechsel zu normalisieren, zeigt folgendes Beispiel: Wenn Sie nüchtern einen Blutzuckerspiegel von 200 mg/dl haben und 45 Minuten lang Sport treiben, sinkt der Blutzucker allein dadurch um 50 mg/dl. Auch wenn der Wert unter 200 mg/dl liegt, ist der Effekt deutlich, auf lange Sicht lassen sich normnahe Blutzuckerwerte erreichen. Mittlerweile ließ sich nachweisen, dass Menschen mit erhöhtem Risiko für Typ-2-Diabetes (→ Seite 18) schon mit einem einstündigen Spaziergang täglich der Krankheit vorbeugen können.

Umgekehrt kann Bewegungsmangel Diabetes begünstigen. Dass in den letzten Jahrzehnten die Zahl der Menschen mit Typ-2-Diabetes massiv angestiegen ist, lässt sich unter anderem auf einen chronischen Mangel an körperlicher Aktivität zurückführen. Im Vergleich zu früher bewegen wir uns wesentlich weniger. Wir sitzen stundenlang auf Bürostühlen, fahren Auto, Bus oder Bahn, und körperliche Arbeit wird vielfach von Maschinen übernommen.

Bewegung schützt darüber hinaus vor Herz-Kreislauf-Erkrankungen, unter anderem, weil sie den Blutdruck senkt. Bei Diabetes ist das besonders wichtig, weil der Blutdruck meist erhöht ist und Sie stärker gefährdet sind, einen Herzinfarkt oder Schlaganfall zu erleiden (→ Seite 160 ff.).

Um sich ausreichend zu bewegen, müssen Sie nicht unbedingt Sport treiben – entscheidend ist, dass Sie Ihre Muskulatur benutzen, und das geschieht immer, wenn Sie nicht ruhig sitzen oder liegen. Ob Sie im Garten arbeiten, joggen, wandern, einfach nur spazieren gehen, schwimmen, Rad fahren, reiten, Ski oder Schlittschuh laufen, Inline skaten, tanzen, Bodybuilding, Kraftsport oder Gymnastik machen, Golf, Fuß-, Hand-, Volleyball oder Tennis spielen – es kommt

» Ich fahre jeden Tag 15 bis 20 km mit dem Fahrrad und versorge außerdem noch einen Garten von 1100 m². Das hält fit, und ich brauche relativ wenig Insulin. «

darauf an, **dass** Sie sich bewegen, weniger darauf, **wie** Sie das tun.

Wichtig ist auch, dass Sie es nicht nur einmal im Monat tun, sondern mindestens einmal in der Woche, besser noch öfter. Suchen Sie sich einen Verein oder Freundinnen und Freunde, mit denen Sie sich regelmäßig zum Sport verabreden – gemeinsam ist es einfacher, kontinuierlich zu trainieren, und Sie bleiben eher bei der Stange.

Warum beeinflusst Bewegung den Blutzucker?

Sobald Sie sich körperlich anstrengen, brauchen die Muskeln mehr Traubenzucker. Wenn Sie zum Beispiel eine halbe Stunde lang schnell laufen, Fahrrad fahren oder schwimmen, verbraucht Ihr Körper etwa 30 bis 40 Gramm Glukose. Bei Gesunden holen sich die Muskeln diese Menge Traubenzucker aus dem Blut. Damit es nicht zu Unterzuckerungen kommt, schüttet die Bauchspeicheldrüse weniger Insulin aus, und die Leber gibt aus ihren Glykogenspeichern Zucker ins Blut ab. Nicht so bei Diabetes. Denn in diesem Falle haben Sie ja vorher eine bestimmte Menge Insulin gespritzt, oder Sulfonylharnstoffe haben den Selbstregulationsmechanismus außer Kraft gesetzt. Bewegen Sie sich viel, besteht also die Gefahr einer Unterzuckerung. Um diese zu vermeiden, müssen Sie die Insulinmenge vorher verringern oder zusätzliche Kohlenhydrate essen.

» Da ich weiß, dass Bewegung meinen Blutzucker senkt, versuche ich, so oft es geht, lange Spaziergänge zu machen. Seit ich meinen Hund habe, fällt mir das viel leichter. «

In den folgenden 12 bis 16 Stunden werden dann erst einmal die Traubenzuckerspeicher in Muskeln und Leber wieder aufgefüllt. So lange wird also immer noch mehr Glukose als sonst verbraucht. Daraus erklärt sich, warum der Blutzuckerspiegel noch bis zu 16 Stunden nach der körperlichen Arbeit niedrig bleibt. Die nächste Insulindosis nach dem Sport müssen Sie deshalb ebenfalls reduzieren.

Das mag sich kompliziert anhören, mit etwas Übung lässt sich das alles aber so gut steuern, dass selbst Leistungssport möglich ist.

Darauf müssen Sie achten!

Vor jeder körperlichen Anstrengung – ob Sie Kisten schleppen, die Wohnung putzen oder schwimmen – müssen Sie daran denken, dass Ihre Muskeln jetzt mehr Zucker verbrauchen. Das bedeutet: Sie sollten vorher eine Kleinigkeit essen, um auf keinen Fall in eine Unterzuckerung zu geraten. Das gilt auch, wenn Sie bei Typ-2-Diabetes blutzuckersenkende Tabletten anwenden!

Als Faustregel können Sie sich merken: Pro halbe Stunde Bewegung sollten Sie etwa 1 BE zusätzlich essen. 1 BE, das sind zum Beispiel eine Birne, eine halbe Banane, ein Apfel, ein halbes Croissant, eine kleine Handvoll Weintrauben, eine Kiwi, ein kleines Schälchen Müsli, ein Glas Milch, ein Joghurt, zwei Pralinen oder zwei Stückchen Schokolade.

Länger wirkende Kohlenhydrate sind besser als „schnelle" BEs. Trinken Sie vor dem Sport nur ein Glas Limonade oder Fruchtsaft, steigt der Blutzucker zwar schnell an. Sobald Sie sich bewegen, sinkt er aber genauso schnell ab, und Sie geraten dann doch in eine Unterzuckerung.

Stecken Sie immer etwas Schokolade (keine Diabetikerschokolade, sondern normale!), Gummibärchen, einen Müsliriegel, etwas Obst oder eine Flasche Saft in die Tasche, damit Sie bei Bedarf in einer Trainingspause etwas essen oder trinken können. Die Notration Traubenzucker müssen Sie natürlich zusätzlich dabei haben. Im Schwimmbad können Sie diese oder Ihren Pausensnack in ein Handtuch wickeln und am Beckenrand deponieren – wenn Sie bei einer Unterzuckerung alles erst aus dem Spind im Umkleideraum holen müssen, dauert es viel zu lange.

Wenn Sie mit Tabletten oder einer konventionellen Insulintherapie behandelt werden, sollten Sie die gewohnte Dosis nicht verringern, weil das immer die Gefahr von starken Blutzuckerschwankungen birgt. Mit einigen zusätzlichen BEs bekommen Sie den Mehrbedarf an Traubenzucker besser in den Griff. Wenn Sie allerdings wissen, dass Sie sich an einem Tag viel bewegen werden, zum Beispiel, weil Sie eine ausgedehnte Rad- oder Wandertour vorhaben, können Sie am Morgen die Menge des Insulins verringern oder die gewohnte Tablette weglassen. Besprechen Sie das aber vorher mit Ärztin oder Arzt.

» Ich habe viel Sport gemacht, mit Diabetes. Jetzt gehe ich öfters ins Fitnessstudio. Man weiß dort, dass ich Diabetes habe. Mit dem Training habe ich meinen Diabetes reguliert. Damit fühle ich mich besser und habe viele Freunde gewonnen. «

Behandeln Sie Ihren Diabetes mit einer intensivierten Insulintherapie, sollten Sie vor dem Sport oder bevor Sie sich bewegen, den Blutzucker messen. Liegt er unter 100 mg/dl, heben Sie ihn mit einer „schnellen" BE (zwei Täfelchen Traubenzucker, ein halbes Glas gesüßter Fruchtsaft oder

Limonade) noch etwas an. In den Stunden danach – und je nach Ausmaß der Anstrengung auch noch am folgenden Tag – müssen Sie ihn dann etwas verringern, um dem verstärkten Zuckerbedarf der Muskulatur Rechnung zu tragen. Wie Sie das genau steuern können, lernen Sie im Rahmen einer strukturierten Schulung (→ Seite 46 ff.).

Verheimlichen Sie Ihren Diabetes nicht! Ihre Sportkameraden müssen wissen, was zu tun ist, falls Sie trotz aller Vorkehrmaßnahmen einmal eine Unterzuckerung bekommen (→ Seite 77).

» Ich habe Sport getrieben, getaucht, alles gemacht. Man darf sich nicht hängen lassen. Das sind Herausforderungen, denen man sich stellen muss. «

Auch Sex ist Bewegung

Die meisten reden nicht darüber, aber Sie müssen daran denken, wenn Sie Diabetes haben: Beim Sex bewegen Sie sich, Sie strengen sich körperlich an, das heißt, Sie verbrauchen mehr Traubenzucker, und in den folgenden zehn bis zwölf Stunden verringert sich der Insulinbedarf. Außerdem schüttet der Körper vermehrt das Stresshormon Adrenalin aus, wenn Sie erregt sind. Dann haben Sie ähnliche Symptome wie bei einer Unterzuckerung (auch bei normalen Zuckerwerten): schneller Puls, Schwitzen, Herzklopfen. Tritt durch die körperliche Anstrengung tatsächlich eine Unterzuckerung auf, spüren Sie die Warnzeichen dafür nicht.

Für eine Liebesnacht gilt deshalb das Gleiche wie für eine Fahrradtour: Denken Sie vorher daran, mehr Kohlenhydrate aufzunehmen. Essen Sie vor und nach dem Geschlechtsverkehr eine Kleinigkeit, damit Sie in der Nacht keine Unterzuckerung bekommen. Messen Sie den Blutzucker, bevor Sie einschlafen, und gleichen Sie eventuell die Spritze mit Verzögerungsinsulin zur Nacht dem verringerten Bedarf an, wenn Sie eine intensivierte Insulintherapie machen.

Auch wenn es Ihnen unangenehm oder peinlich ist: Sagen Sie Ihrer Partnerin oder Ihrem Partner, dass Sie Diabetes haben. Geraten Sie nämlich in eine Unterzuckerung und spüren Sie sie nicht rechtzeitig, wird Ihre Partnerin oder Ihr Partner durch Ihr verändertes Verhalten völlig verunsichert sein und mit Sicherheit das Falsche tun. Das kann für Sie unter Umständen lebensgefährlich werden.

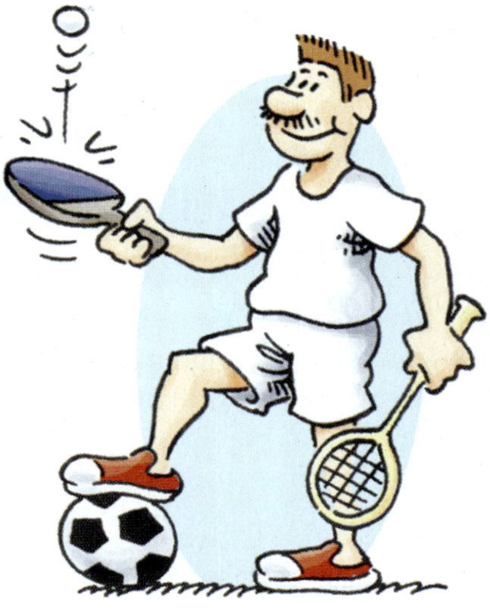

Welche Sportarten sind geeignet?

Im Prinzip können Sie mit Diabetes jeden Sport treiben, auch Judo, Bergsteigen, Segeln, Mountainbiking,

Inlineskating, Drachenfliegen, Windsurfen, Leichtathletik, Kraftsport oder Snowboarden. Es gibt keine grundsätzlichen Verbote.

Sie müssen jedoch immer darauf achten, dass die Blutzuckerspiegel nicht zu sehr absinken.

» Ich habe versucht, das Beste aus meinem Leben mit Diabetes zu machen. Ich habe alles mitgemacht, was mitzumachen war: ein Boot gebaut, Wassersport getrieben und vieles andere mehr. Ich habe aktiv gelebt, trotz oder vielleicht auch wegen des Diabetes. Im Grunde hat er mich nicht gestört oder meine Pläne durchkreuzt. «

Außerdem ist es ratsam, dass Sie mit Ihrer Ärztin oder Ihrem Arzt besprechen, ob der Sport, den Sie ausüben wollen, für Sie persönlich irgendwelche Risiken birgt und worauf Sie achten müssen. Mit einem körperlichen Check sollte auch geprüft werden, ob Sie genügend Kondition haben oder diese mit einem Ausdauertraining (zum Beispiel Fahrradfahren) erst einmal aufbauen und stabilisieren sollten.

Leistungssport bei Diabetes – geht das?

Diabetes, ob Typ 1 oder 2, ist kein Hinderungsgrund, Leistungssport zu betreiben. Es gibt eine ganze Reihe von Hochleistungssportlern, die Typ-1-Diabetes haben und zum Beispiel bei Olympischen Spielen Medaillen gewonnen haben oder Weltmeister geworden sind. In vielen Profimannschaften für Fußball, Handball, Volleyball oder Eishockey spielen Diabetikerinnen und Diabetiker mit.

Bei derart intensiv betriebenem Sport tauchen aber andere Fragen als beim Freizeitsport auf. Über alles Wissenswerte zu diesem Thema informiert ein Buch, das von jemandem geschrieben ist, der es wissen muss: „Du kannst es! Diabetes

Vorsicht bei Azeton im Urin!

Wenn Sie bei Typ-1-Diabetes einen stark erhöhten Blutzucker messen, bevor Sie sich bewegen wollen, müssen Sie prüfen, ob Sie mit dem Urin Azeton ausscheiden (→ Seite 45). Wenn ja, dürfen Sie auf keinen Fall Sport treiben oder sich körperlich anstrengen! Dann müssen Sie erst einmal Insulin spritzen und abwarten, dass der Blutzucker wieder sinkt. Am besten legen Sie sich kurz hin. Azeton im Urin und gleichzeitig erhöhte Blutzuckerwerte sind ein deutlicher Hinweis für einen akuten Insulinmangel. Wenn Sie in diese Stoffwechsellage hinein Ihre Muskeln bewegen, steigt der Blutzucker noch weiter an. Denn der niedrige Insulinspiegel veranlasst die Leber, ständig Traubenzucker freizusetzen. Die Muskelzellen können diesen aufgrund des Insulinmangels jedoch nicht aufnehmen. Dadurch geraten Sie in eine starke Überzuckerung, unter Umständen sogar in eine Ketoazidose (→ Seite 83 f.). Das müssen Sie unbedingt verhindern.

und Leistungssport“ von Detlev Kraft (Kirchheim Verlag, Mainz 1997, 35,00 DM oder 256,00 öS). Detlev Kraft hat seit seinem 25. Lebensjahr Typ-1-Diabetes und war neunmal Deutscher Meister, zweimal Vize-Europameister und einmal Weltmeister in Sportkarate und Kickboxen. In dieses Buch ist seine langjährige Erfahrung als aktiver Sportler und Trainer eingeflossen.

Tipp

Kontakte zu Leistungssportlerinnen und -sportlern mit Diabetes oder zu im Umgang mit Diabetes erfahrenen Trainerinnen und Trainern vermittelt die Deutsche Sektion der International Diabetic Athletic Association (IDAA), c/o Ulrike Thurm, Klinikum Innenstadt, Medizinische Klinik – Diabetikerschulung, Ziemssenstraße 1, 80336 München.

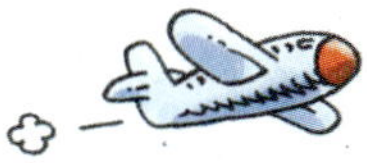

Reisen: Mobil bleiben – auch mit Diabetes

Ihr Diabetes begleitet Sie überall hin, auch in den Urlaub. Mit Diabetes können Sie nahezu uneingeschränkt in alle Gegenden der Welt reisen – in den Urwald ebenso wie nach Grönland, auf die Berge ebenso wie ans Meer. Sie könnten sogar den Mount Everest besteigen, und es gibt einen Diabetiker, der dies bereits zweimal getan hat, der Spanier Ernest Castellet.

Jede Reise bedeutet, dass Sie sich auf Veränderungen einstellen müssen. Sie essen anderes und anders als zu Hause, Sie haben einen anderen Tagesrhythmus, Sie bewegen sich mehr oder auch weniger. Diese Veränderungen müssen Sie bei der Behandlung des Diabetes berücksichtigen. Fahren Sie im Urlaub zum Faulenzen an einen Strand, werden Sie andere Dinge beachten müssen als bei einer Trekkingtour durch unwegsames Gelände mit hohem körperlichen Einsatz. Logieren Sie in einem Hotel mit Vollpension, müssen Sie sich um Ihre Verpflegung eher mehr Gedanken machen als in einer Ferienwohnung oder bei einem Campingurlaub, wenn Sie selbst kochen. Wird es möglich sein, überall und so oft wie nötig den Blutzucker zu messen? Könnte es Probleme bei Transport oder Aufbewahrung des Insulins geben? Welche Konsequenzen ergeben sich aus den Zeitverschiebungen bei Reisen in andere Erdteile? Können Sie im Urlaubsland problemlos Insulin besorgen, falls Ihres verdirbt, Sie es verlieren oder es gestohlen wird (→ Checkliste, Seite 116 f.)?

Wenn Sie einen Urlaub planen, sollten Sie vorher überlegen, was Sie davon erwarten und was die Reise für Ihren Diabetes bedeutet. Denken Sie darüber nach, was Ihnen wichtiger ist: einen lange gehegten Traum zu verwirklichen – zum Beispiel eine Trekkingtour durch Tibet – und dabei auch in Kauf zu nehmen, dass der nächste HbA1c-Wert vielleicht schlechter ausfällt? Oder wollen Sie auf „Nummer Sicher" gehen und keine Experimente machen – und buchen statt der Trekkingtour ein Hotel in den Alpen –, wandern können Sie dort ja auch?

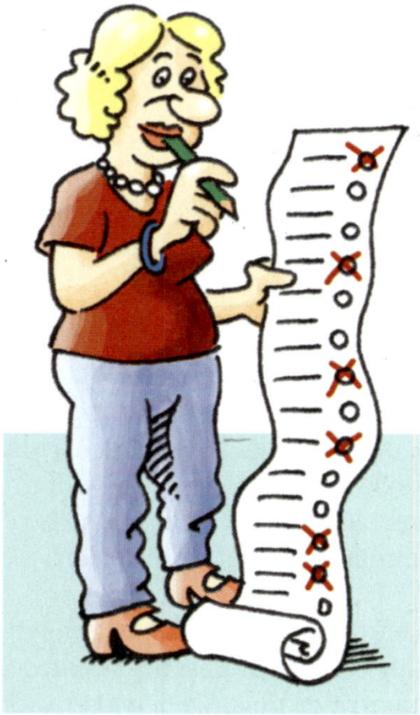

Die große Freiheit einer selbst bestimmten und geführten Therapie – mit oder ohne Insulin –, die sich heute anbietet, bedeutet, dass Sie auch in solchen Fragen bewusst Verantwortung für sich übernehmen. Nur Sie selbst können entscheiden, ob und welche Nachteile Sie kurzfristig tolerieren wollen, um sich einen Herzenswunsch zu erfüllen, und wie wichtig die Erfüllung dieses Wunsches für Sie ist. Auf einen lang gehegten Traum zu verzichten, kann Ihr Lebensgefühl ebenso stark beeinträchtigen wie ein kurzfristig etwas schlechter geregelter Stoffwechsel. Wenn Sie das nicht als Freibrief für generelle Nachlässigkeit im Umgang mit Ihrem Diabetes nehmen, können Sie tatsächlich überallhin verreisen. Sie sollten nur vorher darüber nachdenken und die entsprechenden Maßnahmen treffen. Gut vorbereitet werden Sie mit den Überraschungen, die Sie auf Reisen häufig erleben, besser zurechtkommen.

Checkliste: Woran Sie vor der Reise denken müssen

- Haben Sie genügend Urin- und Blutzucker-Teststreifen eingepackt? Reicht das Haltbarkeitsdatum über den Termin Ihrer Rückkehr hinaus? Nehmen Sie sicherheitshalber jeweils eine Packung mehr mit als Sie normalerweise benötigen, damit Sie eine Reserve haben.
- Haben Sie Blutzucker-Farbteststreifen eingepackt, falls das Messgerät nicht mehr funktioniert? Farbteststreifen sind ziemlich unverwüstlich.
- Bei Typ-1-Diabetes: Haben Sie Keton-Teststreifen dabei?
- Haben Sie genügend Nadeln für die Stechhilfe eingesteckt?
- Reicht Ihr Vorrat an Spritzen, blutzuckersenkenden Medikamenten oder Insulin? Nehmen Sie doppelt so viel Insulin mit, wie Sie normalerweise brauchen; dann darf ein Fläschchen auch einmal zerbrechen, verloren gehen oder verderben.
- Haben Sie auf das Haltbarkeitsdatum der Medikamente geachtet?
- Wenn Sie einen Pen benutzen: Haben Sie einen Ersatz-Pen und ausreichend Pen-Nadeln besorgt?

Checkliste: Woran Sie vor der Reise denken müssen Fortsetzung

- Wenn Sie eine Pumpe tragen: Haben Sie Pumpenzubehör in ausreichender Menge besorgt: Katheter, Pflaster, Batterien, Kartuschen? Haben Sie einen Ersatz-Pen oder Spritzen und das entsprechende Insulin dabei, um bei Pumpenversagen im Notfall damit spritzen zu können?
- Haben Sie mit Ärztin oder Arzt über die Anpassung der Insulindosis bei Zeitverschiebungen gesprochen? Es gibt im Übrigen von den Herstellerfirmen spezielle Broschüren dazu. Erkundigen Sie sich danach.
- Welche Gerichte sind typisch für die Küche des Urlaubszieles (zum Beispiel Plumpudding in England, Kuskus in Nordafrika, Paella in Spanien, Pasta-Gerichte in Italien, Hot Dogs in Dänemark, Moussaka-Auflauf in Griechenland, Dönerkebab in der Türkei, tropische Früchte in der Karibik)? Wie viele BEs haben diese Speisen? Sprechen Sie die Diabetesberaterin in der Diabetes-Schwerpunktpraxis oder -Ambulanz darauf an und rechnen Sie gemeinsam die BEs aus. Aufzeichnungen dieser Besonderheiten stecken Sie in Ihre Handtasche, dann haben Sie sie am Urlaubsziel immer griffbereit und können die landestypische Küche genießen.
- Haben Sie ausreichend Traubenzucker eingekauft? Das ist wichtig, wenn Sie in Länder fahren, in denen nicht an jeder Ecke ein Supermarkt ist.
- Haben Sie einen Diabetes-Ausweis in Landessprache ins Handgepäck gesteckt? Solche Formulare gibt es von Firmen, die Insulin herstellen. Fragen Sie in der Diabetes-Schwerpunktpraxis oder -Ambulanz danach. Auch Selbsthilfegruppen verfügen oft über einen Vorrat an solchen Ausweisen.
- Für Zoll- oder Gepäckkontrolle: Sie können sich beim örtlichen Gesundheitsamt eine Bescheinigung in englischer Sprache über das von Ihnen mitgeführte Material (Spritzen, Messgerät, Teststreifen, Medikamente) ausstellen lassen und in den Pass legen.
- Reicht der Platz in Ihrem Diabetes-Tagebuch für die Dauer der Reise? Packen Sie sicherheitshalber ein zweites ein.
- Wenn Sie gesetzlich versichert sind: Haben Sie zusätzlich eine private Krankenversicherung abgeschlossen, die auch Notfälle abdeckt, zum Beispiel einen Rücktransport mit dem Flugzeug aus dem Ausland? Achtung: Dabei müssen Sie angeben, dass Sie Diabetes haben, sonst ist die Versicherung ungültig!
- Haben Sie die wichtigsten Begriffe (Apotheke, Arzt, Insulin, Spritze, Kanüle) in der Landessprache notiert oder sich in den Schriftzeichen des Urlaubslandes aufschreiben lassen, damit Sie sich notfalls auf diese Weise verständigen können, wenn der Diabetes-Reiseausweis (→ oben) dafür nicht ausreicht? Häufig genügt auch eine Version in Englisch, Französisch oder Spanisch.
- Wissen Sie, wie Ihr Insulin im Urlaubsland heißt? Erkundigen Sie sich beim Hersteller danach.
- Haben Sie besprochen, wer für Sie zu Hause telefonisch, per Fax oder E-Mail erreichbar ist, wenn Sie in einer Diabetes-Notlage sind?
- Haben Sie ausreichenden Impfschutz, zum Beispiel gegen Gelbfieber, Polio, Tetanus, Hepatitis, Diphtherie, FSME und andere Krankheiten?

Medikamente gehören ins Handgepäck!

Packen Sie alles, was Sie für die Behandlung des Diabetes brauchen, grundsätzlich ins Handgepäck. In den meisten Flugzeugen wird zwar der Gepäckbereich, in dem die Koffer transportiert werden, klimatisiert. Es kann aber vorkommen, dass diese Zonen nicht beheizt werden und das Insulin gefriert, denn in Reiseflughöhen von 8 000 bis 10 000 Metern ist es extrem kalt. Insulin, das Frost bekommen hat, wirkt nicht mehr. Das können Sie sehen: Normalinsulin, das sonst klar ist, bekommt dann braune Schlieren; das normalerweise leicht grau aussehende Verzögerungsinsulin verklumpt. Insulin, das am Reiseziel anders als gewohnt aussieht, sollten Sie nicht mehr verwenden, sondern wegwerfen. Haben Sie zu wenig Insulin eingepackt, müssen Sie es sich von einer Ärztin oder einem Arzt vor Ort verschreiben lassen und können es sich in jeder Apotheke oder notfalls auch in einer Klinik besorgen.

Es kommt nicht selten vor, dass ein Koffer verloren geht oder nicht am Zielort, sondern irgendwo sonst in der Welt landet. Dann müssen Sie möglicherweise ein bis zwei Tage oder sogar länger auf Ihr Insulin oder Ihre Tabletten warten. Bis dahin ist der Blutzucker längst außer Kontrolle geraten.

Bei Hitze und Kälte: Medikamente richtig verstauen

Lassen Sie Tabletten oder Insulin nicht im Auto liegen, zum Beispiel im Handschuhfach. Wenn der Wagen in der prallen Sonne steht, heizt sich das Innere schnell auf über 50 Grad Celsius auf; im Winter gefriert es auch im Wageninneren. Packen Sie beides besser in den Koffer zwischen mehrere Schichten Kleidung, das schützt vor Hitze und Kälte.

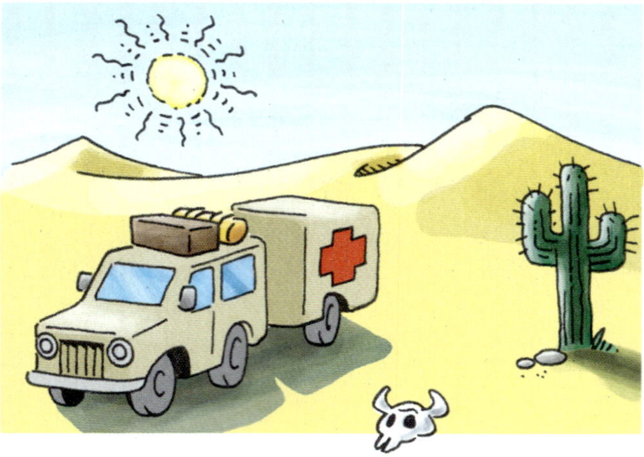

Tabletten bewahren Sie am Reiseziel dunkel, kühl und trocken auf (Schrank, Nachttisch). Die tägliche Ration stecken Sie in einem kleinen Döschen in Ihre Tasche.

Insulin legen Sie am Ziel der Reise in eine Schublade oder bewahren es im Koffer auf. Auch die Minibar in Ihrem Hotelzimmer oder der Kühlschrank in der Ferienwohnung bieten sich als

Am Steuer von Auto und anderen Fahrzeugen

Wenn Sie mit Diabetes – gleichgültig ob Typ 1 oder Typ 2 – ein Fahrzeug steuern wollen (Auto, Motorrad, Schiff), tragen Sie besondere Verantwortung. Eine Unterzuckerung (→ Seite 77 ff.) kann leicht zu schweren Unfällen führen, bei denen Sie sich und andere gefährden. Sie sollten deshalb unbedingt Folgendes beachten:

- Messen Sie vor Antritt der Fahrt den Blutzucker. Liegt er unter 100 mg/dl, sollten Sie ein bis zwei lang wirkende BEs essen (einen Apfel oder eine Birne, eine Banane, einen Schoko- oder Müsliriegel, ein halbes belegtes Brot).
- Deponieren Sie Traubenzucker-Täfelchen oder eine Dose zuckerhaltige Limonade griffbereit neben sich oder in Ihrer Jackentasche.
- Achten Sie besonders sorgfältig auf Anzeichen einer Unterzuckerung (→ Seite 79 f.). Spüren Sie solche Anzeichen, trinken Sie sofort ein Glas Limonade, oder essen Sie zwei bis vier Traubenzuckertäfelchen und trinken ein Glas Wasser dazu. Wenn möglich, sollten Sie dabei anhalten oder – auf dem Schiff – das Steuer jemand anderem überlassen. Wenn Sie sich sehr konzentrieren oder unter Anspannung fahren (zum Beispiel mit hohem Tempo auf der Autobahn), Ihre Adrenalinspiegel also hoch sind, kann es sein, dass Sie gar keine Unterzuckerungssymptome spüren. Dann müssen Sie den Blutzucker häufiger messen, auch wenn Sie sich wohlfühlen.
- Auf langen Reisen sollten Sie alle zwei Stunden eine Pause einlegen und den Blutzucker messen.

Aufbewahrungsort an. Im Hotel sollten Sie dann am Empfang Bescheid sagen, damit das Personal die Schachtel mit dem Insulin nicht irrtümlich aus der Minibar entfernt. Insulin können Sie allerdings auch unbedenklich sechs Wochen lang bei Temperaturen um 40 Grad Celsius aufbewahren. Es hat sich gezeigt, dass die Wirkung dadurch nicht beeinträchtigt wird. Sie können es also auch bei einer Wüsten-Safari im Rucksack, am besten zwischen Kleidungsstücken deponiert, mitnehmen. Nur der direkten Sonneneinstrahlung sollten Sie es nicht aussetzen. Wenn Sie das Insulin mit an den Strand nehmen, stecken Sie es zwischen Handtücher in Ihre Tasche, oder Sie graben es einige Zentimeter tief in den Sand ein und stellen Ihre Tasche darüber, sodass diese Stelle nicht von der Sonne aufgeheizt wird.

Im Winter sollten Sie Insulin und Blutzucker-Messgerät vor Frost schützen. Stecken Sie beides in die innere Brusttasche des Anoraks oder Mantels oder in einen kleinen Beutel, den Sie unter dem Mantel tragen.

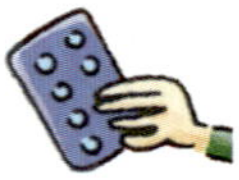

Mit der Pille verhüten?

Grundsätzlich können Sie bei Diabetes jede Verhütungsmethode anwenden. Wenn Sie die Pille nehmen wollen, sollten Sie jedoch einige Aspekte, die für Sie wichtig sind, zusätzlich berücksichtigen.

Die Pille – medizinisch auch Ovulationshemmer (den Eisprung verhindernd) oder orales Kontrazeptivum (einzunehmendes Mittel zur Empfängnisverhütung) genannt – kann den Kohlenhydratstoffwechsel beeinflussen, und darauf sollten Sie bei Diabetes achten. Es gibt Präparate, die den Insulinbedarf so gut wie nicht verändern, und andere, bei denen er ansteigt. Wenn Sie Insulin spritzen, sollten Sie also gerade zu Beginn der Einnahme darauf achten, ob und wie die Pille Ihren Stoffwechsel beeinflusst.

Einphasige Präparate mit stets gleich bleibendem Hormonanteil werden bei Diabetes meist besser vertragen als Zwei- oder Dreiphasen-Pillen mit wechselnden Zusammensetzungen. Wenn Sie aber zum Beispiel eine Mehrphasen-Pille nehmen, die Sie gut vertragen und mit der Ihr Stoffwechsel gut eingestellt ist, sollten Sie das Präparat nicht wechseln. Entscheidend ist, wie gut Sie mit der jeweiligen Pille zurechtkommen. Da sich der Insulinbedarf leicht angleichen lässt, kann prinzipiell nahezu jede Pille geeignet sein.

Im Übrigen gelten dieselben Gegenanzeigen wie bei anderen Frauen sowie zusätzliche, die durch den Diabetes bedingt sind. Unter folgenden Bedingungen bedeutet die Pille für Sie ein erhöhtes Risiko für Thrombosen:

- Sie sind über 35 Jahre alt.
- Sie rauchen.
- Sie haben hohen Blutdruck.
- Sie sind übergewichtig.
- Sie haben Fettstoffwechsel-Störungen (zum Beispiel stark erhöhte Cholesterinwerte).
- Sie leiden unter starker Migräne.
- In Ihrer Familie besteht eine verstärkte Neigung zu Thrombosen (zum Beispiel bei Eltern, Großeltern, Geschwistern) oder Sie haben einen Mangel an gerinnungshemmenden Faktoren (erkennbar durch spezielle Blutuntersuchungen).
- Ihre Nieren sind durch den Diabetes bereits geschädigt oder Sie scheiden im 24-Stunden-Urin mehr als 30 mg

Albumin aus (→ Seite 172). Dann enthält Ihr Blut mehr Stoffe, die die Blutgerinnung fördern, sodass sich das Thrombose- und Herzinfarktrisiko deutlich erhöhen.
- Sie haben deutlich ausgeprägte Veränderungen oder Einblutungen in der Netzhaut (proliferative Retinopathie).

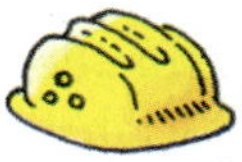

Arbeit und Beruf

Typ-1-Diabetes begleitet Sie meist während Ihres ganzen Arbeitslebens. Mit einer intensivierten Insulintherapie – insbesondere bei einer Behandlung mit der Pumpe – können Sie ein nahezu normales Leben ohne nennenswerte Einschränkung führen. Sie erlaubt auch im Beruf größtmögliche Freiheit und sichert Ihnen dieselben Möglichkeiten, die Ihre Kolleginnen und Kollegen haben. Trotzdem tauchen immer wieder Fragen auf, die Sie im Berufsalltag beschäftigen, zum Beispiel zum Verhalten am Arbeitsplatz, zu Umschulungsmöglichkeiten, Kündigungsschutz, Bewerbungsgespräch. Diese sind auch bei Typ-2-Diabetes wichtig, wenn Sie noch einige Jahre bis zum Ruhestand vor sich haben.

Bewerbung

Wenn Sie sich um einen Arbeitsplatz bewerben, sind Sie nicht immer verpflichtet, den Diabetes von vornherein in Ihren Unterlagen anzugeben. Auch einen Schwerbehindertenstatus (→ Seite 125) müssen Sie nicht unbedingt aufführen. Häufig sehen sich Arbeitgeber bei solchen Angaben veranlasst, Ihre Mappe gleich auszusortieren, und Sie gar nicht erst zum Bewerbungsgespräch zu bitten.

Anders sieht es jedoch aus, wenn Sie dazu konkret befragt werden. In diesem Fall müssen Sie den Diabetes und/oder Ihren Schwerbehindertenstatus angeben. Dies soll – so die Rechtsprechung – auch dann gelten, wenn die Behinderung keine Auswirkungen auf Ihre Arbeitsleistung hat. Ebenso muss die Frage, ob ein Antrag auf Feststellung einer Schwerbehinderung gestellt ist, wahrheitsgemäß beantwortet werden. Tun Sie das nicht, gilt das als arglistige Täuschung. Ein späterer Arbeitsvertrag ist dann anfechtbar.

Werden derartige Fragen nicht gestellt oder stehen sie in einem Fragebogen unter der Überschrift „freiwillige Angaben“, besteht eine solche Offenbarungspflicht nicht. Allerdings: Ist für Sie erkennbar, dass Sie wegen der Behinderung oder wegen Ihres Diabetes die vorgesehene Arbeit nicht leisten können, müssen Sie die Behinderung oder den Diabetes auch ohne ausdrückliche Befragung angeben.

Zum Bewerbungsgespräch sollten Sie auf jeden Fall ein ärztliches Attest mitnehmen, in dem Ärztin oder Arzt detailliert angeben, wie lange Sie bei ihr oder ihm in Behandlung sind, dass Sie im Umgang mit Diabetes geschult und in der Lage sind, den Blutzucker zuverlässig zu regulieren. Außerdem sollte aus dem Attest hervorgehen, dass Sie aus fachärztlicher Sicht für die Stelle, um die Sie sich bewerben, auch mit Ihrem Diabetes geeignet sind. Ein solches ausführliches Attest kann bei Personalentscheidungen ein wichtiger Anstoß sein, Sie anderen Bewerberinnen oder Bewerbern vorzuziehen – weil aus dem verantwortungsvollen Umgang mit dem Diabetes auf Ihr grundsätzliches Verantwortungsbewusstsein geschlossen werden kann und darauf, wie motiviert Sie sind, die Stelle zu bekommen.

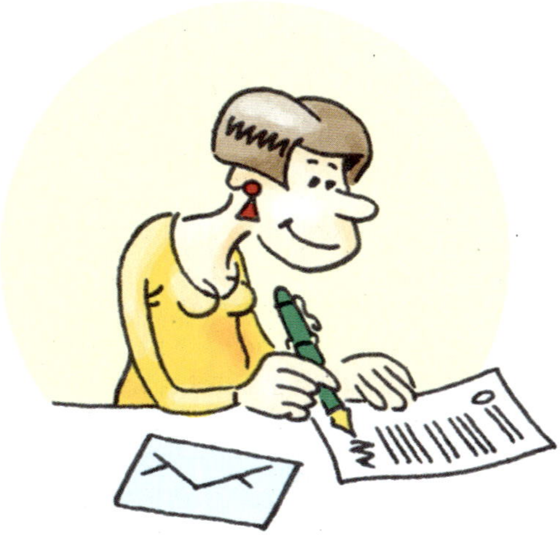

Falls Sie überlegen, den Diabetes zu verschweigen: Ist das tatsächlich eine gute Entscheidung? Bedenken Sie, wie viel Kraft es Sie jeden Tag kostet, das Blutzuckermessen und Spritzen zu verheimlichen. Oder welche Auswirkungen es auf Ihre Stoffwechselführung hat, wenn Sie zum Beispiel vor dem Mittagessen in der Kantine eine grob geschätzte Zahl von Insulineinheiten spritzen, obwohl Sie gar nicht wissen, was Sie essen wollen oder welche Gerichte angeboten werden. Ebenso problematisch kann es sein, das Insulin hinterher zu spritzen und damit unter Umständen stark erhöhte Blutzuckerwerte zu provozieren. Sie riskieren darüber hinaus, dass Sie am Arbeitsplatz eine schwere Unterzuckerung bekommen und Ihre Kolleginnen und Kollegen nicht wissen, was mit Ihnen los ist – angemessen reagieren können sie dann ebenfalls nicht. Mit dem Verheimlichen schränken Sie Ihre persönliche Freiheit stark ein, und letztlich leidet darunter Ihre Lebensqualität ganz erheblich.

Bedenken Sie auch: Was für ein Gefühl würde es sein, beim Messen oder Spritzen auf der Toilette „erwischt“ zu

Spezialschulung: Diabetes in Beruf und Alltag

Mittlerweile gibt es spezielle Schulungsangebote, wie Sie im beruflichen (und privaten) Alltag mit Diabetes gut umgehen können. Dabei lernen Sie, wie Sie Vorurteilen und Ängsten bei Kolleginnen und Kollegen oder auch Vorgesetzten begegnen, wie Sie mit Diabetes Karriere machen können oder auch wie Sie Ihren Kolleginnen und Kollegen zeigen, was bei einer Unterzuckerung zu tun ist. In Rollenspielen werden die verschiedenen Situationen simuliert und geübt. Erkundigen Sie sich bei der ärztlichen Fachgesellschaft (→ Seite 206) oder im Internet (→ Seite 208), wer solche speziellen Schulungen anbietet.

werden? Ist es dann nicht doch besser, offensiv vorzugehen, statt sich zu verstecken? Den Kolleginnen und Kollegen zu zeigen, wie gut Sie mit Ihrem Diabetes leben können? Wie wenig Sie sich auch beim Essen einschränken müssen? Wie soll sich an den Vorurteilen der Gesellschaft gegenüber Menschen mit Diabetes etwas ändern, wenn Sie nicht selbst dafür sorgen, dass Barrieren abgebaut werden?

Und: Während der Probezeit sind Sie kurzfristig ohne Angabe von Gründen kündbar. Wenn während dieser Zeit Ihr Diabetes doch bekannt wird, riskieren Sie unnötig Ihren Arbeitsplatz.

Großbetriebe sind meist eher bereit, Menschen mit Diabetes zu beschäftigen als mittlere oder kleine Unternehmen. Viele Konzerne – zum Beispiel die großen Automobilhersteller – haben für ihre betroffenen Mitarbeiterinnen und Mitarbeiter sogar ein besonderes Beratungs- und Betreuungsangebot eingerichtet. Die Deutsche Bahn AG beispielsweise hat Empfehlungen zur Beschäftigung von Menschen mit Diabetes erstellt. Darin heißt es, dass gut geschulte und kooperative Diabetikerinnen und Diabetiker bei guter Stoffwechselführung im Betriebsdienst der Deutschen Bahn beschäftigt werden können.

Die Situation in Österreich: Bei einer Neubewerbung sind Sie nicht verpflichtet, Ihre Krankheit anzugeben. Falls Sie darauf verzichten, von den vorhandenen Vergünstigungen zu profitieren, braucht Ihr Dienstgeber es überhaupt nicht zu erfahren. Wenn Sie jedoch den Steuerfreibetrag beanspruchen (→ Seite 132), wird er davon wissen; und wenn Sie den Antrag auf Zugehörigkeit zum Kreis begünstigter Behinderter stellen, wird Ihr Dienstgeber darüber vom Bundessozialamt verständigt. In diesen beiden Fällen lässt sich der Diabetes also ohnehin nicht verheimlichen.

Diabetes sollte grundsätzlich kein Ausschließungsgrund für eine Bewerbung in den öffentlichen Dienst sein. Er ist es auch nicht, was den Wehrdienst betrifft. Im Gegensatz zu Deutschland, wo Diabetiker als wehruntauglich gelten, hängt dies in Österreich vom Einzelfall ab.

Gleichstellung mit Schwerbehinderten

Haben Sie keinen Schwerbehindertenstatus und befürchten Sie, dass Ihnen möglicherweise aufgrund Ihres Diabetes gekündigt wird, können Sie beim Arbeitsamt einen Antrag auf Gleichstellung mit Schwerbehinderten stellen. Diese Gleichstellung bedeutet, dass Sie einen besseren Kündigungsschutz genießen, sie tritt an dem Tag in Kraft, an dem Ihr Antrag vom Arbeitsamt angenommen wird. Vorher muss Ihnen das zuständige Versorgungsamt jedoch mindestens den Grad 30 einer Behinderung zuerkannt haben (→ Seite 125). Die Entscheidung des Versorgungsamts hat Vorrang, dann erst kann auch das Arbeitsamt Ihren Antrag auf Gleichstellung bearbeiten.

Das Arbeitsamt nimmt Ihren Antrag jedoch nur an, wenn Sie vorher schriftlich zustimmen, dass Ihr Arbeitgeber über den Vorgang informiert wird, denn schließlich ändern sich durch die Gleichstellung mit Schwerbehinderten wesentliche arbeitsrechtliche Aspekte, gerade hinsichtlich des Kündigungsschutzes (→ Seite 127). Davon muss das Arbeitsamt den Arbeitgeber in Kenntnis setzen. Wenn Sie das nicht wollen, sollten Sie auf den Gleichstellungsantrag verzichten.

Nur Mut!

Es gibt viele Möglichkeiten, sich innerbetrieblich zu engagieren und dabei auch Vorurteile gegenüber Menschen mit Diabetes zu entkräften. Ob Sie für den Betriebsrat, Personalrat, als Vertrauensfrau oder -mann für die Gewerkschaft oder für ehrenamtliche Positionen kandidieren – mit einem solchen Engagement können Sie auch eine Lanze für einen freien und ungezwungenen Umgang mit Diabetes brechen. Sie erfahren Anerkennung und Zuspruch, und nicht selten kommen Sie in Ihrer beruflichen Laufbahn einen Schritt weiter. Haben Sie Mut, sich solchen Aufgaben zu stellen – mit und gerade wegen Ihres Diabetes!

Umschulung

Eine Umschulung können Sie beantragen, wenn die Folgen des Diabetes Sie in Ihrem Arbeitsleben so beeinträchtigen, dass Sie Ihren Beruf nicht mehr angemessen ausfüllen können. Aber Vorsicht! Wenn Sie auf Ihrem alten Arbeitsplatz oder in Ihrem derzeitigen Beruf bleiben möchten, sollten Sie erst einmal alle verfügbaren Möglichkeiten ausschöpfen, Ihren Blutzucker besser zu regulieren. Wahrscheinlich gewinnen Sie dann ganz oder annähernd Ihre gewohnte Leistungsfähigkeit zurück. Nehmen Sie – auch zum wiederholten Male – an einer Schulung zur optimalen Blutzuckerkontrolle teil, zum Erkennen und Vermeiden von Unterzuckerungen und/oder zur optimalen Einstellung Ihres Blutdrucks. Erkundigen Sie sich bei einem Diabetes-Zentrum, bei der ärztlichen Fachgesellschaft (→ Seite 206) oder im Internet (→ Seite 208), welche speziellen Schulungen in Ihrem Fall infrage kommen und von wem diese angeboten werden. Auf diese Weise kann eine Umschulung oft vermieden werden.

Das gilt auch, wenn Sie einen der Berufe ausüben, die für Menschen mit Diabetes eher weniger geeignet sind (zum Beispiel Busfahrer) und ein Diabetes bei Ihnen festgestellt wird. Dann brauchen Sie nicht sofort umgeschult zu werden.

» Ich habe meinen Diabetes seit 32 Jahren. Jetzt werde ich Rentner. Das bedeutet für mich den Ausstieg aus dem Berufsleben. 32 Jahre ging es aber sehr gut. «

Unternehmen Sie erst einmal alle Anstrengungen, Ihren Blutzucker gut zu regulieren. Oft werden Sie dann an Ihrem Arbeitsplatz bleiben können.

Sollten Sie ohnehin unglücklich in Ihrem Beruf oder an Ihrem Arbeitsplatz sein, kann der Diabetes Ihnen eine Gelegenheit bieten, endlich das zu erlernen und auszuüben, was Sie schon immer tun wollten.

Eine Umschulung müssen Sie beim Arbeitsamt beantragen oder mit Ihrem Arbeitgeber über die Möglichkeiten einer betriebsinternen Umschulung sprechen.

Schwerbehindertenausweis

Die Situation in Deutschland

Mit Diabetes können Sie einen Schwerbehindertenausweis beantragen. Damit genießen Sie besondere Rechte am Arbeitsplatz, aber auch steuerliche Vergünstigungen, und Sie haben Anspruch auf Gebührenerlässe.

Einen Antrag für einen Schwerbehindertenausweis stellen Sie beim örtlichen Versorgungsamt, das mittlerweile häufig „Amt für soziale Angelegenheiten“ heißt. Wenn an Ihrem Wohnort keine solche Behörde ist, erkundigen Sie sich bei der Gemeinde, welches Amt für Sie zuständig ist.

Der Grad der Behinderung wird in Deutschland und Österreich gleichermaßen in Fünfer- und Zehnerschritten von 10 bis 100 bemessen. Für Diabetes gelten die folgenden Einstufungen:

- Grad 10: Ihr Blutzucker ist durch gesunde Ernährung allein oder zusätzlich durch Medikamente mit den Wirkstoffen Acarbose bzw. Miglitol (→ Seite 74 ff.) oder Metformin (→ Seite 70 ff.) gut zu regulieren (nur Typ-2-Diabetes).
- Grad 20: Sie werden zusätzlich zu den oben genannten Mitteln oder ausschließlich mit Sulfonylharnstoffen (→ Seite 72 ff.) behandelt (nur Typ-2-Diabetes).
- Grad 30: Sie werden zusätzlich zu den oben genannten Mitteln mit Insulin behandelt, oder Sie spritzen Insulin nur zu den Mahlzeiten (nur Typ-2-Diabetes).
- Grad 40: Sie werden nur mit Insulin behandelt, entweder mit einer konventionellen oder einer intensivierten Insulintherapie (→ Seite 58 f., Typ-1- und Typ-2-Diabetes).

- Grad 50: Der Blutzucker ist schwer zu regulieren, es kommt gelegentlich zu teilweise ausgeprägten Unterzuckerungen (Typ-1- und Typ-2-Diabetes).
- Grad 70: Der Stoffwechsel entgleist häufig schwer, es kommen schwere Über- und Unterzuckerungen vor.
- Grad 80–100: Es liegen Folgeschäden vor (gilt für Österreich).

Als schwer behindert gelten Sie, wenn mindestens Grad 50 festgestellt wurde. Um den Grad festzulegen, erkundigt sich das Versorgungsamt bei Ihren behandelnden Ärztinnen oder Ärzten und verlangt Einblick in Befunde und medizinische Gutachten, häufig werden Sie auch zu einem Vertrauensarzt überwiesen. Dafür entbinden Sie bei der Antragstellung Ihre Ärztinnen oder Ärzte von der Schweigepflicht. Es ist deshalb sinnvoll, dass Sie alle Beteiligten darüber informieren, dass Sie einen Antrag für einen Schwerbehindertenausweis gestellt haben.

Es gibt verschiedene Merkzeichen, die zusätzlich eingetragen werden können. Das Merkzeichen G steht für „eingeschränktes Gehvermögen“ (zum Beispiel beim diabetischen Fuß, → Seite 180), das Merkzeichen aG steht für „außergewöhnlich gehbehindert“, wenn zum Beispiel der Fuß amputiert worden ist, das Merkzeichen H bedeutet „auf fremde Hilfe angewiesen“, was beispielsweise für Kinder mit Diabetes zutrifft. Mit diesen Merkzeichen stehen Ihnen weitere Vergünstigungen zu, unter anderem bei der Benutzung von öffentlichen Verkehrsmitteln.

Das Merkzeichen Bl bedeutet, dass Sie stark sehbehindert oder blind sind, sodass Sie sich außerhalb Ihrer Wohnung nicht ohne fremde Hilfe zurechtfinden. Das Merkzeichen B zeigt an, dass Sie bei der Benutzung von öffentlichen Verkehrsmitteln eine Begleitung brauchen, zum Beispiel, weil Sie allein nicht ein- oder aussteigen können.

Wenn Sie mit der Einstufung durch das Versorgungsamt nicht einverstanden sind, können Sie gegen den Bescheid innerhalb eines Monats Widerspruch einlegen. Den Widerspruch müssen Sie schriftlich begründen. Vorher sollten Sie sich unbedingt rechtlich beraten lassen. Eine Selbsthilfegruppe kann Ihnen dabei wichtige Tipps geben.

Bleibt dieser Widerspruch erfolglos, können Sie beim Sozialgericht gegen die Einstufung klagen. Dafür brauchen Sie keinen Rechtsanwalt, und es entstehen für Sie auch keine Kosten.

Gültigkeitsdauer und Veränderungen

Der Schwerbehindertenausweis wird immer nur befristet erteilt. Das heißt, Sie müssen die Schwerbehinderung in regelmäßigen Abständen – meist alle fünf Jahre – überprüfen lassen.

Verschlechtert sich Ihr Gesundheitszustand, können Sie einen „Verschlimmerungsantrag“ beim Versorgungsamt stellen, um einen höheren Grad der Behinderung zuerkannt zu bekommen. Dabei müssen Sie folgende Angaben machen:

- Welche der bereits vorhandenen Behinderungen hat sich verschlimmert?
- Welche Behinderungen sind neu aufgetreten?
- Wurden diese seit der letzten Feststellung der Behinderung ärztlich behandelt?
- Mussten Sie deshalb ins Krankenhaus oder zur Kur?
- Können Sie erklären, warum sich die Situation verschlimmert hat?

Entsprechende Vordrucke für einen solchen Antrag erhalten Sie bei der Gemeinde oder direkt beim Versorgungsamt.

Vergünstigungen

Mit einem Schwerbehindertenausweis – Voraussetzung dafür ist die Einstufung mit Grad 50 – kommen Sie in den Genuss einiger Vergünstigungen:

- Wenn Sie berufstätig sind, bekommen Sie fünf Tage mehr Urlaub pro Jahr. Arbeiten Sie an sechs Tagen der Woche, sind es sechs Tage mehr, bei einer verkürzten Arbeitszeit entsprechend weniger.
- Ohne Zustimmung der Hauptfürsorgestelle kann Ihnen nicht gekündigt werden. Diese Zustimmung muss der Arbeitgeber vor der Kündigung einholen, oft wird sie nicht erteilt. Versäumt es der Arbeitgeber, die Fürsorgestelle zu fragen, ist die Kündigung unwirksam.
- Ihnen stehen Steuervergünstigungen zu (→ Seite 128).
- Wenn im Schwerbehindertenausweis das Merkzeichen G (eingeschränktes Gehvermögen) eingetragen wurde, werden Sie in Verkehrsmitteln des öffentlichen Nahverkehrs kostenlos befördert. Zuschläge (zum Beispiel für einen Fahrschein erster Klasse) müssen Sie jedoch bezahlen. Bei der Kraftfahrzeugsteuer bekommen Sie eine Ermäßigung von 50 Prozent.

- Mit dem Merkzeichen aG (außergewöhnliche Gehbehinderung) haben Sie Anspruch auf einen reservierten Parkplatz in der Nähe Ihrer Wohnung oder/und Ihres Arbeitsplatzes sowie auf Parkerleichterungen in der Stadt.
- Mit den Merkzeichen Bl und H können Sie kostenlos eine Wertmarke vom Versorgungsamt bekommen und die öffentlichen Nahverkehrsmittel umsonst benutzen. Außerdem müssen Sie keine Steuern für Ihr Auto bezahlen, wenn dieses auf Sie zugelassen ist.
- Beim Merkzeichen B wird die Begleitperson in Bussen, Zügen und im Flugzeug kostenlos befördert.
- Mit dem Merkzeichen RF werden Sie von den Rundfunk- und Fernsehgebühren befreit. Darauf haben Sie auch Anspruch, wenn Sie so stark sehbehindert sind, dass Ihnen deshalb mindestens Grad 60 zuerkannt wurde, oder wenn Sie blind sind, oder wenn Sie mindestens Grad 80 haben und keine öffentlichen Veranstaltungen mehr besuchen können. Außerdem ermäßigen sich die Telefonverbindungsgebühren der Deutschen Telekom monatlich um 15,74 DM; wenn Sie Grad 90 haben, um 19,78 DM.
- Für viele Veranstaltungen, für Museen, Kinos, Theater, Konzerte oder öffentliche Schwimmbäder erhalten Sie Eintrittsermäßigungen.
- In Ämtern werden Sie bevorzugt bedient.
- In Vereinen und Verbänden bezahlen Sie häufig geringere Mitgliedsbeiträge.
- Auf Schiffen oder für spezielle Bahnen (zum Beispiel Gondelbahnen) erhalten Sie Ermäßigungen auf den Fahrpreis.

Informationsblätter mit genauen Angaben über diese „Nachteilsausgleiche für Schwerbehinderte“ können Sie kostenlos in der Gemeinde- oder Stadtverwaltung oder beim Landratsamt erhalten.

Steuerermäßigung

Je nach Grad der Behinderung bekommen Sie einen pauschalen Steuerfreibetrag pro Jahr, der auf Ihr zu versteuerndes Einkommen angerechnet wird, oder Sie weisen die außergewöhnlichen Belastungen einzeln nach.

Sind Sie unter Grad 50, aber mit mindestens Grad 25 eingestuft, erhalten Sie den Freibetrag nur, wenn

- Ihnen nach dem Gesetz wegen der Behinderung Bezüge wie Renten zustehen,

Pauschale Freibeträge

Grad 25 und 30:	600 DM
Grad 35 und 40:	840 DM
Grad 45 und 50:	1110 DM
Grad 55 und 60:	1410 DM
Grad 65 und 70:	1740 DM
Grad 75 und 80:	2070 DM
Grad 85 und 90:	2400 DM
Grad 95 und 100:	2760 DM

(Stand: Oktober 2000)

- das Recht darauf ruht oder
- der Anspruch durch Zahlung einer Abfindung abgegolten wurde oder
- die Körperbehinderung zu einer dauernden Einbuße der körperlichen Beweglichkeit geführt hat.

Kinder mit Diabetes erhalten bis zum 16. Lebensjahr (auf Antrag auch bis zum 18.) schon bei Grad 25 pauschal einen jährlichen Steuerfreibetrag von 7 200 DM, wenn das Versorgungsamt ihnen auf Antrag das Merkzeichen H gewährt hat. Dieser Steuerfreibetrag kann auf die Eltern übertragen werden. Wenn Ihnen das Merkzeichen Bl zuerkannt wurde, beträgt der Steuerfreibetrag ebenfalls 7 200 DM.

Ändert sich der Grad der Behinderung im Laufe eines Jahres, steht Ihnen immer der günstigere Freibetrag zu.

Darüber hinaus können Sie außerordentliche Krankheitskosten, die einen akuten Anlass haben, geltend machen, auch wenn sie durch den Diabetes verursacht werden. Ebenso Kosten für eine Haushalthilfe.

Wenn Sie geh- und stehbehindert sind, können Sie Kosten für Fahrten absetzen, die aufgrund der Behinderung unvermeidlich sind. Voraussetzung dafür ist, dass Ihnen mindestens Grad 80 oder Grad 70 und zusätzlich das Merkzeichen G zuerkannt wurden. Alle Fahrtkosten müssen Sie nachweisen, und sie müssen angemessen sein – als obere Grenze gelten dabei jährlich insgesamt 3 000 gefahrene Kilometer zu einem km-Preis von 0,52 DM, das sind dann insgesamt 1 560 DM (Stand: Oktober 2000).

Ist im Ausweis das Merkzeichen aG, Bl oder H eingetragen (→ oben), können Sie auch Erholungs-, Freizeit- und Besuchsfahrten von der Steuer absetzen. Dabei liegt die Obergrenze bei jährlich 15 000 gefahrenen Kilometern zu je 0,52 DM (= 7 800 DM).

Den pauschalen Freibetrag können Sie direkt in die Lohnsteuerkarte eintragen lassen, sollten dabei aber bedenken, dass diese Daten dann in der Personalabteilung bekannt sind. Sie können die Steuerfreibeträge im Rahmen des Lohnsteuerjahresausgleichs oder der Einkommensteuererklärung rückwirkend geltend machen, wenn die Behinderung nachweislich schon vorher bestanden hat und vom Versorgungsamt anerkannt wurde.

Eine Mehrbelastung durch die Diabetesbehandlung können Sie aber auch ohne Schwerbehindertenstatus beim Finanzamt vorbringen. Sammeln Sie sämtliche Quittungen für Rezeptgebühren (Zuzahlungen), privat bezahlte Rezepte, Heil- und Hilfsmittel, Kuren, Fahrtkosten zur Arztpraxis oder zum Krankenhaus und ähnliche Ausgaben. Nicht anerkannt werden Ausgaben für Diätkost oder sonstige Spezialernährung. Übersteigen alle Ausgaben zusammen – aufs Jahr berechnet – einen bestimmten Prozentsatz Ihrer Einkünfte, können Sie alles, was darüber hinausgeht, als außergewöhnliche Belastung absetzen.

Vorgezogene Rente

Wenn Sie nachweisen können, dass Sie aufgrund Ihrer Behinderung nicht mehr berufs- oder erwerbsfähig sind, können Sie eine Rente wegen Minderung der Erwerbsfähigkeit beantragen.

Mit 60 Jahren haben Sie Anspruch auf eine Altersrente für Schwerbehinderte, wenn Ihnen mindestens Grad 50 zuerkannt wurde. Sie müssen dann aber nachweisen, dass Sie 35 Jahre lang Beiträge in die Rentenversicherung eingezahlt haben. Diese gesetzliche Regelung ist zurzeit in der Diskussion. Es ist unklar, wie lange die jetzige so bestehen bleibt, denn im Zuge der geplanten Reform des Rentenrechts stehen auch diese Vorschriften auf dem Prüfstand.

Wenn Sie unsicher sind, ob Sie einen solchen Antrag stellen sollen, lassen Sie sich von Ihrer Krankenkasse, von Ihrem Versichertenältesten, der Landesversicherungsanstalt für Arbeiterrentenversicherung (LVA) oder der Bundesversicherungsanstalt für Angestellte (BfA) beraten (Adressen im Telefonbuch).

Buchtipp

Weitere Hinweise für alle Fragen, die sich um berufliche und soziale Themen drehen, gibt das Buch „Diabetes und Soziales“ (Kirchheim Verlag, Mainz 1999, 35,00 DM), auf dem auch die meisten der hier angeführten Angaben beruhen. Geschrieben wurde es von Leo Malcherczyk, der früher ehrenamtlich als Sozialrichter gearbeitet hat und lange Jahre als leitender Angestellter in den Bereichen Arbeits-, Beamten- und Sozialrecht tätig war, sowie dem Arzt für Innere und Sozialmedizin Dr. Hermann Finck. Auch für viele Einzelfragen enthält das Buch wichtige Hinweise.

Die Situation in Österreich

Einen Behindertenpass können grundsätzlich alle beantragen, die ihren Wohnsitz in Österreich haben. Die hierfür notwendige amtliche Bescheinigung über das Ausmaß der Behinderung stellt in Wien der polizeiliche Amtsarzt aus, ansonsten das Gesundheitsamt oder Bundessozialamt (Adressen → Seite 213). Die Einstufung der Behinderung entspricht der in Deutschland (→ Seite 125), wobei der Grad der Behinderung in Prozent angegeben wird.

Gegen den Bescheid des Bundessozialamts über die Einstufung Ihrer Behinderung können Sie innerhalb von zwei Wochen nach Zustellung Einspruch erheben.

Personen mit einer festgestellten Behinderung von mindestens 50 Prozent können sich vom Bundessozialamt einen Behindertenpass ausstellen lassen. Damit können Sie bei diversen kulturellen Veranstaltungen und Freizeiteinrichtungen Ermäßigungen erhalten. Ist es Ihnen aufgrund Ihres Gesundheitszustands nicht zumutbar, öffentliche Verkehrsmittel zu benutzen, brauchen Sie keine motorbezogene Versicherungssteuer zu bezahlen, und Sie erhalten kostenlos eine Autobahnvignette. Eine dafür notwendige Zusatzeintragung müssen Sie beim Bundessozialamt schriftlich beantragen.

Eine Behinderung von mindestens 70 Prozent und die Zusatzeintragung „Fahrpreisermäßigung" im Behindertenpass berechtigen zum Bezug einer Vorteilscard der ÖBB, verbunden mit einer 50-prozentigen Fahrpreisermäßigung auf Eisenbahn- und Buslinien der ÖBB innerhalb Österreichs. Bezieher von Ausgleichszulagen, Versehrtenrenten oder Ähnlichem erhalten die Vorteilscard gratis.

Für Berufstätige gibt es darüber hinaus die Möglichkeit, sich vom Bundessozialamt die so genannte Zugehörigkeit zum Kreis der begünstigten Behinderten bestätigen zu lassen. Dafür muss ein Grad der Behinderung von mindestens 50 Prozent festgestellt sein, Sie müssen österreichischer oder EU-Staatsbürger oder anerkannter Konventionsflüchtling sein. Als begünstigter Behinderter genießen Sie neben erhöhtem Kündigungsschutz – für die Kündigung muss die Zustimmung vom Behindertenausschuss im Bundessozialamt eingeholt werden – und Entgeltschutz verschiedene Förderungsmaßnahmen sowohl im beruflichen (zum Beispiel Arbeitsplatzadaptierungen) als auch privaten Bereich (zum Beispiel technische und orthopädische Hilfsmittel).

Der Dienstgeber ist verpflichtet, auf den Gesundheitszustand von begünstigten Behinderten Rücksicht zu nehmen. Wer sich dennoch den Anforderungen nicht mehr gewachsen fühlt, kann eine Umschulung in Betracht ziehen (darüber informiert Sie Ihr Arbeitsmarktservice). Die Möglichkeit, wegen geminderter Arbeitsfähigkeit vorzeitig in Pension zu gehen, gibt es seit 1. Juli 2000 nicht mehr. Ist allerdings Ihre Arbeitsfähigkeit so stark beeinträchtigt, dass Invalidität oder Berufsunfähigkeit vorliegt, besteht ein Anspruch auf entsprechende Pension.

Pauschale Freibeträge

Der jährliche pauschale Steuerfreibetrag nach Paragraph 35 Einkommensteuergesetz (EStG) beträgt bei einer Minderung der Erwerbsfähigkeit von

25 bis 34 Prozent:	996 öS
35 bis 44 Prozent:	1 332 öS
45 bis 54 Prozent:	3 324 öS
55 bis 64 Prozent:	4 020 öS
65 bis 74 Prozent:	4 992 öS
75 bis 84 Prozent:	5 964 öS
85 bis 94 Prozent:	6 960 öS
95 bis 100 Prozent:	9 984 öS

Mit Diabetes haben Sie gemäß Paragraph 35 Einkommensteuergesetz Anspruch auf einen jährlichen Steuerfreibetrag für Körperbehinderte, und zwar je Grad der Behinderung (bzw. nach der Minderung der Erwerbsfähigkeit) zwischen 996 öS und 9 984 öS.

Der jeweilige Freibetrag steht Ihnen ebenso zu, wenn Ihre nicht verdienende Ehefrau oder Ihr Ehemann an Diabetes erkrankt ist. Für Kinder gibt es – sofern Sie nicht schon Pflegegeld beziehen – den Freibetrag bis zur dritten Stufe (45 bis 54 Prozent der Behinderung); bei einer Behinderung ab 50 Prozent erhalten Sie erhöhte Familienbeihilfe, wodurch Ihr Anspruch auf den Steuerfreibetrag entfällt.

Für die Diätverpflegung erhalten Sie zusätzlich einen Pauschalbetrag von 950 öS monatlich. Sollten Ihre Mehraufwendungen höher sein als die zugestandenen Pauschalbeträge, können Sie durch Vorlage entsprechender Belege die tatsächlich entstandenen Kosten geltend machen. Erkundigen Sie sich hierzu bei Ihrem zuständigen Finanzamt.

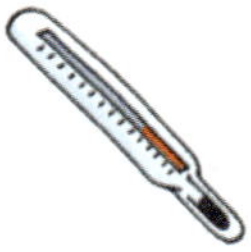

Fieber, Grippe & Co. – was tun bei Krankheiten?

Wenn Sie krank werden, arbeitet Ihr Abwehrsystem auf Hochtouren und Ihr Bedarf an Insulin und Tabletten verändert sich. Dass Sie krank werden, merken Sie bei Diabetes möglicherweise schon ein bis zwei Tage vorher an plötzlichen Blutzuckerspitzen mit Werten bis zu 300 mg/dl oder mehr, für die Sie keine Erklärung haben. Wenn Sie mit Tabletten, einer konventionellen oder ergänzenden Insulintherapie behandelt werden und nur den Urinzucker prüfen, kann es sein, dass Sie plötzlich Zucker ausscheiden, obwohl Sie wie üblich gegessen, die Tabletten eingenommen oder Insulin gespritzt haben.

Sobald Sie sich krank fühlen, sollten Sie unverzüglich Ärztin oder Arzt aufsuchen, damit der Blutzucker überprüft und bei Bedarf die Insulindosis angeglichen werden kann. Wenn Sie bisher nur mit Tabletten behandelt worden sind, ist es häufig nötig, dass zusätzlich Insulin gespritzt wird, bis Sie wieder gesund sind.

Bei einer intensivierten Insulintherapie gilt: Solange Sie krank sind, sollten Sie den Blutzucker besonders häufig messen und die Insulindosis immer wieder anpassen. Das kann manchmal ein ziemliches Hin und Her bedeuten – was sich normalisiert, wenn Sie wieder gesund sind.

Stellen Sie fest, dass der Blutzucker sehr in die Höhe schießt, sollten Sie prüfen, ob Sie mit dem Urin Azeton ausscheiden. Ist das der Fall, müssen Sie mehr Insulin spritzen als sonst. Ziel ist, den Blutzucker wieder auf Werte unter 180 mg/dl zu bringen. Wie viele Einheiten Insulin Sie dafür brauchen, richtet sich nach Ihrer individuellen Situation.

Bei einem grippalen Infekt mit Schnupfen, Husten, Halsschmerzen und/oder Heiserkeit ohne Fieber sollten Sie das Normalinsulin, das Sie zum Essen spritzen, um 10 Prozent erhöhen. Prüfen Sie anhand der Blutzuckerwerte, ob das genügt.

Wenn Sie Fieber bekommen, müssen Sie die Insulindosis noch weiter erhöhen. Als Faustregel gilt dabei: pro Grad Temperaturerhöhung sollte die Insulinmenge um 25 Prozent gesteigert werden. Aber Vorsicht – wenn Sie krank sind, essen Sie auch weniger. Besprechen Sie die genaue Dosierung auf jeden Fall mit Ärztin oder Arzt und messen Sie in diesen Tagen häufiger als sonst den Blutzucker.

Ist Ihnen übel, müssen Sie erbrechen oder haben Sie starken Durchfall, dürfen Sie auf keinen Fall versäumen, trotzdem Insulin zu spritzen, auch wenn Sie wenig oder gar nichts essen. Dann sollten Sie sich auch sofort mit Ärztin oder Arzt in Verbindung setzen.

Im Krankenhaus

Kaum jemand geht gern ins Krankenhaus – für Menschen mit Diabetes trifft das aber ganz besonders zu, vor allem, wenn sie Insulin spritzen und ihren Blutzucker gut regulieren können. Das hohe Maß an Selbstbestimmung, das Sie dann im Umgang mit Ihrer Krankheit haben, sind viele Ärztinnen und Ärzte im Krankenhaus nicht gewohnt. Nicht selten kommt es deshalb zu einem regelrechten Machtkampf zwischen Ihnen und den Ärztinnen und Ärzten, die häufig glauben, Ihnen vorschreiben zu müssen, wann und wie viel Insulin Sie spritzen sollen – obwohl Sie selbst anders und besser entscheiden würden, weil Ihre Erfahrung Sie das gelehrt hat.

Wenn Sie nicht als Notfall eingeliefert werden, zum Beispiel bei einem Unfall, können Sie solchen Situationen

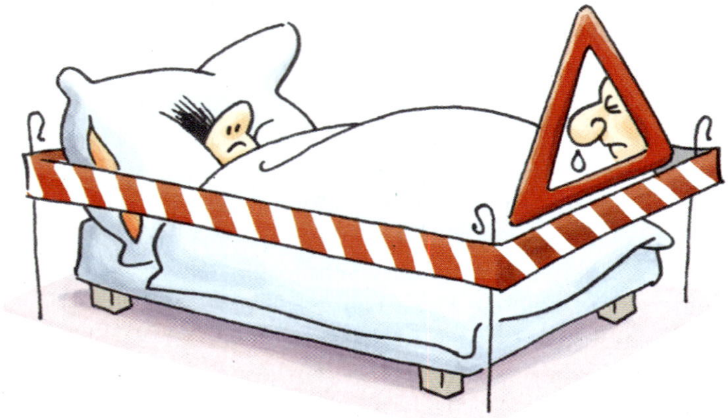

vorbeugen, indem Sie den Klinikärztinnen und -ärzten bereits im Eingangsgespräch sagen, dass Sie in der Lage sind, Ihren Diabetes selbst zu behandeln. Beschreiben Sie, wie Sie das tun und worauf zu achten ist, falls Sie nicht selbst messen und spritzen können. Auch wenn Ihnen solche Fachkompetenz anfangs nicht zugetraut wird, dürften Ihr Diabetes-Tagebuch und die letzten HbA1c-Werte überzeugend genug sein.

Bei einem geplanten Klinikaufenthalt sollten Sie alles mitnehmen, was Sie in den ersten Tagen für die Behandlung Ihres Diabetes brauchen, auch das Insulin. Sie wissen nicht, ob im Krankenhaus gerade das Präparat verfügbar ist, das Sie zu spritzen gewohnt sind. Und bevor Sie sich auf lange Diskussionen einlassen müssen, ist es einfacher, es gleich mitzunehmen, auch Messgerät und Teststreifen. Bestehen Sie darauf, dass Sie in der Klinik mit dem gewohnten Insulin weiter behandelt werden. Innerhalb weniger Tage kann die Krankenhausapotheke alles Nötige beschaffen. Vergessen Sie auch nicht, eine große Tüte Traubenzucker einzupacken – für alle Fälle.

Sollten Sie bei der Behandlung Ihres Diabetes Schwierigkeiten mit dem Pflegepersonal, mit Ärztinnen oder Ärzten haben: Sprechen Sie die zuständige Oberärztin oder den Oberarzt an, die Chefärztin oder den Chefarzt. Auch im Krankenhaus sind Sie „mündig“, und es ist Ihr gutes Recht, dass Ihre Erfahrung und Ihr Wissen ernst genommen werden.

Wenn Ihr Blutzucker eher schlecht reguliert ist, können Sie den Aufenthalt in der Klinik nutzen, um – falls vorhanden – mit den dort tätigen Diabetologinnen oder Diabetologen Ihre Stoffwechseleinstellung zu besprechen, zu korrigieren und zu verbessern.

Das gilt auch bei Typ-2-Diabetes, wenn dieser mit Tabletten behandelt wird. Nutzen Sie den Klinikaufenthalt, um den Blutzucker häufiger überprüfen zu lassen, als Sie es vielleicht zu Hause tun. Drängen Sie darauf, dass geprüft wird, ob Folgeerkrankungen erkennbar sind (→ Seite 157 ff.). Sprechen Sie mit den Ärztinnen und Ärzten darüber, ob es sinnvoll ist, zusätzlich oder anstatt der Tabletten Insulin zu spritzen.

Operation

Jeder operative Eingriff, jede Verletzung führt zu einem erhöhten Bedarf an Insulin: Beides bedeutet für den Körper Stress. Um damit fertig zu werden, schüttet er vermehrt Stresshormone (Katecholamine) aus, die ihrerseits die Freisetzung von Insulin verringern, außerdem werden die Körperzellen unempfindlicher für Insulin. Dadurch erhöht sich der Insulinbedarf. Das muss sowohl während der Operation als auch in den Tagen danach berücksichtigt werden und kann bedeuten, dass sich Ihre bisherige Stoffwechsellage verändert.

Vollnarkosen bergen bei Diabetes im Allgemeinen keine speziellen Risiken. Viel wichtiger ist, ob Sie Durchblutungsstörungen am Herzen, zum oder im Gehirn, im Becken und in den Beinen haben oder ob Nervenfunktionen beeinträchtigt sind. Wenn Narkoseärztin oder -arzt wissen, wie Ihr Blutzucker in den letzten Monaten eingestellt war, werden sie die Risiken während der Narkose besser abschätzen können. Deshalb sollten alle an der Operation Beteiligten vorher miteinander sprechen. Gehen Sie gemeinsam Ihr Diabetes-Tagebuch der letzten Wochen durch. Machen Sie hierbei auch auf Besonderheiten aufmerksam, die Sie während der Behandlung Ihres Diabetes erlebt haben. Geben Sie unbedingt an, welche Medikamente Sie eingenommen haben, und zwar auch solche, die Sie nicht von Ärztin oder Arzt verschrieben bekommen, sondern selbst gekauft haben.

Überlegen Sie gemeinsam, ob anstatt einer Vollnarkose eine örtliche Betäubung oder eine „Rückenmarkspritze" (Periduralanästhesie, Spritze zwischen die Wirbel) möglich ist. Das ist vor allem wichtig, wenn Sie Probleme mit dem Herzen haben. Eine Vollnarkose birgt dann häufig höhere Risiken und sollte, wenn möglich, vermieden werden.

Manchmal ordnen Narkoseärzte an, dass am Abend vor der Operation kein Insulin gespritzt werden soll, weil Sie ja nüchtern bleiben sollen. Bei Typ-1-Diabetes ist das jedoch lebensgefährlich! Ohne Ihr Verzögerungsinsulin in der Nacht gehen Sie am Morgen mit einer beginnenden Ketoazidose in die Operation (→ Seite 83 f.). Darauf sollten Sie Narkoseärztin oder -arzt aufmerksam machen und unbedingt auf der Spritze mit Verzögerungsinsulin zur Nacht bestehen.

Haben Sie festgestellt, dass sich Ihr Magen verzögert entleert, weil die Nervenfunktion in diesem Bereich gestört ist, sollten Sie Ärztinnen und Ärzte darauf hinweisen. Es kann sein, dass Sie dann mehr als zwölf Stunden vor der Operation nichts essen dürfen, damit Sie tatsächlich bei leerem Magen operiert werden können. Durch die Vollnarkose spüren Sie keine Übelkeit, und es könnte sein, dass der Mageninhalt in Luftröhre oder Lunge gerät, was lebensbedrohlich sein kann.

Wenn Sie mit Tabletten behandelt werden: Der erhöhte Insulinbedarf im Rahmen einer Operation bedeutet, dass Sie vor dem Eingriff, währenddessen, in den ersten Tagen und möglicherweise auch in den Wochen danach zusätzlich zu den Tabletten oder an ihrer Stelle Insulin gespritzt bekommen müssen. An den Tagen, an denen Sie nicht essen oder trinken können, wird der Blutzucker meist mit Insulininfusionen reguliert.

Wenn sich herausstellt, dass Ihre Blutzuckerwerte mit Insulin besser einzustellen sind, sollten Sie nicht zögern, sich künftig mit Insulin behandeln zu lassen, und darauf dringen, möglichst schnell an einer Schulung teilzunehmen (→ Seite 46 ff.). Sie ist für die Umstellung auf Insulin unverzichtbar.

Wenn Sie Insulin spritzen: Wenn Sie Insulin spritzen, sollten Sie vor der Operation mit den zuständigen Ärztinnen und Ärzten besprechen, wie Ihr Diabetes zu behandeln ist, wenn Sie nicht in der Lage sind, selbst zu messen und zu spritzen. Machen Sie auf alle Probleme und Besonderheiten aufmerksam, die Sie aus der Vergangenheit kennen. Erklären Sie, wie Sie bisher damit fertig geworden sind. Drängen Sie darauf, dass auch das Pflegepersonal, am besten die leitende Schwester oder der leitende Pfleger, in die Behandlung mit einbezogen wird. Schwestern und Pfleger werden Ihnen die Spritzen geben und den Blutzucker messen, also müssen diese auch wissen, worauf zu achten ist.

Während der Operation bekommen Sie das Insulin mit einer Infusion direkt in die Vene geleitet. Dabei wird auch immer wieder der Blutzucker bestimmt und die Dosis des Insulins angepasst. Sobald Sie wieder selbst essen und trinken können, wird die Infusion abgenommen. Dann spritzen Sie wie gewohnt das Insulin in das Unterhautfettgewebe oder legen die Insulinpumpe an.

Eine kritische Phase besteht in der Zeit zwischen Aufwachraum und Verlegung auf die Station, weil sich in dieser Phase oft niemand für die Zuckerregulierung zuständig fühlt. Am sichersten ist es, wenn Sie einen Angehörigen bitten, Sie in dieser Zeit zu begleiten und bei Ihnen bei Bedarf den Blutzucker zu messen und die diensthabenden Ärzte und Pflegekräfte auf zu hohe oder zu niedrige Werte aufmerksam zu machen.

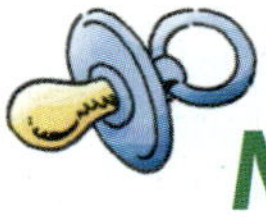

Mit Diabetes ein Kind bekommen

Früher sollten Frauen mit Typ-1-Diabetes möglichst keinen Nachwuchs bekommen. Zum einen gelang es selten, den Stoffwechsel so zu regulieren, dass Mutter und Kind keinen Schaden nahmen. Zum anderen hieß es, das Risiko, dass das Kind auch an Diabetes erkranke, sei zu hoch – das dürfe man ihm nicht antun.

All das ist heute längst nicht mehr gültig. Dank der intensivierten Insulintherapie können Frauen mit Typ-1-Diabetes problemlos schwanger werden und gesunde Kinder bekommen. Sie müssen nur wissen, was dabei zu beachten ist, denn im Verlauf der Schwangerschaft schwankt der Insulinbedarf erheblich.

Wenn Sie schwanger werden wollen oder es bereits sind, sollten Sie in dieser Zeit unbedingt von einer Diabetologin oder einem Diabetologen mitbetreut werden.

Ich will schwanger werden

Wenn Sie schwanger werden wollen, sollten Sie schon in den Monaten davor dafür sorgen, dass Ihr Blutzucker möglichst normnah reguliert ist. Ein Insulinmangel und damit ein erhöhter Blutzucker können zum Beispiel bewirken, dass die Keimdrüsen zu wenig Geschlechtshormone ausschütten und der Eisprung unterbleibt. Dann können Sie nicht schwanger werden.

Ein schlecht regulierter – also zu hoher – Blutzucker bedeutet aber auch – gerade in den ersten Monaten der Schwangerschaft – erhebliche Gefahren für Sie und Ihr Kind:

- Das Risiko, dass sich der Embryo in den ersten Wochen nicht richtig entwickelt oder fehlgebildet ist, ist dann drei- bis fünfmal so hoch wie bei gut kontrolliertem Stoffwechsel. Meist sind lebenswichtige Organe betroffen wie zum Beispiel Herz, Nieren, Gehirn. Häufig sind diese Fehlbildungen so gravierend, dass das Kind nicht lebensfähig ist, sodass es zu einer Fehlgeburt kommt.
- Bei hohem Blutzucker bekommen Schwangere leicht Nierenbecken- oder Blasenentzündungen, weil mit dem Urin Zucker ausgeschieden wird. Zuckerhaltiger Urin ist ein guter Nährboden für Bakterien. Dass der Blutzucker bei solchen Infektionen oft stark schwankt, erschwert eine gute Stoffwechseleinstellung zusätzlich.
- Auch Scheidenentzündungen kommen häufiger vor. Solche Infektionen sind nicht selten der Grund für eine Fehlgeburt, weil die Bakterien über Scheide und Muttermund in die Gebärmutter aufsteigen und die Fruchtblase infizieren können.
- Aus dem gleichen Grund treten oft Pilzinfektionen im Intimbereich auf.
- Häufig entwickelt sich gegen Ende der Schwangerschaft ein Schwangerschaftshochdruck mit sehr hohem Blutdruck, verstärkter Eiweißausscheidung über die Nieren und Wasseransammlungen (Ödeme), vor allem in den Beinen. Eine solche Gestose kann für die Schwangere lebensgefährlich werden. Häufig ist eine Entbindung mit Kaiserschnitt unvermeidlich.
- Es bildet sich vermehrt Fruchtwasser (Hydramnion), wodurch vorzeitige Wehen ausgelöst werden können.
- Das Kind wird übermäßig groß (Makrosomie). Das bedeutet, es wiegt bei der Geburt 4 500 Gramm oder mehr.
- Der hohe Blutzucker schädigt die kleinen Blutgefäße im Mutterkuchen. Die schlechtere Durchblutung führt dann dazu, dass das Kind nicht mehr gut mit Nährstoffen versorgt wird. Dadurch entwickelt es sich schlechter (funktionelle Unreife).

Aus all diesen Gründen ist es sinnvoll, eine Schwangerschaft nicht dem Zufall zu überlassen. Auf vier Dinge müssen Sie achten:

- Der Blutzucker sollte möglichst normnah reguliert sein, und zwar schon bevor Sie das Verhütungsmittel absetzen. Sind die Werte zu hoch, können sie langsam normalisiert werden. Stark erhöhte Blutzuckerspiegel können das Ungeborene gerade in den ersten Lebenswochen erheblich schädigen, weil dann die Organe angelegt werden – in dieser Zeit wissen Sie aber noch gar nicht, dass Sie schwanger sind.
- Sie sollten den Augenhintergrund untersuchen und bei Bedarf behandeln lassen (→ Seite 166 ff.). Das ist wichtig, weil der Körper in der Schwangerschaft vermehrt Wachstumshormone produziert, die Veränderungen am Augenhintergrund verstärken können. Dann wird aus einer Retinopathie leicht die schlimmere proliferative Form (→ Seite 167). Gibt es Stellen, an denen es zu Einblutungen kommen könnte, sollten diese noch vor Eintreten der Schwangerschaft gelasert werden.
- Die Nieren sollten voll funktionsfähig sein. Ärztin oder Arzt sollten das Kreatinin prüfen und anhand einer Urinprobe oder des 24-Stunden-Urins feststellen, ob die Nieren vermehrt Eiweiß (Mikroalbumine oder Albumin) ausscheiden (→ Seite 174). Wenn Ihre Nieren bereits geschädigt sind, müssen die Nierenwerte während der gesamten Schwangerschaft alle drei bis vier Wochen überprüft werden.
- Der Blutdruck sollte nicht über 140/90 mmHg ansteigen. Blutdrucksenkende Medikamente, die bei Schwangeren nicht angewandt werden dürfen, sollten schon vor der Schwangerschaft gegen andere ausgetauscht werden (→ Seite 138). Dann ist Ihr Blutdruck gut reguliert, wenn Sie schwanger werden, und Ihre medikamentöse Einstellung braucht nicht mehr verändert zu werden.

Wenn Sie ungeplant schwanger geworden sind, sollten Sie umgehend eine Diabetologin oder einen Diabetologen aufsuchen und Ihren Blutzucker unter allen Umständen so schnell wie möglich optimal regulieren. Gleichzeitig müssen Sie den Augenhintergrund untersuchen lassen, weil ein erhöhtes Risiko für eine Retinopathie besteht (→ Seite 166 f.).

Ein HbA1c-Test zeigt, ob der Blutzucker in den letzten Wochen häufig zu hoch war. Daran lässt sich das Risiko für

Fehlbildungen beim Kind besser einschätzen. In jedem Fall ist es sinnvoll, das Ungeborene an einem Spezialzentrum für Ultraschall-Feindiagnostik (meist an Universitätskliniken) untersuchen zu lassen.

Kann ich mich künstlich befruchten lassen?

Wenn Sie auf natürlichem Wege nicht schwanger werden, besteht die Möglichkeit, dass Sie sich einer künstlichen Befruchtung (In-vitro-Fertilisation, abgekürzt IVF) unterziehen. Sie bekommen Hormone gespritzt, die in den Eierstöcken mehrere Eizellen reifen lassen. Diese werden kurz vor dem Eisprung unter Ultraschallkontrolle abgesaugt und in der Glasschale (in vitro) mit dem Samen Ihres Partners vermischt. Ein bis drei befruchtete Eizellen werden dann in Ihre Gebärmutter eingeführt.

Die Aussichten, auf diesem Wege schwanger zu werden, sind bei Frauen mit Diabetes nicht besser oder schlechter als bei anderen Frauen. Die Methode kommt jedoch nur infrage, wenn Ihr Stoffwechsel vor der IVF sehr gut reguliert ist, um sowohl für die Eireifung als auch für die Einpflanzung der Embryonen optimale Bedingungen zu schaffen.

In der Zeit der Stimulation der Eierstöcke müssen Sie damit rechnen, dass der Insulinbedarf stark schwankt, und den Blutzucker häufiger als sonst kontrollieren.

Wird mein Kind auch zuckerkrank?

Das Risiko, dass Sie die Erbanlagen für Diabetes weitergeben, besteht, aber es ist geringer, als oft angenommen wird. Die Statistiken zeigen, dass etwa zwei bis fünf von 100 Kindern von Müttern mit Typ-1-Diabetes auch daran erkranken. Hat nur der Vater einen Typ-1-Diabetes, erkranken fünf bis sieben von 100 Kindern. Haben beide Eltern Typ-1-Diabetes, ist das Risiko deutlich höher: Dann bekommen 20 bis 30 von 100 Kindern diese Krankheit.

Wenn Mutter oder Vater des Kindes Typ-2-Diabetes haben, besteht kein erhöhtes Risiko, dass das Kind an Typ-1-Diabetes erkrankt. Es ist aber stärker gefährdet, später ebenfalls einen Typ-2-Diabetes zu entwickeln.

Wann sollte ich kein Kind bekommen?

Wenn Ihr Herz oder Ihre Herzkranzgefäße stark geschädigt sind oder Sie bereits einen Herzinfarkt erlitten haben, sollten Sie nicht schwanger werden – zumindest nicht bis die Durchblutungsstörungen am Herzen behoben sind.

Eine Schwangerschaft belastet das Herz und gefährdet somit Sie als werdende Mutter erheblich.

Sie sollten auch nicht schwanger werden, wenn Sie schwere Durchblutungsstörungen durch eine Arteriosklerose in Becken- oder Beinarterien haben, Ihre Nieren nur noch sehr eingeschränkt arbeiten oder wenn sich der Augenhintergrund schon so stark verändert hat, dass häufig Einblutungen vorkommen.

Ich bin schwanger

Sobald Sie feststellen, dass Sie schwanger sind, sollten Sie sich in einer Diabetes-Schwerpunktpraxis oder der Ambulanz eines Diabetes-Zentrums beraten lassen. Es genügt nicht, dass Sie von einer Frauenärztin oder einem Frauenarzt betreut werden. Nur wenige haben ausreichende Erfahrung in der Betreuung von Schwangeren mit Diabetes. Vielmehr sollten Frauenärztin oder -arzt eng mit dem diabetischen Zentrum zusammenarbeiten. Jegliches Konkurrenzdenken unter den beteiligten Ärztinnen oder Ärzten schadet Ihnen und dem Kind!

Die üblichen Untersuchungen im Rahmen der Schwangerschaftsvorsorge lassen Sie von Frauenärztin oder -arzt vornehmen. Dazu gehören: Blutdruck messen, wiegen, Urin untersuchen, Blutbild erstellen, Blutgruppe und Rhesusfaktor bestimmen, Antikörpertests machen (für Röteln, Hepatitis B, Toxoplasmose, HIV), das Wachstum des Babys überwachen.

Frauen mit Diabetes gelten als „Risikoschwangere“, das heißt, bei ihnen können diese neun Monate sowie die Geburt mit mehr Komplikationen verbunden sein als bei anderen Frauen. Deshalb wird auch besonders häufig ein Ultraschall gemacht, nämlich einmal vor der 16. Woche, einmal in der 20. bis 22. Woche (um Fehlbildungen festzustellen) und ab der 32. Woche alle zwei Wochen. Üblicherweise sind nur zwei bis drei Ultraschall-Kontrollen im gesamten Verlauf der Schwangerschaft vorgesehen.

Im Diabetes-Zentrum besprechen Sie Ihre Stoffwechselregulierung anhand der in Ihrem Diabetes-Tagebuch eingetragenen Werte. Dort können Sie auch alle offenen Fragen im Zusammenhang mit Ihrem Diabetes ansprechen – und scheuen Sie sich nicht, das auch zu tun! Je sicherer und

Fruchtwasseruntersuchung

Frauen mit Diabetes haben kein erhöhtes Risiko, ein Kind mit veränderten Erbanlagen (Chromosomen-Anomalien) zu bekommen. Diabetes allein ist also kein Grund, eine Fruchtwasseruntersuchung (Amniozentese) machen zu lassen. Fehlbildungen durch zu hohe Blutzuckerspiegel in der Frühschwangerschaft können damit nicht erkannt werden. Dafür sind spezielle Ultraschall-Untersuchungen eher geeignet.

Mit einer Fruchtwasseruntersuchung können bestimmte Krankheiten beim Kind erkannt werden. Dafür wird zwischen der 14. und 18. Woche mit einer Nadel eine kleine Menge Fruchtwasser durch die Bauchdecke hindurch aus der Fruchtblase abgesaugt und im Labor das Erbmaterial der kindlichen Zellen, die im Fruchtwasser schwimmen, untersucht.

Ob Sie eine Amniozentese machen lassen wollen, ist eine grundsätzliche Frage, die Sie mit Ihrer Frauenärztin oder Ihrem Frauenarzt besprechen sollten. Wichtig ist, dass Sie vorher überlegen, ob das Ergebnis dieser Untersuchung für Sie überhaupt Konsequenzen hätte. Wenn Sie zum Beispiel genau wissen, dass Sie das Kind auf jeden Fall bekommen wollen, dann brauchen Sie den Eingriff nicht machen zu lassen. Bedenken Sie auch die möglichen Risiken: Verletzung des Kindes durch die Punktionsnadel, Fehlgeburt.

informierter Sie sind, desto eher wird die Schwangerschaft problemlos verlaufen.

Den Blutzucker optimal regulieren

Damit die Schwangerschaft möglichst problemlos verläuft und das Kind keinen Schaden nimmt, muss der Blutzucker niedriger als sonst eingestellt werden:

- Vor dem Essen sollte er zwischen 60 und 90 mg/dl liegen.
- Ein bis zwei Stunden nach der Mahlzeit sollte er nicht über 130 bis 140 mg/dl ansteigen.

Diese ehrgeizigen Ziele lassen sich meist nur mit einer intensivierten Insulintherapie, und dabei oft nur mit einer Insulinpumpe, erreichen. Wenn Sie bisher mit einer konventionellen Insulintherapie behandelt wurden (→ Seite 58), ist es sinnvoll, jetzt auf eine intensivierte Therapie zu wechseln. Dafür müssen Sie speziell geschult werden, am besten stationär. Eine ambulante Schulung ist in diesem Fall meist nicht intensiv genug, um auf alle wichtigen Fragen in der Kürze der Zeit ausreichend einzugehen, zumal der Stoffwechsel bei Schwangeren sowieso schwieriger einzustellen ist.

Den Blutzucker müssen Sie häufiger als sonst messen, weil er durch die hormonelle Umstellung stark schwanken kann. Am besten messen Sie ihn vor jedem Essen sowie etwa 1 ½ bis 2 Stunden danach, also insgesamt sechs- bis achtmal täglich.

Da in den ersten 20 Wochen der Schwangerschaft nachts häufig Unterzuckerungen auftreten können, sollten Sie in dieser Zeit um 3 Uhr noch einmal den Blutzucker kontrollieren. Das stört zwar Ihre Nachtruhe und ist etwas anstrengend, aber Sie bewahren damit sich und Ihr Kind vor Komplikationen. Wenn Sie herausgefunden haben, wie Sie sich am besten vor solchen nächtlichen Unterzuckerungen schützen, ohne morgens einen zu hohen Blutzuckerspiegel zu haben, können Sie auf das nächtliche Messen wieder verzichten. Besprechen Sie das mit Ihrer Ärztin oder Ihrem Arzt im Diabetes-Zentrum.

Wenn Sie eine Insulinpumpe benutzen, kommt es in der Schwangerschaft häufiger vor, dass sich die Katheter-Einstichstelle entzündet. Sie sollten den Katheter deshalb täglich wechseln und besonders sorgfältig befestigen, damit er nicht unbemerkt herausrutschen kann. Manchmal wird es mit zunehmendem Bauchumfang schwierig, einen geeigneten Platz für den Katheter zu finden. Am ehesten lässt er sich dann ziemlich weit seitlich einstechen, wo Sie noch gut mit Fettgewebe gepolstert sind.

Schaden Unterzuckerungen dem Baby?

In der ersten Hälfte der Schwangerschaft, wenn die hormonelle Umstellung noch häufig schwankende Blutzuckerspiegel zur Folge hat und Sie bemüht sind, den Blutzucker niedriger zu regulieren als vorher, treten Unterzuckerungen öfter auf. In der zweiten Hälfte, wenn der Stoffwechsel stabiler geworden ist, gibt sich das meist wieder.

Allerdings verschiebt sich oft der Bereich für eine Unterzuckerung. Waren Sie zum Beispiel vor der Schwangerschaft gewohnt, bei einem Wert von 80 mg/dl schon deutliche Unterzuckerungszeichen zu spüren, so ist das jetzt vielleicht erst bei 60 mg/dl oder darunter der Fall.

Leichte Unterzuckerungen schaden dem Kind auf keinen Fall, und selbst bei schweren Hypos wurden bisher keine Beeinträchtigungen festgestellt. Offenbar nimmt sich das Kind, was es braucht, und es hat wohl auch einige Zuckerreserven, die es dann nutzen kann. Wesentlich problematischer sind die Unterzuckerungen für Sie als Schwangere, vor allem, wenn Sie dabei bewusstlos werden.

Achten Sie also darauf, dass Sie ständig Traubenzuckertäfelchen oder -lösung bei sich haben und bei jedem noch so leichten Anzeichen für eine Unterzuckerung den Blutzucker messen, um schnell eingreifen zu können.

Mein Bedarf an Insulin steigt und steigt – warum?

Vor allem nach dem dritten Schwangerschaftsmonat nimmt der Insulinbedarf immer mehr zu. Bis zur Geburt des Kindes kann er sich vervielfachen. Wundern Sie sich also nicht, wenn Sie immer mehr Insulin spritzen müssen, das ist durchaus normal.

Der Grund ist, dass aus dem Mutterkuchen (Plazenta) vermehrt Schwangerschaftshormone freigesetzt werden. Sie wirken wie Gegenspieler zum Insulin, bremsen also dessen Wirkung. Damit die Zellen trotzdem genügend Traubenzucker aufnehmen können, brauchen sie mehr Insulin als sonst. Das können Sie nur ausgleichen, indem Sie die Dosis erhöhen. Um diesen Mehrbedarf rechtzeitig zu erkennen, ist es wichtig, dass Sie den Blutzucker täglich mehrfach kontrollieren.

Nach der Entbindung sinkt der Insulinbedarf allerdings deutlich ab. Das müssen Sie unbedingt berücksichtigen, damit Sie im Wochenbett keine schwere Unterzuckerung bekommen.

Schadet das Insulin dem Kind?

Das Insulin gelangt nicht über den Mutterkuchen zum Kind, wohl aber der Traubenzucker mit dem Blut. Wenn Sie also einen zu hohen Blutzuckerspiegel haben, hat auch das Kind zu viel Glukose zur Verfügung – mit den entsprechend negativen Auswirkungen (→ Seite 138). In der 20. bis 26. Schwangerschaftswoche nimmt die kindliche Bauchspeicheldrüse ihre Funktion auf und beginnt, Insulin auszuschütten. Ist der Blutzucker hoch, muss also auch sie

Augenuntersuchung

Die Möglichkeit, dass sich der Augenhintergrund verändert, ist während der Schwangerschaft größer als sonst. Sie sollten deshalb alle drei Monate den Augenhintergrund von Augenärztin oder -arzt untersuchen lassen, damit Veränderungen rasch erkannt und behandelt werden können.

Sie brauchen nicht zu befürchten, dass das Mittel zum Weittropfen der Augen (Atropin) für das Kind schädlich ist. Atropin bewirkt zwar, dass sich die Blutgefäße verengen, aber nicht so gravierend, dass sich zum Beispiel die Nährstoffversorgung des Kindes verschlechtern könnte. Um die Medikamentenaufnahme ins Blut zu verringern, können Sie nach dem Tropfen die Tränenkanälchen am inneren Augenwinkel eine Zeitlang verschließen, indem Sie das Unterlid so dicht wie möglich an die Nase herandrücken.

Stellt sich bei einer Untersuchung heraus, dass Einblutungen ins Auge drohen, können diese Stellen auch während der Schwangerschaft mit Laser behandelt werden. Dabei besteht weder für Sie noch für das Kind eine Gefahr.

bereits vermehrt Insulin produzieren. Aufgrund des anhaltend erhöhten Blutzuckerspiegels kann dann ein „Riesenbaby“ entstehen (→ Seite 146).

Es ist deshalb sinnvoll und bedeutet keine Gefahr für das Kind, den Blutzucker mithilfe von Insulin auf möglichst niedrigen Werten zu halten. Das Kind profitiert davon – denn Schaden nimmt es nur von zu hohem Blutzucker, nicht vom Insulin.

Zur Zeit sind noch nicht alle Insuline für Schwangere zugelassen. Insulin-Lispro und -Aspart oder -Glargin zum Beispiel dürfen Schwangere nicht anwenden. Wenn Sie bisher solche Insulinanaloga gespritzt haben, sollten Sie auf ein herkömmliches Normalinsulin (Humaninsulin) umgestellt werden und sich im Umgang damit bei Bedarf noch einmal speziell schulen lassen.

Schwangerschaftserbrechen

Die Übelkeit in den ersten Monaten der Schwangerschaft ist für die meisten Frauen mit Diabetes ein besonderes Problem. Zum einen ist das ständige Erbrechen sowieso nicht gerade angenehm, zum anderen schwankt dadurch der Blutzucker erheblich.

Wenn Sie schon gefrühstückt haben und Ihnen dann übel wird, sollten Sie die fehlenden BEs rasch ersetzen, zum Beispiel indem Sie ein Glas Orangen- oder anderen Fruchtsaft trinken. Wollen Sie später ein zweites Frühstück zu sich nehmen, weil Sie nicht satt geworden sind, müssen Sie erneut einige Einheiten Normalinsulin spritzen – aber vorher den Blutzucker messen und die Dosis darauf abstimmen!

Wenn Sie morgens gar nichts essen können, sondern erst später am Vormittag, nachdem sich die Übelkeit gelegt hat, spritzen Sie nach dem Aufstehen nur das Verzögerungsinsulin und einen Teil der Dosis des Normalinsulins. Später, wenn Sie dann frühstücken wollen, spritzen Sie die restliche Menge des Normalinsulins. Wie viele Einheiten es jeweils sein sollten, müssen Sie mit Ihrer Diabetologin oder Ihrem Diabetologen festlegen.

Wie hoch darf der Blutdruck sein?

In der Schwangerschaft sollte der Blutdruck auf keinen Fall über 140/90 mmHg ansteigen. Da die Gefahr für einen Schwangerschaftshochdruck bei Frauen mit Typ-1-Diabetes erhöht ist, sollten Ärztin oder Arzt regelmäßig den Blutdruck kontrollieren. War der Blutdruck bereits erhöht, müssen Sie während der gesamten Schwangerschaft täglich den Blutdruck messen, damit Sie rechtzeitig erkennen, wenn er ansteigt. Sobald das geschieht, müssen Sie sich unbedingt sofort mit dem Diabetes-Zentrum oder mit Frauenärztin oder -arzt in Verbindung setzen.

Es ist wichtig, dass Sie den Blutdruck niedrig halten, weil sich damit das Risiko für Komplikationen während der Schwangerschaft verringert (zum Beispiel durch eingeschränkte Nierenleistung). Sie sollten sich auch nicht überanstrengen, sich genügend Ruhe gönnen und Entspannungsübungen machen. Oft sind aber Medikamente nötig, um den Blutdruck ausreichend zu senken. Einige Wirkstoffe sind in der Schwangerschaft unbedenklich einsetzbar (zum Beispiel Methyldopa).

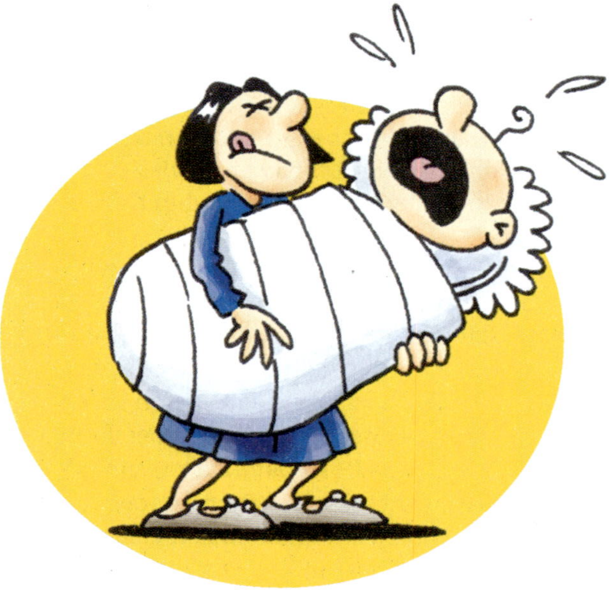

Wird mein Kind sehr groß sein?

Viele Frauen mit Diabetes sind besorgt, ein „Riesenbaby" zu bekommen, wie es früher, als der Blutzucker noch nicht so gut reguliert werden konnte, häufig der Fall war. Wenn Sie Ihren Blutzucker konsequent niedrig halten, insbesondere im dritten Schwangerschaftsdrittel (6. bis 9. Monat), besteht dafür jedoch keine Gefahr.

Das Baby wird nur dann übermäßig groß, wenn es immer wieder mit zu viel Traubenzucker durch erhöhte Blutzuckerspiegel der Mutter fertig werden muss, vor allem in der zweiten Hälfte der Schwangerschaft. Die kindliche Bauchspeicheldrüse muss dann vermehrt Insulin ausschütten, um das Übermaß an Glukose zu bewältigen. Durch den hohen Blutzucker lagert sich in den Organen Glykogen ein, der überschüssige Zucker wird vermehrt in Fett umgewandelt, und das Kind wird schwerer und größer. Das geschieht schon bei Blutzuckerwerten von über 130 mg/dl nach dem Essen! Deshalb ist es so wichtig, dass Sie den Blutzucker zuverlässig niedrig halten.

Ärztin oder Arzt erkennen erst ungefähr in der Mitte der Schwangerschaft (etwa 26. bis 28. Woche), ob das Kind besonders groß wird. Eine solche Makrosomie birgt unter anderem das Risiko, dass vorzeitige Wehen einsetzen. Dann müssen Sie viel liegen und wehenhemmende Medikamente bekommen.

Wenn Sie den Blutzucker in den ersten Schwangerschaftsmonaten nicht gut regulieren konnten und das Baby tatsächlich sehr groß ist, bedeutet das aber nicht, dass es körperlich oder geistig behindert ist. Kopf und Gehirnmasse sind bei diesen Babys meist genauso groß und schwer wie bei normalgewichtigen Kindern, sie haben jedoch mehr Fett eingelagert und größere Organe (Herz, Leber, Milz).

Zeichnet sich ab, dass das Kind ein „Riesenbaby" ist, können Sie mit Frauenärztin oder -arzt besprechen, ob ein Kaiserschnitt sinnvoll ist.

Ihr Kind sollte vor allem in den ersten Tagen nach der Geburt besonders intensiv überwacht werden, möglichst auf einer Neugeborenen-Station (Abteilung für Neonatologie). Die Sterblichkeitsrate ist bei diesen Kindern vor allem in den ersten Wochen nach der Geburt erhöht. Zudem kann leicht eine Unterzuckerung auftreten, die bei Neugeborenen besonders problematisch ist (→ Seite 149 f.). Fragen Sie bei dem Krankenhaus nach, in dem Sie entbinden wollen, ob es über eine solche Abteilung verfügt. Ist das nicht der Fall, sollten Sie für die Geburt sicherheitshalber an eine größere Klinik mit einer neonatologischen Abteilung gehen. Lange Wege zwischen Entbindungsstation und Kinderklinik sind möglichst zu vermeiden.

Geburt und Wochenbett

Wenn Ihr Blutzucker gut eingestellt ist, während der Schwangerschaft keine Veränderungen an Augen und/oder Nieren und keine Komplikationen aufgetreten sind, spricht nichts dagegen, dass Sie normal entbinden. Sie können in Ruhe den berechneten Entbindungstermin abwarten und dann ins Krankenhaus gehen. Haben bis dahin die Wehen nicht spontan eingesetzt, wird die Geburt mit wehenfördernden Medikamenten eingeleitet, um keine unnötigen Risiken einzugehen. Würde man abwarten, bis die Wehen auf natürliche Weise einsetzen, besteht die Gefahr, dass der Mutterkuchen „überaltert", das Kind also schlechter mit Sauerstoff und Nährstoffen versorgt wird.

Sind in der Schwangerschaft Komplikationen aufgetreten, hat sich der Augenhintergrund verändert oder die Nierenfunktion verschlechtert, oder lagen die Blutzuckerwerte während der gesamten Schwangerschaft nicht im Normbereich, sollten Sie zwei Wochen vor dem errechneten Entbindungstermin zu einem Wehenbelastungstest (Oxytozin-Belastungstest, abgekürzt OBT) in die Klinik. Dabei wird überprüft, wie es dem Kind unter den Wehen geht. Werden die Herztöne schlechter, sollte die Geburt bald eingeleitet werden, weil das ein Hinweis dafür ist, dass der Mutterkuchen nicht mehr gut durchblutet ist. Dann steigt mit jedem Tag der Schwangerschaft das Risiko, dass das Kind noch weniger Nähr- und Sauerstoff erhält, und die Gefahr für Komplikationen während der Geburt nimmt deutlich zu.

Während der Geburt sollten Sie den Blutzucker stündlich messen oder messen lassen. Anzustreben sind Werte zwischen 60 und 90 mg/dl. Durch die Wehentätigkeit verbrauchen Sie mehr Traubenzucker, deshalb sinkt der Insulinbedarf in diesen Stunden. Packen Sie Limonade, gesüßte Fruchtnektare und Traubenzuckertäfelchen ein, wenn Sie ins Krankenhaus gehen, dann können Sie bei Bedarf rasch einige BEs zu sich nehmen, zumal vielen Frauen in diesen Stunden nicht danach ist, etwas zu essen.

Nach der Geburt sinkt der Insulinbedarf drastisch ab, und Sie müssen darauf achten, keine Unterzuckerung zu bekommen. Sagen Sie schon bei der Aufnahme in die Klinik Bescheid, dass man Ihnen einige belegte Brote für die Stunden nach der Geburt in den Kühlschrank stellt. Die haben Sie dann schnell zur Hand, auch wenn es nachts um 4 Uhr ist.

Während der Geburt Ihres Kindes kann Ihr Partner besonders viel für Sie tun. Er kann den Blutzucker messen und das Diabetes-Tagebuch führen. Dazu werden Sie sich kaum in der Lage fühlen, wenn Sie heftige Wehen haben. Er kann darauf achten, dass Sie keine Unterzuckerung bekommen und Ihnen rechtzeitig ein Glas Saft zu trinken geben. Er kann dafür sorgen, dass Sie nach der Geburt schnell etwas zu essen bekommen. Und er kann das Baby auf die Neugeborenen-Station begleiten, wenn es zur Überwachung dorthin gebracht werden muss.

Schmerzmittel, die Sie sich möglicherweise geben lassen, haben auf den Insulinbedarf und den Blutzuckerspiegel keinen Einfluss.

In den ersten zwei bis drei Wochen nach der Geburt kann der Insulinbedarf wie zu Beginn der Schwangerschaft stark schwanken. Sie müssen den Blutzucker in dieser Zeit deshalb besonders häufig kontrollieren. Grundsätzlich können Sie davon ausgehen, dass sich der Insulinbedarf im Wochenbett langsam wieder den Werten nähert, die Sie aus der Zeit vor der Schwangerschaft gewohnt sind. Das Stillen – das für Frauen mit Diabetes ebenfalls möglich ist (und natürlich auch sinnvoll) – beeinflusst den Blutzuckerspiegel im Übrigen nicht nennenswert.

Wann ist ein Kaiserschnitt notwendig?

Ein Kaiserschnitt ist nur nötig, wenn Gefahr für Mutter oder Kind besteht. Das ist zum Beispiel der Fall, wenn sich die Herztöne des Kindes verschlechtern (erkennbar mit dem Wehenschreiber (CTG), an den Sie in den Tagen vor dem Geburtstermin täglich angeschlossen werden), wenn die Fruchtblase springt und die Wehen zu schwach sind oder wenn das Kind sehr groß ist und auf normalem Wege kaum ohne schwere Komplikationen geboren werden kann. Auch wenn bei Ihnen ein Schwangerschaftshochdruck (Gestose) droht (→ Seite 138), wird meist ein Kaiserschnitt angesetzt oder die Geburt eingeleitet.

Nach dem Kaiserschnitt sinkt Ihr Insulinbedarf wie nach einer normalen Geburt stark ab. Auch wenn Sie noch in der Klinik sind, sollten Sie sich für die Stoffwechselregulierung selbst verantwortlich fühlen. Überlassen Sie das nicht den Klinikärztinnen oder -ärzten. Sie selbst kennen die Reaktionen Ihres Körpers wesentlich besser und wissen, wie Sie Ihren Diabetes zu behandeln haben.

Welche Probleme können beim Neugeborenen auftreten?

Wenn Sie während der Schwangerschaft einen zu hohen Blutzuckerspiegel hatten, kann es sein, dass die Lungen des Babys nicht ausgereift sind. Dann hat es nach der Geburt Schwierigkeiten zu atmen und muss unter Umständen maschinell beatmet werden. Auch deshalb ist es wichtig, dass nach der Geburt sofort eine Kinderärztin oder ein Kinderarzt greifbar ist und das Baby bei Bedarf ohne lange Wege aus dem Kreißsaal in eine Neugeborenen-Intensivstation gebracht werden kann.

Wenn Sie in den letzten Monaten der Schwangerschaft einen hohen Blutzuckerspiegel hatten, ist das Kind daran gewöhnt und produziert selbst viel Insulin. Das bleibt auch nach der Geburt noch so, obwohl die hohe Zuckerzufuhr durch Ihr mütterliches Blut entfällt. Deshalb kommt es nicht selten vor, dass die Babys nach der Geburt eine Unterzuckerung bekommen. Das ist nicht ungefährlich, weil es dabei zu einem tödlichen Atemstillstand kommen kann. Um dies zu verhindern, werden viele Kinder gleich nach der Geburt vorsichtshalber auf die Neugeborenen-Intensivstation gebracht und rund um die Uhr überwacht.

Grundsätzlich sollte am Tag der Geburt beim Neugeborenen mehrfach der Blutzucker bestimmt werden. Zeichnet sich eine Unterzuckerung ab, sollten Sie es stillen oder ihm eine Traubenzuckerlösung aus dem Fläschchen geben.

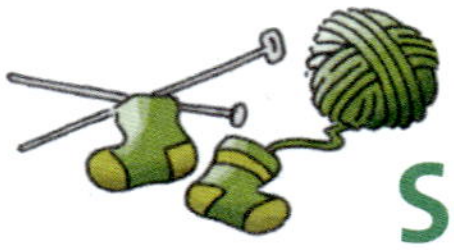

Schwangerschafts-Diabetes

Diabetes kann erstmalig in der Schwangerschaft entstehen und wird dann als Schwangerschafts-Diabetes (im Fachbegriff Gestations-Diabetes mellitus, abgekürzt GDM) bezeichnet. Schätzungsweise 5 Prozent der Schwangeren sind davon betroffen. Nach der Geburt geht der Blutzucker fast immer wieder auf normale Werte zurück. Es kommt selten vor, dass sie dauerhaft erhöht bleiben. Dann bestand vielleicht schon vorher ein noch nicht erkannter Diabetes, oder dieser ist zufällig während der Schwangerschaft aufgetreten. Frauen mit Schwangerschafts-Diabetes sind stärker gefährdet, später einen Typ-2-Diabetes zu bekommen: Etwa jede dritte muss damit rechnen, innerhalb von zehn Jahren daran zu erkranken.

Ursachen und Anzeichen

Schwangerschafts-Diabetes ist eine ererbte Stoffwechselstörung. Seine Ursachen sind noch nicht vollständig geklärt. Sicher ist jedoch, dass er nicht etwa durch zu viel Süßigkeiten, auch nicht durch äußerere Einflüsse wie Stress entsteht. Die betroffenen Schwangeren können – ähnlich wie Menschen mit Typ-2-Diabetes (→ Seite 16) – den vorhandenen Blutzucker offenbar nicht richtig verwerten (Glukosetoleranzstörung); vor allem in der zweiten Hälfte der Schwangerschaft kommt es zu einer Insulinresistenz. Den Gewebezellen im Körper reicht das vorhandene Insulin nicht aus, um die Glukose aus dem Blut aufzunehmen. Die Bauchspeicheldrüse wiederum ist nicht in der Lage, die nötigen größeren Mengen an Insulin auszuschütten – mit der Folge, dass der Blutzucker immer weiter ansteigt.

Alter und Gewicht spielen dabei nicht unbedingt eine Rolle. Zwar sind übergewichtige Frauen stärker gefährdet, es können aber auch schlanke Frauen betroffen sein.

Die meisten Frauen merken nichts davon, dass ihr Blutzucker zu hoch ist. Die sonst üblichen typischen Anzeichen für Diabetes sind häufig nicht vorhanden. Manche Frauenärztinnen oder -ärzte werden nur deshalb darauf aufmerksam, weil sie in der 24. bis 28. Schwangerschaftswoche im Ultraschall feststellen, dass das Kind unerwartet groß ist. Viele wundern sich aber auch darüber nicht, und der Diabetes bleibt unerkannt, vor allem aber auch unbehandelt. Schwangerschafts-Diabetes wird in Deutschland nur bei zirka 0,5 Prozent der Schwangeren diagnostiziert – betroffen sind aber etwa 5 Prozent aller Schwangeren.

Der hohe Blutzucker kann den Verlauf der Schwangerschaft sowie Mutter und Kind gefährden:

- Die Schwangeren haben durch den zuckerhaltigen Urin, der ein guter Nährboden für Bakterien ist, häufig Blasenentzündungen, was die Gefahr einer Fehl- oder Frühgeburt durch aufsteigende Scheideninfektionen, die einen vorzeitigen Blasensprung auslösen können, erhöht.
- Oft setzen die Wehen vorzeitig ein, und eine Frühgeburt droht, oder es muss ein Kaiserschnitt gemacht werden.
- Es bildet sich besonders viel Fruchtwasser (Hydramnion), und der Mutterkuchen kann schlechter durchblutet sein. Das Kind erhält dann weniger Nährstoffe und Sauerstoff, das Risiko für eine Fehl- oder Frühgeburt und damit für die Notwendigkeit eines Kaiserschnitts steigt.
- Es tritt häufiger ein Schwangerschaftshochdruck (Gestose) auf, der für die Mutter lebensbedrohlich werden kann.
- Die Schäden bei den Kindern entsprechen denjenigen der Kinder von Frauen mit Typ-1-Diabetes, bei denen der Blutzucker während der Schwangerschaft zu hoch war. Die wichtigsten: Das Kind wird übermäßig groß, häufig erkrankt es im Erwachsenenalter selbst an Typ-2-Diabetes, nach der Geburt kann eine schwere Unterzuckerung auftreten, die Organe reifen nicht richtig aus, auch eine Totgeburt ist möglich.

Diese Gefahren und Schäden ließen sich vermeiden, wenn bei Schwangeren zwischen der 24. und 28. Woche ein Zuckerbelastungstest (oraler Glukose-Toleranz-Test, → Seite 152) gemacht würde. Er lässt sich leicht in jeder Praxis vornehmen und erfordert keinen hohen Aufwand. Seine Bedeutung ist unter Fachleuten jedoch noch recht umstritten. Zurzeit läuft in Deutschland in Schleswig-Holstein ein Modellversuch, um den Stellenwert eines solchen Routinetests besser einschätzen zu können.

Diagnose

Um einen Schwangerschafts-Diabetes zu erkennen, reicht es nicht aus, wenn Frauenärztin oder -arzt regelmäßig prüfen, ob mit dem Urin Zucker ausgeschieden wird. Bei manchen Schwangeren lässt sich Zucker im Urin nachweisen, ohne dass dies krankhaft ist. Bei ihnen hat sich einfach nur die „Nierenschwelle" verändert. Das ist die Grenze der Blutzuckerkonzentration, ab der die Nieren den Zucker nicht mehr vollständig im Blut zurückhalten. Normalerweise scheiden die Nieren erst bei Blutzuckerwerten über 180 mg/dl mit dem Urin Zucker aus. In der Schwangerschaft kommt es häufig vor, dass diese Schwelle ohne weitere Konsequenzen für den Stoffwechsel absinkt. Trotzdem sollte Zucker im Urin immer das Signal sein, den Blutzuckerwert anhand eines Blutstropfens aus der Fingerkuppe zu kontrollieren. Sind die Werte erhöht, sollten Schwangere sich an Diabetes-Spezialisten überweisen lassen.

Zeigt der Urin-Teststreifen keinen Zucker an, bedeutet das dennoch keine Entwarnung. Bei Schwangerschafts-Diabetes sind nicht erst Blutzuckerwerte über 180 mg/dl problematisch, die mit den Urin-Teststreifen angezeigt werden, sondern bereits Werte über 120 mg/dl.

Ob ein Schwangerschafts-Diabetes vorliegt, lässt sich nur durch einen oralen Glukose-Toleranz-Test erkennen. Dieser Test ist sinnvoll für alle Frauen, die für Schwangerschafts-Diabetes gefährdet sind (→ Kasten, Seite 153). Grundsätzlich ist er für alle Schwangeren ratsam, wird bei ihnen zurzeit aber nicht von den Kassen bezahlt, da sich die Fachleute über den Stellenwert nicht einig sind.

Der Glukose-Toleranz-Test sollte bei Diabetologen erfolgen, weil nur wenige gynäkologische Praxen über die nötigen

Blutzuckermessgeräte verfügen. Für den Test trinken Sie ein Glas Tee oder Wasser, in dem 75 Gramm Traubenzucker aufgelöst sind. Eine Stunde später wird der Blutzucker anhand eines Blutstropfens aus der Fingerkuppe gemessen. Liegt er über 160 mg/dl, ist davon auszugehen, dass ein Schwangerschafts-Diabetes vorliegt. Es ist nicht sinnvoll, den Blutzucker umständlicher zu bestimmen, indem zum Beispiel eine Blutprobe ins Labor geschickt wird. Meist sind diese Werte dann nicht aussagekräftig, weil sich auf dem Transport der Blutzuckergehalt in der Probe verändert. Schon eine Zeitdifferenz von zwei Stunden führt zu falschen Messergebnissen.

Liegt ein Schwangerschafts-Diabetes vor, ist es sinnvoll, dass Ärztin oder Arzt den HbA1c-Wert bestimmen, an dem sie erkennen können, ob der Blutzucker innerhalb der letzten drei Monate erhöht war (→ Seite 44). Er sollte im unteren Normbereich liegen.

Bevor ein Schwangerschafts-Diabetes tatsächlich diagnostiziert wird, muss ausgeschlossen werden, dass der Blutzucker durch folgende Faktoren angestiegen ist:

- Sie bekommen wehenhemmende oder kortisonhaltige Medikamente (zum Beispiel bei Rheuma).
- Sie haben eine Überfunktion der Schilddrüse.
- Sie haben eine Entzündung.
- Sie haben eine entzündliche Darmerkrankung (zum Beispiel Morbus Crohn).
- Die Funktion Ihrer Leber ist gestört.

Egal, welche Ursache der erhöhte Blutzucker hat – er muss behandelt werden.

Wer ist gefährdet?

Es gibt bestimmte Voraussetzungen, unter denen Frauen stärker gefährdet sind, einen Schwangerschafts-Diabetes zu bekommen:

- Verwandte ersten Grades (Eltern, Großeltern – insbesondere mütterlicherseits, Geschwister) haben Diabetes.
- Bei einer früheren Schwangerschaft bestand bereits ein Diabetes.
- Bei einer früheren Schwangerschaft wurde ein sehr großes Kind mit einem Gewicht über 4 000 bis 4 500 Gramm geboren.
- Sie hatten eine Totgeburt.
- Sie sind über 30 Jahre alt.
- Sie hatten vor der Schwangerschaft Übergewicht (Body-Mass-Index über 27, → Seite 94). Dieses begünstigt eine Insulinresistenz.

Wenn bei Ihnen einer oder mehrere dieser Punkte zutreffen, sollte schon im ersten Schwangerschaftsdrittel ein Zuckerbelastungstest erfolgen, bei allen anderen Frauen zwischen der 24. und 28. Woche.

Behandlung

Wenn der Blutzucker nach dem Zuckerbelastungstest um oder knapp über 160 mg/dl liegt, sollten Sie sofort die Ernährung umstellen. Auf zuckerhaltige Lebensmittel sollten Sie verzichten: Kuchen, Kekse, Eis, Kompott, Limonade, Cola, Fertiggetränke (zum Beispiel Kakao, Erdbeermilch), Fruchtnektare, Bonbons, Schokolade, Marmelade, Honig, Pudding, Götterspeise, Fruchtquark und -joghurt. Ausschließlich mit Süßstoff gesüßte Produkte können Sie jedoch essen oder trinken, zum Beispiel „Light"-Getränke.

Zuckeraustauschstoffe (zum Beispiel Xylit, Sorbit, häufig in Diät- und Diabetiker-Spezialprodukten) sollten Sie meiden, weil diese Blähungen und Durchfall verursachen können, was gerade in der Schwangerschaft sehr unangenehm ist.

Der Kohlenhydratanteil der täglichen Kost sollte bei 30 bis 40 Prozent liegen (→ Seite 91). Empfehlenswert sind lang wirkende Kohlenhydrate (zum Beispiel Erbsen, Bohnen, Linsen, Vollkornprodukte) sowie eine ballaststoffreiche Kost mit viel Gemüse (→ Seite 88). Statt drei Hauptmahlzeiten sind fünf bis sechs kleinere Mahlzeiten über den Tag verteilt sinnvoller. Dadurch steigt der Blutzuckerspiegel nach dem Essen nicht so stark an, und die Bauchspeicheldrüse kann den Insulinbedarf besser decken.

Innerhalb einer Woche nach dieser Ernährungsumstellung sollten Sie an drei Tagen ein Blutzucker-Tagesprofil erstellen. Das Messgerät dafür erhalten Sie von Ärztin oder Arzt. Sie messen jeweils vor sowie eine Stunde nach den Hauptmahlzeiten (Frühstück, Mittag- und Abendessen) den Blutzucker (→ Seite 40). Die Werte schreiben Sie auf. Nüchtern sollte der Wert nicht über 90 mg/dl, nach einer Stunde nicht über 120–140 mg/dl liegen. Der aus den drei Nüchternwerten und den drei Einstundenwerten gebildete Mittelwert (alle sechs Werte zusammenzählen und durch sechs teilen) sollte weniger als 95 mg/dl betragen. Liegen die gemessenen Werte in diesem Bereich, genügt es, wenn Sie für den Rest der Schwangerschaft die oben genannten Ernährungsrichtlinien einhalten. Sie sollten dann aber bis zur Entbindung alle zwei Tage ein Blutzucker-Tagesprofil erstellen. Daran lässt sich schnell erkennen, ob Sie eventuell doch zusätzlich Insulin spritzen sollten.

Sind die Werte höher als oben angegeben, sollten Sie für die restliche Zeit der Schwangerschaft bis zur Geburt Insulin spritzen.

Beim Messen und Eintragen der Werte dürfen Sie nicht schummeln, etwa weil Sie Angst vor der Insulinbehandlung haben. Versuchen Sie auch nicht, die Werte zu schönen, indem Sie nur in den Stunden vor der Messung nichts Süßes essen, sonst aber schon. Ihr Kind leidet unter den erhöhten Blutzuckerspiegeln – und womöglich gefährden Sie damit sogar sein und Ihr Leben (→ Seite 151). Insulin ist eine unschädliche körpereigene Substanz, mit der Sie diese Risiken leicht beherrschen können.

Abnehmen sollten Sie während der Schwangerschaft nicht, wohl aber danach (wenn Sie dann noch übergewichtig sind), um einem späteren Typ-2-Diabetes vorzubeugen. Versuchen Sie nicht, das Insulinspritzen zu vermeiden, indem Sie möglichst wenig essen. Die dabei entstehenden Ketonkörper können für das Kind besonders schädlich sein.

Brauchen Sie Insulin, genügt es häufig, dieses nur zu den Mahlzeiten zu spritzen (Normalinsulin). Wie Sie die Menge berechnen können, legen Sie mit Ärztin oder Arzt fest, am besten in einem Diabetes-Zentrum. Wie bei Schwangeren mit Typ-1-Diabetes sollten Gynäkologinnen oder Gynäkologen und Diabetes-Ärztinnen oder -Ärzte eng zusammenarbeiten (→ Seite 141).

Den Blutzucker messen Sie drei- bis viermal täglich, auf jeden Fall aber nach dem Essen, um herauszufinden, ob Sie ausreichend Insulin gespritzt haben. Die Werte tragen Sie in Ihr Diabetes-Tagebuch ein (→ Seite 23) und besprechen sie alle zwei Wochen mit Ärztin oder Arzt. Darüber hinaus gelten die Angaben für Schwangere mit Typ-1-Diabetes (→ Seite 141 ff.).

Blutzuckersenkende Tabletten sind verboten!

Blutzuckersenkende Tabletten genügen zur Behandlung eines Schwangerschafts-Diabetes nicht. Mehr noch: Sie sind in dieser Zeit verboten. Wenn die oben genannten Grenzwerte für den Blutzuckerspiegel trotz einer Ernährungsumstellung überschritten werden, muss immer Insulin gespritzt werden. Jeder Versuch, den Blutzucker mit Tabletten zu senken, gefährdet unnötig Mutter und Kind, zumal die Mittel möglicherweise das Kind schädigen können.

Begleit- und Folgeerkrankungen

vorbeugen und behandeln

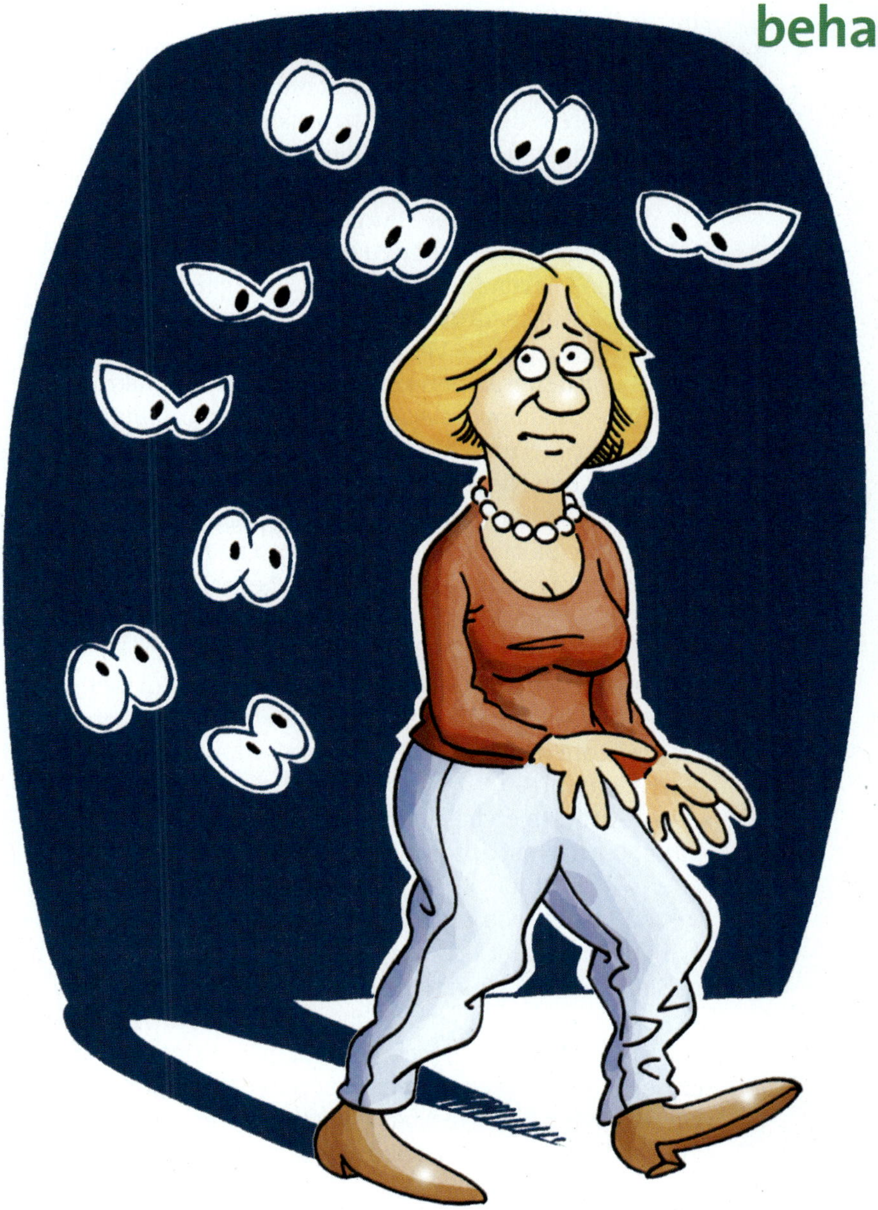

Je höher der Blutzucker ist und je länger er erhöht war, desto mehr Zuckerteilchen können sich an allen Geweben im Körper ablagern. Ein ständig erhöhter Blutzucker schädigt auf Dauer Blutgefäße und Organe. Eine gute Regulierung des Stoffwechsels kann deshalb Folgeerkrankungen durch Diabetes verhindern, oder sie trägt zumindest dazu bei, diese hinauszuzögern. Zusätzlich ist bei Typ-2-Diabetes sehr häufig schon zu Beginn der Erkrankung ein hoher Blutdruck vorhanden, bei Typ 1 stellt er sich ein, wenn darüber hinaus eine diabetische Nierenerkrankung vorliegt. Aber ganz gleichgültig, warum und wann der hohe Blutdruck auftritt: Er schädigt die Blutgefäße und ist einer der bedeutsamsten Risikofaktoren für Herz-Kreislauf-Erkrankungen.

Die wichtigsten Folgen von hohem Blutzucker und hohem Blutdruck sind:

- Verkalkung der großen Blutgefäße (Arteriosklerose, Makroangiopathie) mit den daraus resultierenden stark erhöhten Risiken für Herzinfarkt, Schlaganfall und Durchblutungsstörungen im Becken und in den Beinen (periphere arterielle Verschlusskrankheit, PAVK).
- Veränderungen an den kleinen Blutgefäßen (Mikroangiopathie), vor allem des Augenhintergrunds (diabetische Retinopathie), im schlimmsten Falle bis zum Erblinden, sowie an den Nieren (diabetische Nephropathie) bis zum endgültigen (terminalen) Nierenversagen, das eine künstliche Blutwäsche (Dialyse) notwendig macht.
- Veränderungen an den Nerven (diabetische Neuropathie) mit Schmerzen, Missempfindungen und Gefühllosigkeit, vor allem in den Beinen.
- Offene Stellen und Geschwüre an den Füßen (diabetischer Fuß), überwiegend aufgrund von Nervenstörungen, die auch heute noch zu viele unnötige Amputationen nach sich ziehen.
- Sexualstörungen bei Frauen, bei Männern bis hin zur Impotenz, meist aufgrund von Nervenstörungen.

Durch Diabetes bedingte Folgeerkrankungen sind kein unabänderliches Schicksal, das zwangsläufig auf Sie zukommt. Im Gegenteil: Sie können viel selbst dazu tun, Ihren Blutzucker niedrig zu halten und damit Folgeerkrankungen zu vermeiden. Wie schnell diese Erkrankungen eintreten, hängt davon ab, wie lange der Blutzucker schon unbemerkt erhöht war (bei Typ-2-Diabetes) oder wie gut es Ihnen gelingt, ihn langfristig normal zu halten, nachdem der Diabetes diagnostiziert worden ist. Mit ausschlaggebend sind aber auch die Erbanlagen, die manchmal vor Folgeerkrankungen schützen, sie aber auch begünstigen können.

Heute schon um morgen kümmern!

Ein konsequent normnah eingestellter Blutzucker ist immer eine Investition in eine gesunde Zukunft. Es lohnt sich deshalb, dass Sie sich heute schon um morgen sorgen. Denn: „Ein bisschen Zucker“ gibt es nicht. Jeder erhöhte Blutzucker kann zum Problem werden, wenn Sie sich nicht darum kümmern.

Alle Folgeerkrankungen entwickeln sich nicht von heute auf morgen, sondern schleichend, über viele Jahre hinweg. Sie merken oft lange Zeit nichts davon. Deshalb ist es wichtig, dass Sie immer wieder den Blut- und Urinzucker messen (lassen), wenn Sie zu einer der Risikogruppen gehören (→ Seite 18).

Bei Typ-2-Diabetes ist es wichtig, nicht zu lange mit Tabletten zu experimentieren. Wenn es nicht gelingt, den Blutzucker damit innerhalb von vier bis sechs Monaten auf die erwünschten Werte zu bringen, sollten Sie mit Insulin behandelt werden. Es ist auch nicht sinnvoll, wochen-, monate- oder gar jahrelang vergebens zu versuchen, Übergewicht abzubauen – und währenddessen steigt der Blutzucker immer weiter. Je länger Ärztin oder Arzt oder Sie selbst es hinauszögern, einen erhöhten Blutzucker mit Insulin zu behandeln, desto größer wird das Risiko für Folgeerkrankungen!

Bei Typ-1-Diabetes liegt das Problem eher darin, dass Sie es irgendwann leid sind, immer wieder den Blutzucker zu messen, die Werte im Tagebuch zu protokollieren, die richtige Insulindosis zu überlegen und sich ständig den Tag vom Diabetes diktieren zu lassen. Solche „Durchhänger“ haben alle Menschen mit chronischen Krankheiten. Deshalb kommt es darauf an, dass Sie lernen, mit solchen Phasen gut umzugehen, sich nicht darin zu verlieren.

Sich tagtäglich immer wieder um eine gute Stoffwechseleinstellung zu bemühen, mag mühsam sein und lästig, es wird Ihnen vielleicht auch häufig sehr auf die Nerven gehen. Möglicherweise fällt es Ihnen weniger schwer, wenn Sie sich immer wieder bewusst machen, dass Sie das einzig

» Natürlich muss ich bei Diabetes bestimmte Regeln beachten. Als Autofahrer muss ich mich ja auch tagtäglich nach der Straßenverkehrsordnung richten. Da kann ich doch auch nicht einfach bei Rot über die Kreuzung fahren oder die Vorfahrt nicht beachten, nur weil ich alle diese Regeln satt habe. Damit habe ich mich oft getröstet, wenn ich das Messen und Spritzen einmal leid war. «

und allein für sich selbst tun, dass es Ihre Lebensqualität ist, die Ihnen sonst abhanden kommt. Sie sollten es sich wert sein, dass Sie sorgsam mit sich und Ihrer Gesundheit umgehen!

Wenn Sie merken, dass Sie in eine solche Phase des „Ist-mir-doch-alles-egal“ hineingeraten, sollten Sie möglichst schnell Hilfe suchen – am besten in der Selbsthilfegruppe. Viele Menschen mit einer chronischen Krankheit kennen diese Phasen, verstehen solche Gedanken und Gefühle und können sie nachvollziehen. Schon allein das wird Ihnen gut tun. Sollten Sie das Gefühl haben, tiefer „graben“ zu müssen, um wieder zu sich selbst zu finden, erkundigen Sie sich nach einer Psychotherapeutin oder einem Psychotherapeuten, bei der oder dem Sie professionelle Hilfe bekommen. Sie sollten nicht zögern, solchen Rat in Anspruch zu nehmen, wenn Sie mit Ihren Problemen allein nicht fertig werden. Adressen von Psychotherapeutinnen und -therapeuten in Deutschland, die Erfahrung mit den Schwierigkeiten bei Diabetes haben, können Sie bei der Deutschen Diabetes-Gesellschaft oder der AG für Psychologie und Verhaltensmedizin erfragen (→ Seite 206). In Österreich helfen die Österreichische Diabetiker Vereinigung (ÖDV) und das Diabetes Forum Austria weiter (→ Seite 209, 211).

Blutdruck, Herz und Kreislauf

Menschen mit Diabetes neigen aus vielen Gründen zu arteriellen Durchblutungsstörungen, die sich vor allem in drei Bereichen des Körpers bemerkbar machen:

- Am Herzen in den Herzkranzgefäßen (koronare Herzkrankheit, abgekürzt KHK).
- In den Halsschlagadern, die das Gehirn mit sauerstoffreichem Blut versorgen.

- In den Becken- und Beinarterien, die Sauerstoff und Nährstoffe in Unterleib, Beine und Füße bringen.

Eine KHK kommt bei Menschen mit Diabetes drei- bis viermal häufiger vor als bei der übrigen Bevölkerung. Wird Typ-2-Diabetes festgestellt, hat jeder Zweite bei der Diagnose bereits eine KHK oder wird im Laufe der Zeit wahrscheinlich eine KHK bekommen. Besteht gleichzeitig eine durch Diabetes bedingte Nierenerkrankung (→ Seite 172 ff.), sterben zwei Drittel der Betroffenen aufgrund von Durchblutungsstörungen am Herzen. Einer KHK vorzubeugen oder sie zu behandeln, ist bei Diabetes deshalb besonders vordringlich.

Hoher Blutdruck

Bei Typ-1-Diabetes ist hoher Blutdruck die Folge einer diabetischen Nierenerkrankung (→ Seite 172 ff.). Bei Typ-2-Diabetes ist der Blutdruck meist schon erhöht, wenn der Diabetes diagnostiziert wird, ist also keine Folge zu hoher Blutzuckerspiegel. In beiden Fällen jedoch schadet der hohe Blutdruck den Nieren. Er ist ein weiterer Risikofaktor für Herz-Kreislauf-Erkrankungen und verstärkt die Gefahr für Herzinfarkt und Schlaganfall.

Aus diesem Grund sollte der Blutdruck auf keinen Fall über 140/90 mmHg ansteigen. Ist dieser Zielwert gut erreichbar, empfehlen einige ärztliche Diabetes-Gesellschaften (auch die Deutsche Diabetes-Gesellschaft), den Blutdruck noch weiter, auf Werte unter 130/80 – in Ruhe gemessen –, zu senken. Sind die Nieren bereits geschädigt, sollte er sogar möglichst unter 120/80 mmHg liegen.

Diese niedrigen Werte lassen sich meist nur mithilfe mehrerer Medikamente erreichen. Aber der Aufwand lohnt sich, denn ein niedriger Blutdruck ist lebenswichtig.

Zu berücksichtigen ist jedoch, wer die Werte misst: Sie selbst, die Ärztin oder der Arzt. In der Arztpraxis liegen die Messwerte meist um 5 mmHg höher, weil Sie dort aufgeregter sind als bei der Selbstkontrolle zu Hause. Grundlage für die Medikamentendosis sollte der Blutdruck sein, den Sie selbst in Ruhe messen. Daher gehört es zwingend zu jeder Behandlung, dass Sie lernen, auch den Blutdruck selbst zu bestimmen.

Was kann ich selbst tun, um den Blutdruck zu senken?

Sie können einiges dazu beitragen, um Ihren Blutdruck niedrig zu halten:

- Wenn Sie sich regelmäßig – mindestens dreimal in der Woche – bewegen, stabilisieren Sie den Kreislauf, und der Blutdruck sinkt ab. Schon ein regelmäßiger Spaziergang von 30 bis 60 Minuten täglich wirkt sich vorteilhaft aus.
- Wenn Sie Übergewicht abbauen (→ Seite 94 ff.), erreichen Sie ebenfalls niedrigere Blutdruckwerte.
- Rauchen lässt den Blutdruck steigen – geben Sie es auf, und Sie werden sehen: Der Blutdruck sinkt.
- Alkohol treibt den Blutdruck hoch. Mehr als ein bis zwei Gläser Bier oder Wein pro Tag sollten Sie also nicht trinken.

Den Blutdruck messen – aber richtig!

Es gibt mittlerweile sehr einfache Geräte, die leicht zu handhaben sind und mit denen sich der Blutdruck überall schnell messen lässt. Sie können sich ein solches Gerät auf Verordnung von Ärztin oder Arzt in der Apotheke ausleihen oder kaufen. Das lohnt sich, denn bei Diabetes sollten Sie den Blutdruck über Jahre hinweg regelmäßig beobachten. Sprechen Sie mit Ihrer Krankenkasse, meist werden die Kosten zumindest anteilig übernommen. Einige Kassen stellen ihren Versicherten auch Geräte zur Verfügung. In Österreich zahlt die Krankenkasse ein mechanisches Messgerät, wenn eine ärztliche Verordnung vorliegt; bei Vorliegen einer schweren Behinderung (eingeschränkte Seh- und Hörfähigkeit, stark beeinträchtigte Beweglichkeit der Hände) auch ein halb- oder vollautomatisches Gerät.

Lassen Sie sich den richtigen Umgang mit dem Gerät genau zeigen. Auch in einer guten Schulung (→ Seite 46 ff.) lernen Sie, wie man den Blutdruck richtig misst. Außerdem gibt es spezielle Blutdruck-Schulungen. Lassen Sie sich die Funktion sämtlicher Knöpfe erklären, damit Sie wissen, was das Gerät im Einzelnen anzeigt. Das ist wichtig angesichts der vielfachen Möglichkeiten, die moderne Messgeräte heute bieten.

Damit Sie keine falschen Werte ermitteln, müssen Sie folgende Punkte beachten:

- Achten Sie darauf, dass die Manschette richtig sitzt, wenn Sie den Blutdruck am Arm messen. Für stark Übergewichtige mit kräftigen Oberarmen gibt es besonders weite Manschetten.
- Messen Sie im Sitzen und immer an demselben Arm – an welchem, sollten Sie mit Ärztin oder Arzt besprechen. Legen Sie den Unterarm auf den Tisch, sodass das Gerät etwa auf gleicher Höhe mit dem Herzen liegt.
- Halten Sie Hand und Arm ruhig, während die Messung läuft, und sprechen Sie dabei nicht.
- Messen Sie nicht, wenn Sie aufgeregt sind, es sei denn, Sie wollen den Blutdruck gerade für diese Situation wissen.
- Messen Sie täglich immer zu etwa der gleichen Zeit, zum Beispiel morgens und abends vor der Tabletteneinnahme. Das ist ratsam, damit Sie die Werte vergleichen können.
- Notieren Sie die gemessenen Werte in einem getrennten Blutdruck-Tagebuch (Ärztin oder Arzt danach fragen!), dann können Sie sie beim nächsten Besuch in der Arztpraxis besprechen.

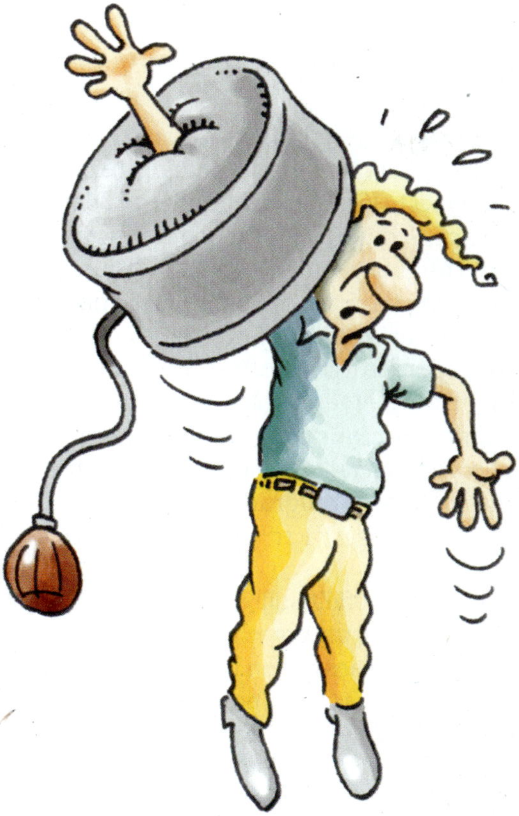

Blutdrucksenkende Medikamente

Bei hohem Blutdruck kommen bei Diabetes vor allem Medikamente aus vier Substanzgruppen zum Einsatz:

- Diuretika, das sind wasserausschwemmende Mittel, mit Wirkstoffen wie zum Beispiel Hydrochlorothiazid oder Kombinationen aus Hydrochlorothiazid und Triamteren oder Amilorid.
- Betablocker, hier vor allem die selektiven Betablocker, zum Beispiel die Wirkstoffe Atenolol, Betaxolol, Bisoprolol, Metoprolol, Nebivolol, Oxprenolol, Talinolol.
- ACE-Hemmer mit Wirkstoffen wie zum Beispiel Benazepril, Captopril, Cilazapril, Enalapril, Fosinopril, Lisinopril, Perindopril, Quinapril, Ramipril, Trandolapril.
- Kalziumantagonisten mit Wirkstoffen wie zum Beispiel Diltiazem, Gallopamil, Verapamil. Substanzen vom Nifedipin-Typ sollten nur als lang wirkende Zubereitungen (in retardierter Form) angewendet werden.

Häufig reicht ein Mittel allein nicht aus, um den Blutdruck ausreichend zu senken. Dann können die oben genannten Wirkstoffe miteinander kombiniert werden. In welcher Weise dies geschieht, richtet sich nach Ihrer individuellen Situation. Wegen lebensbedrohlicher Herzrhythmusstörungen sollten Betablocker nicht mit den Wirkstoffen Diltiazem oder Verapamil aus der Gruppe der Kalziumantagonisten kombiniert werden.

Wichtig ist, dass Sie die Mittel konsequent einnehmen, auch wenn Sie mehrere Tabletten täglich schlucken müssen. Und ebenso wichtig ist, dass Sie mit Ärztin oder Arzt offen darüber sprechen, wenn es Ihnen schwerfällt, so viele Medikamente einzunehmen. Ein erhöhter Blutdruck muss gesenkt werden – wie auch immer! Ihrer Gesundheit zuliebe.

Buchtipp

Viele Informationen über die Möglichkeiten, einen zu hohen Blutdruck zu senken, gibt das Buch „Wie behandle ich meinen Bluthochdruck“ von Ingrid Mühlhauser, Ulrike Didjurgeit und Peter T. Sawicki (Kirchheim Verlag, Mainz 1997, 29,80 DM oder 218,00 öS). Es ist in leicht verständlicher Sprache geschrieben und enthält zahlreiche anschauliche Darstellungen zu Blutdruckselbstmessung, Ernährung und Medikamenten.

Koronare Herzkrankheit

›› Ich finde, die Folgeerkrankungen können problematischer sein als der Diabetes selbst. Deshalb achte ich darauf genauso wie auf den Blutzucker. Beides gehört für mich zusammen. ‹‹

Durchblutungsstörungen an den Herzkranzgefäßen (koronare Herzkrankheit) kommen bei Diabetes besonders häufig vor. Problematisch dabei ist, dass die sonst üblichen Beschwerden wie Herzenge, Schmerzen hinter dem Brustbein oder im Oberkörper (Angina pectoris) manchmal ausbleiben. Vermutlich hängt das damit zusammen, dass Reizimpulse von den Nerven nur unzureichend weitergeleitet werden, weil diese bereits geschädigt sind (Neuropathie, → Seite 176 ff.). Damit fehlt auch eines der wichtigsten Warnsignale für eine Angina pectoris oder einen Infarkt: der Schmerz. Es kommt sogar vor, dass ein Herzinfarkt völlig ohne Vorzeichen eintritt – weil diese aufgrund der fehlenden Nervenfunktion ausbleiben oder gar nicht wahrgenommen werden können.

Weil das Warnsignal Schmerz ausfällt, sollten Sie auch ohne Beschwerden Ihr Herz regelmäßig untersuchen lassen. Das bedeutet: Einmal im Jahr ein EKG schreiben lassen und mit Ärztin oder Arzt besprechen, ob zusätzlich ein Belastungs-EKG gemacht werden sollte. Diese beiden Untersuchungen liefern wichtige Hinweise, ob das Herz schlecht durchblutet ist. Besteht der Verdacht darauf, kann sich eine Katheteruntersuchung (Koronarangiographie) anschließen.

Rechtzeitig vorbeugen!

Es gibt einiges, was Sie selbst tun können, um einer KHK vorzubeugen oder sie günstig zu beeinflussen:

- Achten Sie auf den Blutdruck! Er muss unter 140/90 mmHg liegen (→ Seite 161). Bluthochdruck erhöht das Risiko für eine KHK erheblich.
- Rauchen Sie nicht oder geben Sie es möglichst schnell auf. Rauchen fördert eine KHK drastisch und ist bei Diabetes noch schädlicher, als es sowieso schon ist.

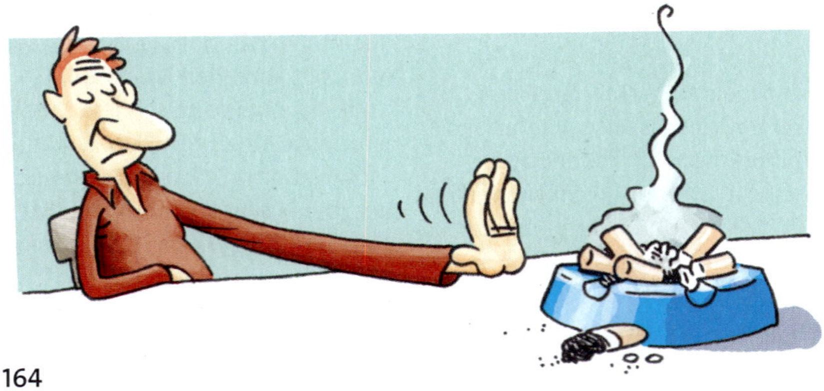

- Essen Sie möglichst wenig Fett und vor allem wenig tierisches Fett (→ Seite 90). Zu viel Cholesterin kann Ablagerungen in den Arterien und damit eine KHK fördern.
- Besprechen Sie mit Ärztin oder Arzt, ob Sie zu hohe Cholesterinwerte medikamentös senken sollen, wenn dies mit einer Ernährungsumstellung (→ Seite 88 ff.) nicht ausreichend gelingt. Lassen Sie sich Ihre Blutfettwerte nennen. Das Gesamtcholesterin sollte nicht über 200 mg/dl liegen, das LDL („schlechtes" Cholesterin) nicht über 135 mg/dl, das HDL („gutes" Cholesterin) nicht unter 40 mg/dl.
- Sprechen Sie Ihre Ärztin oder Ihren Arzt auf den Wirkstoff Azetylsalizylsäure an. Dieses Mittel verhindert das Zusammenklumpen von Blutplättchen (Thrombozyten). Damit lässt sich einem Herzinfarkt vorbeugen. Azetylsalizylsäure ist in vielen Schmerzmitteln enthalten, die Dosis zur Vorbeugung eines Herzinfarkts ist aber erheblich geringer. Solche Mittel können Sie sich von Ärztin oder Arzt verschreiben lassen.
- Gehen Sie drei- bis viermal in der Woche eine halbe bis eine Stunde spazieren – nicht zu langsam, mit zügigem Schritt.

Warum endet ein Infarkt so oft tödlich?

Ein Herzinfarkt verläuft bei Menschen mit Diabetes deutlich häufiger tödlich. Das hat verschiedene Gründe:

- Meist sind mehrere Herzkranzgefäße gleichzeitig verschlossen. Dann kann auf den ersten Infarkt rasch ein zweiter folgen.
- Das Herz ist nach dem Infarkt meist deutlich stärker geschwächt als bei anderen Menschen.
- Die Herzkranzgefäße können einen Infarkt nicht so leicht ausgleichen. Bei Menschen mit Diabetes sind oft die ganz feinen Verästelungen verstopft, und meist sind sehr viele dieser kleinen Arterien betroffen. Für den Herzmuskel bleibt dann ein hochgradiger Sauerstoffmangel bestehen, der nur schwer kompensiert werden kann.
- Bei Menschen mit Diabetes sind die Herzkranzgefäße oft weniger in der Lage, Umgehungsadern als natürliche Bypässe für verstopfte Blutgefäße zu bilden.
- Aufgrund der Störungen in der Reizleitung der Nervenfasern erhält auch das Herz oft nicht die nötigen und richtigen Impulse. Lebensbedrohliche Rhythmusstörungen, die schwer zu behandeln oder gar tödlich sind, können die Folge sein.

- Ein erhöhter Blutdruck und/oder ein bereits stark vergrößertes Herz verschlechtern die Sauerstoffversorgung des Herzens zusätzlich.
- Verursacht ein Herzinfarkt keine Beschwerden und wird er deshalb auch nicht behandelt, kann er sich leicht wiederholen und dann tödlich enden.

All das sollte Sie motivieren, sich schon früh und konsequent um Herz und Kreislauf zu kümmern und vor allem den Blutdruck niedrig zu halten.

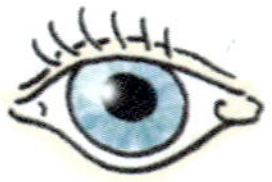

Augen

Immer noch erblinden jährlich zirka 3 000 Menschen infolge eines Diabetes – bei Typ 1 ebenso wie bei Typ 2. Diese Zahl könnte erheblich niedriger sein, wenn alle Menschen mit Diabetes regelmäßig zu augenärztlichen Kontrolluntersuchungen gingen und diese Untersuchungen sorgfältig und gründlich genug erfolgten (→ Seite 167 f.).

Zwei Veränderungen am Augenhintergrund sind bei Diabetes sehr gefürchtet: Einschränkung und Verlust des Sehvermögens durch Einblutungen und/oder Neubildungen von Blutgefäßen in der Netzhaut und im Glaskörper (Retinopathie) sowie der Verlust der Sehschärfe durch Veränderungen an der Stelle schärfsten Sehens (Makulopathie).

Retinopathie

Der gesamte Augenhintergrund ist durchzogen von zahllosen feinsten Blutgefäßen (Kapillaren). Sie versorgen die Netzhaut mit Nährstoffen und Sauerstoff und transportieren Stoffwechselprodukte ab. Bei anhaltend hohem Blutzucker „verzuckern" Eiweißstoffe in diesen Kapillaren. Dadurch quellen sie auf, bilden kleine Aussackungen, und ihre Wand wird durchlässig für Stoffe, die normalerweise im Innern des Blutgefäßes bleiben sollten: rote Blutkörperchen, Flüssigkeit (Plasma), Eiweißstoffe und andere Blutbestandteile. Verstärkt und unterstützt wird dieser Prozess durch einen hohen Blutdruck.

Diese Veränderungen im Auge kommen nicht von heute auf morgen zustande, sie bilden sich im Laufe von Monaten oder Jahren heraus. Das macht sie einerseits tückisch – denn jahrelang spüren Sie davon nichts. Andererseits besteht darin die große Chance, sie aufhalten zu können – allerdings nur, wenn Augenärztin oder -arzt sie rechtzeitig erkennen.

Anfangs beschränken sich die Veränderungen auf die Netzhaut (nichtproliferative Retinopathie). Schreitet der Prozess fort, bilden sich neue Blutgefäße, um die Netzhaut wieder besser versorgen zu können. Das ist alles andere als positiv, denn diese Blutgefäße verzweigen sich überallhin, auch in den Glaskörper des Auges hinein, der das Augeninnere ausfüllt (proliferative Vitreoretinopathie, die Vorsilbe „Vitreo" bedeutet „auf den Glaskörper bezogen"). Zusätzlich verdickt sich der Glaskörper an seiner Hinterwand und beginnt zu schrumpfen, die Blutgefäße können einreißen und in den Glaskörper einbluten. Gleichzeitig kann sich die Netzhaut ablösen.

Auf Dauer können solche schweren Schäden zum völligen Verlust des Sehvermögens führen – Sie werden blind.

Sie selbst spüren von der Retinopathie jahrelang nichts – diese entwickelt sich schleichend. Erst wenn die Schäden schon beträchtlich sind, merken Sie, dass Sie schlechter sehen können. Dann aber ist eine nichtproliferative Retinopathie häufig schon in die proliferative Form übergegangen, und ihre Behandlung erschwert sich.

Deshalb sind die jährlichen augenärztlichen Kontrolluntersuchungen so wichtig.

Wenn sich anhand von schlechten HbA1c-Werten (→ Seite 44) herausstellt, dass Ihr Blutzucker lange Zeit sehr hoch war, sollten Sie ihn unbedingt besser regulieren. Vielleicht gelingt Ihnen das mit einer intensivierten Insulintherapie (→ Seite 58 f.), wenn Sie bisher die konventionelle Form (→ Seite 58) angewandt haben. Vor der Umstellung auf eine intensivierte Insulintherapie sollten Sie den Augenhintergrund kontrollieren lassen. Dann können veränderte Stellen – wenn notwendig – vorher gelasert werden.

Regelmäßig zur augenärztlichen Kontrolle!

Sobald bei Ihnen die Diagnose „Diabetes" gestellt worden ist – gleichgültig, ob Typ 1 oder Typ 2 –, müssen Sie den Augenhintergrund prüfen lassen. Dafür müssen die Augen mit pupillenerweiternden Medikamenten „weitgetropft" werden. Dann bleiben die Pupillen geöffnet, auch wenn ein heller Lichtstrahl auf das Auge trifft (andernfalls würden sie sich zu einem winzigen Loch zusammenziehen). So kann der gesamte Augenhintergrund mit einer speziellen Lupe untersucht werden. Erfolgt dieses Weittropfen nicht, können Ärztin oder Arzt durch die kleine Pupille nur einen Teil des Auges sehen. Und möglicherweise entgeht ihnen dann genau der Bereich, in dem sich eine Retinopathie entwickelt hat.

Die Qualität Ihrer Augenärztin oder Ihres Augenarztes können Sie also daran erkennen, ob sie oder er die Pupillen weittropft. Ist das nicht geschehen, fragen Sie nach dem Grund. Gibt es keine plausible Erklärung, sollten Sie die Untersuchung in einer anderen Praxis mit weitgetropften Pupillen wiederholen lassen.

Sie müssen beachten, dass Sie nach dem Weittropfen noch mehrere Stunden sehr licht- und blendempfindlich sind. Auto fahren sollten Sie in dieser Zeit sicherheitshalber nicht.

» *Umfragen haben ergeben, dass nur zirka 7 Prozent der Diabetiker vom Hausarzt zur augenärztlichen Kontrolluntersuchung überwiesen werden.* «

Prof. Dr. Peter Kroll,
Universitäts-Augenklinik Marburg

Wurden keine Veränderungen festgestellt, genügt es, einmal jährlich den Augenhintergrund untersuchen zu lassen. Zeigen sich bereits leichte Veränderungen, sollten Sie mindestens zweimal jährlich zur Kontrolle gehen. Ist die Netzhaut des Auges bereits stark geschädigt, wurde sie gelasert oder sind Sie schwanger (→ Seite 139), müssen Sie einmal im Quartal oder noch häufiger zur Untersuchung.

Das Fortschreiten aufhalten

Am wichtigsten ist es, dafür zu sorgen, dass die Veränderungen am Augenhintergrund nicht zunehmen:

- Regulieren Sie den Blutzucker auf normnahe Werte. Achten Sie darauf, dass er nicht zu hoch ist, aber vermeiden Sie möglichst auch eine Unterzuckerung (→ Seite 77 ff.). Beides kann den Augenbefund verschlechtern.
- Wenn Sie bei Typ-2-Diabetes mit Tabletten behandelt werden und der Blutzucker damit nicht gut genug reguliert werden kann, sollten Sie eine Diabetologin oder einen Diabetologen aufsuchen. Es kann sinnvoll sein, den Diabetes künftig mit Insulin zu behandeln, um die Augen zu schützen.
- Senken Sie einen hohen Blutdruck konsequent auf Werte um 140/90 mmHg ab. Hoher Blutdruck ist eine der Hauptursachen für eine fortschreitende Retinopathie!

Auf die Erfahrung kommt es an

Prinzipiell können alle Augenärztinnen und -ärzte diabetisch bedingte Veränderungen am Augenhintergrund erkennen. In Deutschland verfügen die Selbsthilfegruppen des Deutschen Diabetiker Bundes (→ Seite 206) sowie die „Initiativgruppe Früherkennung diabetischer Augenerkrankungen" (Adresse: c/o Prof. Dr. P. Kroll, Universitäts-Augenklinik, Robert-Koch-Straße 4, 35033 Marburg) über Adressen von Ärztinnen und Ärzten in Ihrer Nähe, die sich mit diesem Krankheitsbild besonders gut auskennen, in Österreich können Sie sich an die Universitätsaugenklinik des Allgemeinen Krankenhauses in Wien, die Österreichische Diabetiker Vereinigung und das Diabetes Forum Austria wenden (Adressen → Seite 209, 211).

Die Mitglieder der „Initiativgruppe" haben ein spezielles Formular entwickelt, das vorgibt, welche Augenuntersuchungen bei Diabetes unbedingt notwendig sind („Kroll-Bogen"). Die Ergebnisse werden regelmäßig zentral ausgewertet. Fragen Sie Ihre Augenärztin oder Ihren Augenarzt, ob solche Bögen in der Praxis verwendet werden.

Oft gelingt es mit diesen Maßnahmen, eine beginnende Retinopathie wieder rückgängig zu machen.

Darüber hinaus lässt sich mit einer Laserbehandlung verhindern, dass aus einer nichtproliferativen Retinopathie die schlimmere proliferative Form entsteht. Umgekehrt ist es mit einer Laserbehandlung oft möglich, eine fortgeschrittene proliferative Retinopathie in die harmlosere nichtproliferative Form zurückzuführen.

Schäden am Glaskörper können häufig operativ behoben werden, um das Erblinden zu verhindern (→ Seite 170).

Medikamente können die Veränderungen am Augenhintergrund nicht aufhalten oder rückgängig machen. Es gibt keine Tabletten, mit denen eine Retinopathie behandelt werden kann. Alle Mittel, die sonst zur Förderung der Durchblutung eingesetzt werden, haben sich für die Behandlung einer Retinopathie als nicht ausreichend wirksam erwiesen. Dazu gehören Wirkstoffe wie Azetylsalizylsäure, Kalziumdobesilat, Sorbinil, Ticlopidin und Vitaminpräparate. Mittel mit diesen Substanzen sind deshalb für die Behandlung einer diabetischen Retinopathie nicht sinnvoll.

Warum kann sich die Netzhaut ablösen?

Im fortgeschrittenen Stadium einer Retinopathie wachsen Blutgefäße in die hintere Schicht des Glaskörpers hinein, die an die Netzhaut angrenzt, und der Glaskörper beginnt aus bisher nicht bekannten Gründen zu schrumpfen. Dieser Schrumpfungsprozess übt auf die in den Glaskörper eingesprossten Blutgefäße einen deutlichen mechanischen Zug aus. Dabei können Teile der meist sehr dünnen und empfindlichen Netzhaut von ihrer Unterlage abgezogen werden.

Diese Komplikation lässt sich frühzeitig erkennen, wenn Sie die Augen regelmäßig untersuchen lassen (→ Seite 167).

Eine Retinopathie kann dann sofort behandelt werden, und eine Netzhautablösung lässt sich zumindest sehr lange hinauszögern, wenn nicht sogar ganz verhindern.

Wann ist ein Eingriff mit dem Laser sinnvoll?

Eine Laserbehandlung des Augenhintergrunds ist sinnvoll, wenn die Veränderungen bereits fortgeschritten sind, oder um dies zu verhindern. Vor diesem Eingriff brauchen Sie keine Angst zu haben: Meist ist er schmerzlos; wenn nicht, lassen sich die Schmerzen mit einer örtlichen Betäubung unterdrücken.

Wundern Sie sich nicht, wenn sich im Anschluss an das Lasern das Sehvermögen kurzfristig verschlechtert (später bessert es sich wieder). Das müssen Sie in Kauf nehmen, weil nur mit dem Lasern verhindert werden kann, dass sich die Retinopathie verschlimmert. Die meisten Lasereingriffe können ambulant vorgenommen werden.

Was wird bei einer Glaskörper-Operation gemacht?

Über drei knapp einen Millimeter lange Schnitte in der Bindehaut werden feinste Instrumente in den Glaskörper eingeführt und unter stark vergrößerter Sicht, meist mit dem Mikroskop, die eingebluteten Stellen sowie Gewebewucherungen oder bindegewebige Vernarbungen entfernt.

Haben sich Teile der Netzhaut oder die Stelle schärfsten Sehens abgelöst, müssen erst einmal alle Stränge des Glaskörpers, die an der Netzhaut ziehen, freigelegt werden. Mit dem Lasergerät werden dann innerhalb des Auges defekte Kapillaren oder andere Veränderungen – je nach Notwendigkeit – verschmolzen. Danach wird die Netzhaut wieder angelegt. Dafür werden Tamponaden wie Luft, Gase oder lange im Auge verweilende Silikonöle verwendet. Sie sorgen auf mechanischem Wege dafür, dass die Netzhaut wieder am Augenhintergrund anliegt.

» Ich lasse mich einmal im Jahr gründlich untersuchen – Herz, Nieren, Augen, Nerven. Das ist für mich ganz selbstverständlich und gibt mir Sicherheit. «

Diese Operation ist sehr aufwendig und kompliziert und sollte nur an darauf spezialisierten Zentren vorgenommen werden. Wo diese sich befinden, erfahren Sie bei der „Initiativgruppe zur Früherkennung diabetischer Augenerkrankungen" bzw. über die Österreichische Diabetiker Vereinigung und das Diabetes Forum Austria (Adressen → Seite 169 und 209, 211).

Eine Glaskörper-Operation ist unter folgenden Bedingungen sinnvoll:

- Laser-Eingriffe bringen nicht mehr den erwünschten Erfolg. Die Einblutungen bleiben bestehen, die Netzhaut lässt sich nicht wieder „anschweißen".
- Die Einblutungen sind umfangreich und haben sich nicht innerhalb von zwei bis drei Monaten von selbst zurückgebildet.
- Von der Netzhautablösung ist auch die Stelle schärfsten Sehens (Makula) bedroht.
- Die Makula hat sich bereits abgehoben, sodass langfristig auch das Sehvermögen bedroht ist.

Kann ein grauer Star operiert werden?

Wenn sich die Augenlinse langsam eintrübt, stehen Sie irgendwann vor der Entscheidung, eine Kunstlinse in das Auge einsetzen zu lassen. Diese Operation kann auch bei bereits bestehenden Veränderungen am Augenhintergrund erfolgen. Ratsam ist es dann allerdings, diese Stellen vor der Star-Operation sicherheitshalber zu lasern, damit sie sich nicht im Rahmen des Eingriffs verschlimmern.

Lässt sich das Auge nicht lasern, weil die Linse schon so trüb geworden ist, dass Augenärztin oder -arzt den Augenhintergrund nicht mehr gut erkennen können, sollte der Laser-Eingriff zwei bis drei Wochen nach der Star-Operation erfolgen, wenn diese gut verheilt ist.

Wenn Sie eine Star-Operation planen, sollten Sie darauf achten, dass ein besonders schonendes Operationsverfahren mit sehr kleinen Einschnitten am Auge gewählt wird.

Makulopathie

Bei einer Makulopathie heben sich aus bisher nicht genau bekannten Gründen Sinneszellen in der Netzhautmitte, im Punkt des schärfsten Sehens (Makula), ab. Diese Sinneszellen sind dafür verantwortlich, dass Sie scharf sehen und Farben sehen können. Anfangs verschlechtert sich das Sehvermögen, weil sich innerhalb der Netzhaut und unter der Netzhaut im Bereich der Makula Flüssigkeit ansammelt (Makulaödem). Dadurch können Sie Schriften, zum Beispiel in Zeitungen, Zeitschriften oder am Computerbildschirm, kaum noch lesen und Verkehrsschilder oder Fernsehbilder nicht mehr gut erkennen. Verschlechtert sich zusätzlich die Durchblutung im Makulabereich, kann das zentrale Sehen unwiderruflich zerstört werden. Dann können Sie sich nur mit der umgebenden Netzhaut orientieren, was zwar noch nicht bedeutet, dass Sie blind sind, aber lesen, fernsehen und Auto fahren ist dann nicht mehr möglich, und auch Gesichter können Sie kaum noch richtig erkennen.

Veränderungen an der Stelle schärfsten Sehens können in jedem Stadium des Diabetes auftreten, bei Typ 1 ebenso wie bei Typ 2. Wenn Sie bereits eine fortgeschrittene Retinopathie haben, ist das Risiko groß, dass sich bald auch eine Makulopathie einstellen wird.

Sobald Sie merken, dass Sie schlechter lesen oder sehen können, sollten Sie schnellstens eine Augenärztin oder einen Augenarzt aufsuchen. Mit dem Laser lässt sich ein Makulaödem zu Beginn einer Makulopathie möglicherweise beheben oder zumindest bessern. Dabei werden die durchlässigen Kapillaren verschmolzen, sodass aus ihnen keine Flüssigkeit mehr nachsickern kann. Die Flüssigkeitseinlagerungen in der Netzhaut können sich dann langsam abbauen. Wie ausgeprägt der Effekt ist, der sich mit einer solchen Behandlung erreichen lässt, hängt davon ab, wie groß die Schäden an der Makula bereits sind und wie gut Sie Blutzucker und Blutdruck senken können. Eine vollständige Wiederherstellung der ursprünglichen Sehschärfe wird vielleicht nicht möglich sein, wohl aber lässt sich die Makulopathie stabilisieren und das zentrale Sehvermögen erhalten.

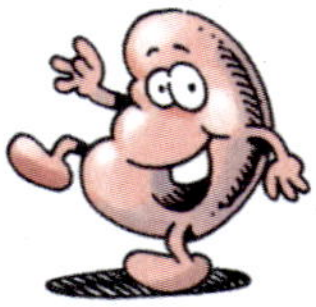

Nieren

Die Nieren sind eines unserer wichtigsten Ausscheidungsorgane. Sie filtern und reinigen das Blut. In den Nieren werden Stoffe zurückgehalten, die der Körper braucht oder wiederverwerten kann, zum Beispiel Wasser und Eiweiß. Andererseits werden Stoffe an den Urin abgegeben, die schädlich oder nicht verwertbar sind, zum Beispiel Salze, Harnsäure, Harnstoff – auch harnpflichtige Substanzen genannt. Die Hauptlast dieser Filterfunktion tragen hauchzarte Häutchen (Basalmembran), die Bestandteil der Blutgefäße (Kapillaren) und der Nierenkörperchen (Glomerula) sind. Beide Nieren bestehen aus einer Vielzahl dieser Glomerula, in denen über die Basalmembran harnpflichtige Substanzen und Wasser ausgeschieden werden. Sie bilden den eigentlichen Filter für das Blut.

Ist der Blutzucker über einen längeren Zeitraum, also monate- oder jahrelang, erhöht, werden verstärkt Eiweißstoffe im Körper verzuckert, auch in der Basalmembran oder in den Kapillaren der Glomerula. Dadurch werden diese durchlässiger, so als ob ein ursprünglich sehr engmaschiges Netz plötzlich große Löcher bekommt. Jetzt gelangen auch Stoffe, die eigentlich zurückgehalten werden sollen, wie zum Beispiel der Eiweißstoff Albumin, in den Urin und werden ausgeschieden.

Parallel zu diesem Vorgang verdickt sich die Basalmembran, und die Nierenkörperchen veröden, sodass gar keine Stoffe mehr filtriert werden können. Je länger Blutzucker und Blutdruck erhöht sind, desto schneller vollzieht sich dieser Vorgang. Umgekehrt lässt er sich jahrelang aufhalten, und frühe Veränderungen können sich sogar vollständig zurückbilden, wenn der Blutzucker normnah gehalten wird. Bleibt der Blutzucker jedoch sehr lange zu hoch und schlecht reguliert, versagen die Nieren langsam, über Jahre hinweg, ihren Dienst. Dieser Zustand wird als terminales Nierenversagen bezeichnet. Dann wird eine künstliche Blutwäsche (Dialyse) notwendig, bei der das Blut außerhalb des Körpers von Giftstoffen befreit wird.

Definitionsgemäß liegt eine diabetische Nierenerkrankung (Nephropathie) vor, wenn der Diabetes länger als sechs Jahre besteht, im 24-Stunden-Urin in drei Proben mehr als 30 mg Albumin ausgeschieden werden (→ Seite 175) und zusätzlich Veränderungen am Augenhintergrund vorhanden sind (diabetische Retinopathie, → Seite 166 ff.).

Sie sollten auf keinen Fall rauchen, weil sich dadurch die Kapillaren in den Nieren verengen, was die Nierenfunktion ebenfalls beeinträchtigt. Das wird auch durch die Beobachtung erhärtet, dass die Nierenleistung bei Rauchern doppelt so schnell abnimmt wie bei Nichtrauchern mit Diabetes.

Wurde bei Ihnen eine Nierenfunktionsstörung festgestellt, sollten Sie darauf bestehen, von einem Nierenfacharzt (Nephrologe) untersucht zu werden (nicht zu verwechseln mit Urologen!). Zusätzlich sollten Sie eine spezielle Ernährungsberatung erhalten, weil es möglicherweise wichtig ist, dass Sie weniger Eiweiß essen, um die Nieren zu schonen. Nierenspezialisten mit Erfahrung in Diabetologie können

Sie bei Ihrer Ärztin oder Ihrem Arzt erfragen, gegebenenfalls auch bei der Deutschen Diabetes-Gesellschaft (Adresse → Seite 206).

Anzeichen für Nierenfunktionsstörungen

Wenn die Nieren den Eiweißstoff Albumin ausscheiden, ist das ein erstes Anzeichen einer nachlassenden Nierenfunktion. Kleinste Mengen von Albumin werden Mikroalbumine genannt. Diese lassen sich leicht mit Teststreifen im spontan gelassenen Urin überprüfen, wobei die Tageszeit gleichgültig ist. Der Teststreifen wird in den Urin gehalten und das Ergebnis an der Verfärbung des Testfeldes abgelesen. Auf diese Weise sollten Sie den Urin einmal im Quartal, mindestens jedoch einmal im Jahr, selbst zu Hause prüfen. Die Teststreifen können Sie sich verordnen lassen. Die Methode ist sehr sensibel, es kommt häufig zu falsch positiven Ergebnissen. Geraten Sie also nicht in Panik, wenn sich Mikroalbumine nachweisen lassen. Es gibt einige Situationen, bei denen die Nieren Eiweiß ausscheiden können:

» Nach einiger Zeit habe ich mich so ans Messen und Berechnen gewöhnt – das ist mir richtig in Fleisch und Blut übergegangen. Ich fand es auch sehr beruhigend, dass ich damit den Diabetesfolgen vorbeugen kann. Das hat mich zusätzlich angespornt, für gute Zuckerwerte zu sorgen. «

- Sie haben einen akut stark erhöhten Blutzucker mit Ketoazidose (→ Seite 83).
- Sie haben sich körperlich angestrengt oder Sport getrieben.
- Sie haben Fieber.
- Sie haben Ihre Menstruation.
- Sie haben eine Blasen- oder Nierenentzündung.
- Sie haben eine Herzschwäche.
- Ihre Adern sind verkalkt (Arteriosklerose).

Damit Sie das Testergebnis nicht falsch interpretieren, sollten Sie darauf achten, dass diese Ursachen als Gründe für einen positiven Albumintest auszuschließen sind. Am Tag der Messung sollten Sie also zum Beispiel keinen Sport treiben und sich körperlich nicht anstrengen.

Bei Typ-1-Diabetes sollten Sie vier bis fünf Jahre, nachdem die Diagnose gestellt wurde, erstmals mit Albumintests beginnen und diese einmal im Quartal vornehmen. Wenn die Albuminausscheidung 50 mg/l übersteigt, sollte der Eiweißstoff im 24-Stunden-Urin bestimmt werden.

Bei Typ-2-Diabetes sollten Ärztin oder Arzt schon bei der ersten Diagnose den Urin auf Albumin prüfen, weil es sein kann, dass der Diabetes bereits mehrere Jahre bestanden hat und die Nieren schon geschädigt sind. Ist der Befund negativ, die Albuminausscheidung also nicht erhöht, brauchen Sie den Urin weiterhin nur einmal im Quartal oder im Jahr mit Teststreifen zu kontrollieren. Sind mehr als 50 mg Albumin pro Liter im Urin nachweisbar, sollte die Menge im 24-Stunden-Urin bestimmt werden.

Es ist meist nicht nötig, aus der Niere eine Gewebeprobe zu entnehmen (Nierenpunktion oder -biopsie), um zu überprüfen, ob die Nieren durch den Diabetes bereits geschädigt sind! Wenn Ihnen eine Nierenpunktion empfohlen wird, sollten Sie in jedem Fall vorher mit einem diabetologisch erfahrenen Nephrologen Kontakt aufnehmen.

Eine 24-Stunden-Messung von Eiweiß im Urin machen Sie am besten an einem Tag, an dem Sie zu Hause bleiben können. Sie fangen den Urin 24 Stunden lang bei jedem Wasserlassen mit einem Messbecher auf (die Gesamtmenge jeweils notieren!) und gießen eine Probe davon in ein verschließbares Gefäß (zum Beispiel sauberes Marmeladenglas). Dieses bewahren Sie im Kühlschrank auf und bringen die Urinprobe nach den 24 Stunden möglichst bald in die Arztpraxis (spätestens innerhalb einer Woche), wobei Sie auch angeben, wie viel Urin Sie insgesamt ausgeschieden haben. Im Labor wird dann die Albuminmenge in dieser Urinprobe bestimmt. Liegt der Wert bei 30 bis 300 Milligramm pro 24 Stunden, handelt es sich um eine Mikroalbuminurie, höhere Werte gelten als Makroalbuminurie.

» Als ich kapiert habe, dass essen, messen und spritzen zusammengehören, wusste ich, wie ich mit dem Diabetes umgehen muss. Das war, als wäre eine Last von mir abgefallen. Die Unausweichlichkeit der chronischen Erkrankung war nicht mehr so schlimm. «

Die Filterleistung der Nieren prüfen

Einmal im Jahr sollten Ärztin oder Arzt die Filterleistung der Nieren (glomeruläre Filtrationsrate) bestimmen. Denn die Albuminbestimmung (→ oben) sagt nichts darüber aus, ob und wie gut die Nieren die harnpflichtigen Substanzen noch herausfiltern. Bei einer Makroalbuminurie sollte die Filterleistung einmal im Quartal überprüft werden.

Die Filterleistung der Nieren lässt sich anhand der Kreatininspiegel in Blut und Urin beurteilen. Dafür wird Ihnen Blut abgenommen, außerdem müssen Sie den Gesamturin über 24 Stunden sammeln – wirklich jeden Tropfen! – und diese Probe in die Arztpraxis bringen (spezielle Gefäße dafür können Ihnen mitgegeben werden). Kreatinin ist ein

Stoff, der bei Muskelarbeit entsteht und über die Nieren ausgeschieden wird. Steigt der Kreatininspiegel im Blut an, bedeutet das, dass die Nieren erheblich geschädigt sind. Je höher also das Kreatinin, desto schlechter ist die Filterleistung der Nieren. Bereits gering erhöhte Kreatininwerte im Blut können bedeuten, dass die Nieren nur noch zur Hälfte funktionsfähig sind.

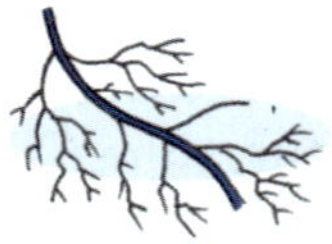

Nerven

Ebenso wie die kleinen Blutgefäße (Kapillaren) können auch die fein verästelten Nervenfasern durch einen anhaltend hohen Blutzucker geschädigt werden (Polyneuropathie). Teilweise verschwinden diese Störungen wieder, wenn Sie den Blutzucker normnah regulieren, manchmal bleiben sie aber auch dauerhaft bestehen.

Bei Diabetes werden die Nerven vor allem auf zwei Wegen geschädigt:

- Durch die Veränderungen an den kleinen Blutgefäßen (Mikroangiopathie, → Seite 158) werden auch die Nerven schlechter mit Nähr- und Sauerstoff versorgt und leiten die Reize dann nicht mehr zuverlässig weiter.
- Nervenzellen können den Traubenzucker aus dem Blut auch ohne Insulin aufnehmen und werden bei erhöhtem Blutzucker von dem übermäßigen Angebot geradezu überschwemmt. Der Stoffwechsel in den Nerven und mit ihm auch die Reizleitung werden dann nachhaltig gestört. Daraus erklärt sich auch, warum Nervenschäden seltener und weniger ausgeprägt auftreten oder teilweise wieder rückgängig gemacht werden können, wenn Sie den Blutzucker gut regulieren.

Nervenschäden spüren Sie auf sehr unterschiedliche Art und Weise – je nachdem, welche Nerven in Mitleidenschaft gezogen sind.

Entweder spüren Sie „zu viel“: Es fühlt sich zum Beispiel an, als hätte jemand ein Messer in den Fuß gestochen; die Bettdecke erscheint plötzlich bleischwer; es brennt im Bein wie Feuer; das Bein scheint wie von einem viel zu engen

Strumpf umschlossen zu sein. Diese Beschwerden nehmen typischerweise zu, wenn Sie zur Ruhe kommen. Das ist besonders störend, wenn Sie schlafen wollen.

Oder Sie spüren „zu wenig" oder gar nichts: Kennzeichnend ist ein Taubheitsgefühl an Füßen und Beinen, das sich „sockenförmig" von unten nach oben ausbreitet; an Händen und Armen geschieht das eher „handschuhförmig" von den Fingerspitzen hin zu den Oberarmen. Druck, Schmerz, Hitze und Kälte nehmen Sie dann nicht mehr wie gewohnt wahr. Das hat weitreichende Konsequenzen: Weil Sie keine Schmerzen spüren, kaufen Sie zu enge Schuhe, baden die Füße in zu heißem Wasser, spüren keine Verletzungen und gehen zu spät zu Ärztin oder Arzt. Manchmal ist der Zustand, nichts zu fühlen, viel schlimmer als „zu viel" zu spüren. Das Gefühl zu haben, nicht mehr mit beiden Beinen im Leben zu stehen, zieht vielen Menschen den Boden unter den Füßen weg.

Nervenschäden können sich auch in Muskelkrämpfen oder Lähmungserscheinungen äußern. Dann können Sie Füße und Beine nicht mehr richtig anheben, Sie stolpern leicht und können kaum noch Treppen steigen.

Störungen am Sehnerv bewirken, dass Sie Doppelbilder sehen. Manchmal tritt eine akute Gesichtslähmung auf (Facialisparese). Beide Ereignisse sind sehr beeinträchtigend, häufig bilden sich diese Störungen jedoch nach einiger Zeit von selbst zurück.

Die Schweißabsonderung, die auch von Nerven gesteuert wird, kann sich verändern. Das beginnt meist an den Fußsohlen: Sie werden sehr trocken, rissig und spröde. Wenn Sie also merken, dass Sie an den Füßen nicht mehr schwitzen (oder dass die Füße nicht mehr riechen), ist das ein erstes Zeichen für einen diabetischen Fuß (→ Seite 180 ff.).

Da die Funktion der inneren Organe ebenfalls von Nerven gesteuert wird (vegetatives Nervensystem), können sich die Störungen auch dort äußern:

- Wenn die Darmbewegung zu stark oder zu wenig angeregt wird, bekommen Sie Durchfall oder Verstopfung. Beides kann die Blutzuckerregulierung sehr schwierig gestalten.
- Die Magenbewegung kann beeinträchtigt sein. Anzeichen dafür sind ein unangenehmes Völlegefühl nach dem Essen, Übelkeit, Bauchschmerzen, Erbrechen. Wenn die Nahrung zu lange im Magen verbleibt, weil sich der Magenmuskel zu wenig bewegt, werden die Speisen oft

nicht richtig vorverdaut. Sie gelangen relativ spät in den Darm. Das Insulin haben Sie aber bereits wie gewohnt gespritzt – dann kann es zu erheblichen Unterzuckerungen kommen.

- Der Herzschlag kann zu schnell (Tachykardie), zu langsam (Bradykardie) oder sehr unregelmäßig werden (Arrhythmie).
- Ist die Reizleitung zur Blase betroffen, entleert sich diese nur unvollständig, und es nisten sich leicht Bakterien im Restharn ein, die dann eine Blasenentzündung verursachen. Es kann auch sein, dass Sie nicht mehr spüren, wenn die Blase gefüllt ist, und unbemerkt einnässen (Überlaufinkontinenz).
- Sind andere Nervenbahnen im Unterleib geschädigt, können bei Männern Erektionsstörungen bis hin zur Impotenz auftreten. Bei Frauen wird oft die Scheide nicht mehr feucht genug, obwohl sie sexuell erregt sind, oder sie empfinden Sex weniger lustvoll (→ Seite 195).

Grundsätzlich können sich alle Empfindungen im Körper ändern, was auch dazu führen kann, dass Sie eine Unterzuckerung anders oder schlechter wahrnehmen als früher. Schwitzen oder Zittern können zum Beispiel stärker, aber auch schwächer auftreten. Wenn Sie häufiger als früher schwere Unterzuckerungen haben, kann es daran liegen, dass Sie die Anzeichen dafür nicht mehr richtig spüren.

Häufig tritt ein „Karpaltunnelsyndrom“ auf. Dabei wird ein bestimmter Nerv durch Veränderungen des Bindegewebes im Handgelenksbereich zu stark zusammengedrückt und dadurch geschädigt. Anfangs fühlen Sie dabei ein Kribbeln in den Fingerspitzen, vorzugsweise an Daumen, Zeige- und Mittelfinger, oder diese werden taub. Sie können nicht mehr richtig greifen und zupacken. Die Finger fühlen sich aufgequollen („Wurstfinger“) und steif an. Häufig steigen starke ziehende Schmerzen aus der Hand bis in den Unterarm hinauf, vornehmlich nachts oder in den frühen Morgenstunden. Oft wachen Sie in der Nacht von diesen Beschwerden auf. Durch eine kleine Operation lässt sich ein Karpaltunnelsyndrom schnell beheben.

Nervenschäden erkennen und behandeln

Weil Nervenschäden an den Füßen am häufigsten sind, müssen diese vordringlich beobachtet werden (→ Seite 180 ff.). Finden sich Hinweise darauf, sollte auch nach anderen Folgeerkrankungen gesucht werden (→ Seite 158 ff.). Dabei müssen – wenn notwendig – entsprechende Fachärztinnen und -ärzte hinzugezogen werden.

Die Beschwerden einer Neuropathie lassen sich – je nachdem, um welche Symptome es sich handelt – mit unterschiedlichen Medikamenten lindern. Welches sich dafür eignet, können nur Sie beurteilen, weil die Beschwerden sehr individuell ausfallen. Es müssen so lange verschiedene Mittel ausprobiert werden, bis sich eines gefunden hat, das Ihnen hilft. Zusätzlich sollten Sie darauf bestehen, bei Bedarf zeitweise ein geeignetes Schlafmittel zu erhalten (zum Beispiel, wenn Sie „zu viel" fühlen, → Seite 176), um zur nötigen Ruhe zu finden.

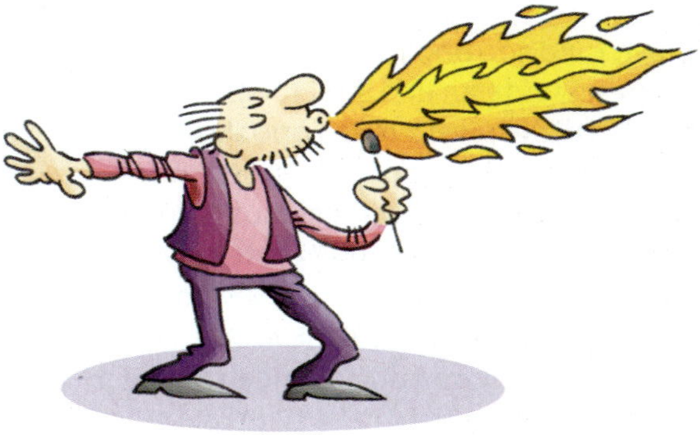

Wenn die Nervenstörung Ihre Magenbewegung beeinträchtigt, wird es schwierig, das Insulin zum Essen richtig auszurechnen. Kohlenhydrate gelangen dann unter Umständen zu spät aus dem Magen ins Blut – eine Unterzuckerung droht. Der Wirkstoff Metoclopramid kann die Magenbewegung manchmal

Vorsicht beim Umgang mit Hitze und Kälte!

Anfangs merken Sie kaum, dass Sie Temperaturunterschiede nicht mehr so deutlich wahrnehmen. Deshalb kann es vorkommen, dass Sie sich die Haut verbrennen, wenn Sie mit heißem Wasser Geschirr abwaschen, eine Wärmflasche oder ein Heizkissen auflegen oder einen Kochtopf anfassen. Beim Hantieren mit Gefriergut spüren Sie die Kälte weniger. Sie müssen also aufpassen, sich an den Fingerspitzen keine Erfrierungen zuzuziehen. Kleine Verletzungen, wenn Sie sich zum Beispiel mit einem Messer schneiden oder im Garten die Haut an Dornen einreißen, bemerken Sie kaum. Beim Umgang mit scharfen oder spitzen Werkzeugen sowie mit sehr heißen oder eiskalten Gegenständen sollten Sie deshalb besonders vorsichtig sein. Schauen Sie sich täglich Ihren Körper genau an, ob Sie sich irgendwo verletzt haben, ohne es zu bemerken. An Stellen, die Sie selbst nicht gut einsehen können – am Rücken, an den Füßen –, sollte das Ihre Partnerin oder Ihr Partner, eine gute Freundin oder ein guter Freund übernehmen. Achten Sie dabei auf gute Lichtverhältnisse – im Schummerlicht sieht man nicht gut!

wieder anregen. Wie Sie die Insulindosis darauf abstimmen oder wann Sie das Insulin spritzen, sollten Sie unbedingt mit einer erfahrenen Diabetologin oder einem Diabetologen besprechen.

Nervenstörungen an der Harnblase führen dazu, dass eine Blasenentzündung nicht mehr als schmerzhaft empfunden wird. Die Bakterien können sich dann ungehindert ausbreiten und sogar bis in die Nieren aufsteigen. Um dies zu vermeiden, muss der Urin regelmäßig auf Bakterien untersucht werden.

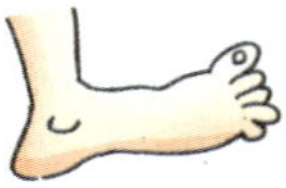

Füße

In Deutschland haben rund 300 000 Menschen mit Diabetes offene Stellen oder Geschwüre an den Füßen. Schätzungen gehen davon aus, dass jährlich weitere 120 000 dazukommen. In Österreich leiden rund 100 000 Menschen am „diabetischen Fuß". Diese Zahlen wären weitaus niedriger, wenn Ärztinnen oder Ärzte die Füße der Diabetes-Patientinnen und -Patienten regelmäßig untersuchen und wenn auch Sie selbst dies täglich tun würden. Verletzungen lassen sich dadurch rechtzeitig erkennen und behandeln. Bleiben sie lange Zeit unbemerkt, bilden sich meist tiefe und ausgedehnte Wunden, die sich entzünden und so verschlimmern können, dass Knochen und tiefere Bereiche miterfasst werden, das Gewebe abstirbt und Zehen oder größere Fußteile amputiert werden müssen. Die meisten Amputationen könnten verhindert werden, wenn der Blutzucker besser reguliert wäre, die Füße mithilfe von entsprechendem Schuhwerk und Fußpflege gar nicht erst Schaden nähmen und schon kleine offene Stellen frühzeitig erkannt und angemessen behandelt würden. Dann heilen diese meist rasch und folgenlos ab. Den Füßen müssen Sie und Ihre Diabetologin oder Ihr Diabetologe deshalb immer besondere Aufmerksamkeit schenken.

Bei einem „diabetischen Fuß" sind meist zwei Folgen eines über lange Zeit zu hohen Blutzuckers zusammengekommen: Die Nervenfunktion ist gestört – dies ist am häufigsten –, darüber hinaus hat sich manchmal auch die

Durchblutung verschlechtert. Jede dieser Folgen kann auch allein einen „diabetischen Fuß" verursachen.

Der ganze Prozess beginnt meist harmlos: Sie tragen zu enge Schuhe, oder ein Nagel oder Steinchen ist im Schuh, ohne dass Sie dies merken. Dann bilden sich zum Beispiel am Ballen oder an der Fußsohle Druckstellen. Diese spüren Sie nicht, weil die Nervenfunktion gestört ist. Das Alarmsignal Schmerz fehlt also. So tragen Sie ständig zu enge Schuhe, oder Nagel oder Steinchen bleiben im Schuh. Die Druckstelle verschlimmert sich, und eine dicke Schwiele entsteht. Unter dieser Schwiele bildet sich durch den ständigen Druck auf die dünnen und bei Diabetes brüchigen Kapillar-Blutgefäße ein kleiner Bluterguss (Hämatom). Bricht die Haut über dem Bluterguss auf, weil sie trocken und spröde ist, entsteht ein tiefes offenes Geschwür. Es entzündet sich rasch, weil die warme und feuchte Umgebung ein idealer Nährboden für Pilze und Bakterien ist. Durch die Entzündung lagert sich zudem Flüssigkeit im Gewebe ein. Infolge dieses Ödems verschlechtert sich die Durchblutung, teilweise können sich die Arterien auch ganz verschließen. Bestimmte Fußbereiche, zum Beispiel einzelne Zehen, werden dann gar nicht mehr mit sauerstoffreichem Blut versorgt. Auf diese Weise kommt es innerhalb kurzer Zeit zu schweren und ausgedehnten Geschwüren.

Wenn Sie die Füße nicht immer wieder sehr genau untersuchen (lassen), bleiben solche Geschwüre lange Zeit unbemerkt, weil Sie durch die gestörte Nervenfunktion keine Schmerzen empfinden. Nicht selten bestehen offene Stellen viele Wochen und werden nur entdeckt, weil das Gewebe abstirbt und zu verwesen beginnt (Nekrose), was sich durch einen unangenehmen Geruch bemerkbar machen kann.

Ähnliches passiert, wenn Sie sich am Fuß verletzen, zum Beispiel beim Barfußlaufen, beim Nägelschneiden oder wenn die Haut durch ständige Reibung aufscheuert. Auch bei einem lange Zeit unbehandelten Fußpilz platzt die Haut auf, bildet eine Eintrittspforte für Entzündungsbakterien, und es entstehen tiefe offene Wunden.

Bei zusätzlich gestörter Durchblutung (Makroangiopathie, PAVK, → Seite 158) verheilen diese Wunden nur sehr schwer. Das Gewebe wird dann noch schlechter mit Sauerstoff versorgt, der Abtransport der Stoffwechselprodukte verläuft sehr zögerlich, auch dabei stirbt Gewebe ab und muss operativ entfernt werden. Sind größere Hautareale betroffen, reichen die Wunden sehr tief bis auf den Knochen hinab, und ist dieser mitinfiziert, ist die Amputation einzelner Zehen oder womöglich sogar des ganzen Fußes häufig unausweichlich.

Offene Stellen am Fuß

Wenn Sie eine offene Stelle am Fuß haben, müssen Sie den Fuß völlig entlasten. Das heißt, Sie dürfen damit nicht mehr auftreten und müssen dies konsequent durchhalten. Wenn die Stelle zuheilen soll, müssen Sie Gehstützen oder einen Rollstuhl benutzen oder einen speziellen Schuh tragen. Das fällt vielen nicht leicht, und ganz besonders schwierig ist es oft, Hausfrauen davon zu überzeugen, anderen die Hausarbeit zu überlassen. Wie schnell die Stelle heilt, hängt aber ganz maßgeblich davon ab, wie zuverlässig Sie den Fuß nicht belasten. Auch wenn Sie zwischendurch nur ganz kurz auftreten, vielleicht um auf die Toilette zu gehen oder den Herd anzuschalten, verzögert sich der Prozess erheblich. Wenn Sie es nicht schaffen, den Fuß wirklich konsequent zu entlasten, zum Beispiel weil Sie allein wohnen und niemanden haben, der Ihnen helfen kann, ist es besser, sich im Krankenhaus stationär aufnehmen zu lassen, bis die Stelle verheilt ist.

Ärztin oder Arzt müssen abgestorbenes Gewebe um die offene Stelle herum täglich entfernen, die Wunde reinigen und verbinden. Spezielle Salben sind dafür meist nicht notwendig. Den Verband können Sie zu Hause ein- bis zweimal täglich selbst wechseln. Ist Ihnen das nicht möglich, kann dies auch der Pflegedienst nach ärztlicher Anleitung übernehmen.

Da fast alle offenen Stellen von Bakterien infiziert sind, auch wenn man davon äußerlich kaum etwas sieht (zum Beispiel heiße, gerötete Wundränder), müssen Sie mindestens zwei Wochen, meistens sogar länger, Antibiotika einnehmen. Die Gefahr, dass sich die Infektion unbemerkt auch auf tiefere Fußbereiche und die Knochen ausdehnt, ist sehr groß und lässt sich damit verhindern.

Eine so langwierige Antibiotika-Behandlung wird Ihnen vielleicht unnötig erscheinen – schließlich haben Sie keine Schmerzen, und krank fühlen Sie sich auch nicht. Wenn Sie den Beipackzettel des Medikaments mit der langen Liste möglicher unerwünschter Wirkungen durchlesen, kommen

Ihnen möglicherweise noch mehr Zweifel am Sinn dieser Verordnung. So verständlich Ihre Bedenken sind – Antibiotika sind für Sie in diesem Fall lebenswichtig. Wenn Sie aufgrund einer Neuropathie an den Füßen nichts mehr spüren, können Sie auch keine Schmerzen haben. Das Fehlen dieses Warnsignals darf Sie also nicht dazu verleiten, die offene Stelle am Fuß zu vernachlässigen oder gar zu ignorieren. Sie dürfen auch nicht glauben, die Stelle sei nicht von Bakterien befallen, weil sie nicht entzündet aussieht. Bei zwei Dritteln der offenen Stellen am Fuß sind sogar zusätzlich andere Fußbereiche, Knochen oder Gelenke, bereits mitinfiziert. Sie merken davon nur nichts, weil der Schmerz als Warnsignal fehlt.

Es hat also einen guten Grund, dass Ärztin oder Arzt Ihnen ein stark wirkendes Antibiotikum verschreiben (und viel zu viele versäumen das!). Nehmen Sie es zuverlässig ein, so lange es nötig ist. Es trägt maßgeblich dazu bei, dass die Wunde rasch verheilt und somit eine sonst vielleicht drohende Amputation verhindert wird.

Antibiotikahaltige Salben oder Cremes reichen bei einer infizierten Wunde am Fuß bei Diabetes nicht aus. Die Wirkstoffe dringen nicht tief genug ein, um alle Bakterien zu erreichen. Meist sind auch schon tiefere Areale befallen, und eine wirksame Bekämpfung der Infektion gelingt nur, wenn die Antibiotika über das Blut an alle Körperstellen transportiert werden. Äußerlich angewandte Antibiotika können außerdem allergische Reaktionen verursachen – diese sind bei Diabetes jedoch besonders problematisch, weil sich dadurch zusätzliche Infektionsquellen auftun.

Ihr Fuß muss geröntgt werden, um zu prüfen, ob Knochen bereits infiziert oder anderweitig verändert sind. Sind solche tieferen Regionen im Fuß mitbetroffen und ist keine Diabetes-Fußambulanz in der Nähe, müssen Sie stationär in einem in der Diabetologie erfahrenen Krankenhaus aufgenommen werden (Adressen über die DDG, → Seite 206), damit die Wunde auch in diesen tieferen Schichten gereinigt und behandelt werden kann. Das Bein muss in dieser Zeit hochgelagert werden, damit der Fuß abschwellen kann.

Mithilfe dieser Maßnahmen sollte die offene Stelle innerhalb von zwei Wochen erkennbar zu heilen beginnen. Geschieht das nicht, kommen folgende Gründe in Betracht:

- Sie haben den Fuß nicht konsequent genug entlastet.
- Die Wunde ist von Ärztin oder Arzt nicht sorgfältig genug gereinigt und von Gewebewasser befreit worden.

- Sie haben das Antibiotikum nicht zuverlässig oder nicht ausreichend lange eingenommen.
- Das Antibiotikum wirkt nicht. Ärztin oder Arzt müssen dann einen Abstrich machen, eine Bakterienkultur anlegen und überprüfen, welches Antibiotikum die Bakterien abtötet.
- Es haben sich zusätzlich weitere Bakterien in der Wunde eingenistet, die mit einem anderen Antibiotikum behandelt werden müssen. Auch das lässt sich mit einem Abstrich klären.
- Der Fuß ist zu schlecht durchblutet. Dann sollten Sie sich, am besten unter Beteiligung der Diabetes-Fußambulanz, in einer gefäßchirurgischen Abteilung vorstellen, um zu klären, ob sich zum Beispiel durch eine Bypassoperation am Unterschenkel daran etwas verbessern lässt.

Gestörte Nervenfunktion oder gestörte Durchblutung?

Ob der Diabetes die Nerven geschädigt hat und/oder ob auch die Durchblutung gestört ist, lässt sich an typischen Anzeichen erkennen.

Verletzungen an den Füßen vermeiden

Schon durch sehr einfache Maßnahmen können Sie offene Stellen an den Füßen vermeiden:

- Inspizieren Sie Ihre Füße täglich, am besten morgens und abends. Schauen Sie sie genau an, besonders zwischen den Zehen und an der Fußsohle. Nehmen Sie am besten einen Handspiegel zu Hilfe, und achten Sie auf eine gute Beleuchtung. Wenn es Ihnen schwer fällt, sich zu bücken, das Bein in der Hüfte abzuwinkeln, oder wenn Sie nicht mehr gut sehen können, bitten Sie Ihre Partnerin oder Ihren Partner, eine gute Freundin oder einen guten Freund, Ihre Füße anzusehen.
- Gehen Sie dabei sehr sorgfältig vor – auch wenn Sie Ihre Füße vielleicht wenig schön oder völlig unwichtig finden. Nehmen Sie vor der Inspektion ein kurzes Fußbad, trocknen Sie die Füße danach gut ab und massieren Sie sie mit einer wässrigen (nicht fetthaltigen) Lotion – oder lassen Sie sie massieren. Derart sorgfältig gepflegte und frisch gewaschene Füße können gar nicht unschön oder unappetitlich sein.
- Wenn Sie Blasen, Druckstellen, Hühneraugen, gerötete Stellen oder Risse in der Haut entdecken, sollten Sie sich sofort Ihre Schuhe genau ansehen. Wo drücken sie den Fuß? Sind sie zu klein? Ist ein Fremdkörper im Schuh? Zeigen Sie den Fuß möglichst bald Ihrer Ärztin oder Ihrem Arzt.
- Tasten Sie mit der Hand den Schuh innen immer sorgfältig aus, bevor Sie ihn anziehen. So können Sie spüren, ob sich darin Sand, Steinchen oder andere Fremdkörper verbergen.
- Wechseln Sie die Schuhe mehrfach am Tag, um den Fuß nicht immer an denselben Stellen zu belasten.

Anzeichen für eine gestörte Nervenfunktion

- Sie spüren Ihre Fingernägel nicht mehr auf der Haut, wenn Sie sich am Fuß kratzen. Auch Kälte oder Wärme nehmen Sie nicht mehr gut wahr.
- Druckstellen und Geschwüre entstehen häufig am Ballen oder an der Fußsohle im mittleren Bereich des Vorderfußes unterhalb der Zehen – dort, wo Sie beim Gehen den Fuß am meisten belasten. Diese Druckstellen entzünden sich leicht und fangen an zu nässen. Oft laufen Sie sich in zu engen Schuhen Blasen, ohne es zu bemerken.
- Die Füße sind trocken, warm und rosig. Das mag Ihnen vielleicht eher ein Zeichen für gesunde, besonders gut durchblutete Füße sein – so rosig sind Füße normalerweise aber nicht. Bei einer Nervenstörung sind die Blutgefäße in den Füßen immer weit gestellt und ziehen sich kaum noch zusammen.
- Beim Stimmgabel-Test (→ Seite 186) nehmen Sie die Schwingungen nicht mehr wahr, auch fehlen andere Reflexe, die sich sonst an den Füßen auslösen lassen.

Anzeichen für eine gestörte Durchblutung

- Die Füße sind kühl, die Haut ist eher blass, glatt und erscheint leicht bläulich verfärbt.
- Druckstellen mit offenen, trockenen Wunden entstehen häufig an Zehenspitzen oder Ferse.
- Es sind keine Fußpulse tastbar.

Das Pflichtprogramm bei Ärztin oder Arzt

Ihre Füße genau anzusehen, ist eine der wichtigsten Pflichten Ihrer Ärztin oder Ihres Arztes. Sie sollten sie oder ihn daran „erinnern", indem Sie die Füße freiwillig vorzeigen. Ziehen Sie – ungefragt! – die Strümpfe aus und bitten Sie Ärztin oder Arzt, Ihre nackten Füße zu untersuchen. Es reicht nicht, wenn diese die Füße durch Socken oder Strumpfhose hindurch abtasten!

Bei einer guten Untersuchung werden die Füße erst einmal äußerlich genau betrachtet und auf Druckstellen oder Fußpilz geprüft, und zwar von oben und unten und zwischen den Zehen. Ärztin oder Arzt sollten genau nachsehen, ob der Fuß überwärmt (Zeichen für Nervenschäden, → oben) oder kalt (Zeichen für eine schlechte Durchblutung, → Seite 185) oder geschwollen ist, ob die Haut beschädigt ist oder sich entzündet hat.

Ärztin oder Arzt sollten auch die Füße genau abtasten und die Nerven- und Gefäßfunktion prüfen. Die Durchblutung wird kontrolliert, indem an beiden Fußknöcheln die Pulse abgetastet werden. Gelingt das, ist der Fuß noch gut durchblutet. Sind keine Fußpulse mehr zu spüren, ist das ein Anzeichen, dass die Durchblutung erheblich gestört ist. Dann ist eine spezielle Ultraschall-Untersuchung (Doppler-Sonographie) erforderlich, die über die Durchblutungsstörungen genauer Aufschluss gibt.

Die Nervenfunktion testen Ärztin oder Arzt, indem sie fühlen, ob der Fuß sehr trocken ist. Wenn ja, ist dies ein Hinweis auf eine Neuropathie (→ Seite 176). Außerdem sollte geprüft werden, ob Sie Druck auf den Fuß noch ausreichend wahrnehmen. Dafür wird Ihre Fußsohle mit einem feinen, steifen Nylonfaden berührt.

Wenn Ärztin oder Arzt eine Stimmgabel zum Schwingen bringen und neben dem Fußknöchel aufsetzen, müssten Sie bei intakten Nerven das Vibrieren an den Füßen spüren. Wenn das nicht der Fall ist, lässt das auf eine Schädigung der Fußnerven schließen. Dieser sehr einfache Stimmgabeltest sollte bei Diabetes einmal im Quartal vorgenommen werden.

Zusätzlich sollten Ärztin oder Arzt die Reflexe prüfen, indem sie mit einem kleinen Hammer an eine Stelle unterhalb des Knies klopfen. Bei gesunden Reflexen bewegen sich dann Unterschenkel und Fuß spontan nach vorn. Bleibt dieses Zucken aus, hat der Diabetes die Nerven im Bein in Mitleidenschaft gezogen.

Schwielen, dicke Hornhautschichten oder Hühneraugen zeigen an, dass Sie falsche Schuhe tragen. Dann sollten Ärztin oder Arzt auch diese ansehen und mit Ihnen besprechen, was Sie ändern müssen.

Haben Sie schon mehrere Jahre lang eine Neuropathie, sollten Ärztin oder Arzt prüfen, ob die Haut an einem Fuß wärmer ist als am anderen. Beträgt der Unterschied mehr als ein Grad Celsius, besteht der Verdacht, dass sich die Knochen verändert haben und ein Charcot-Fuß droht (→ Seite 192). Dann sollten Sie sich unverzüglich in der Fußambulanz einer Diabetes-Klinik oder in einer diabetologischen Praxis vorstellen.

Wenn bei Ihnen noch keine durch Diabetes bedingten Folgeerkrankungen aufgetreten sind, genügt es, die Füße auf diese Weise ein- bis zweimal im Jahr ansehen zu lassen. Haben Sie jedoch bereits Veränderungen am Augenhintergrund (Retinopathie, → Seite 166 ff.), Durchblutungsstörungen (Mikro- oder Makroangiopathie, → Seite 158) oder eine eingeschränkte Nierenfunktion (Nephropathie, → Seite 172 ff.), müssen Sie die Füße mindestens einmal im Quartal untersuchen lassen. Schon die kleinste Verletzung kann dann in einem ausgedehnten Geschwür enden, das kaum noch abheilt. Deshalb ist es auch so wichtig, dass Sie selbst Ihre Füße jeden Tag auf solche kleinen Verletzungen hin genau überprüfen (→ Kasten, Seite 184).

Wichtiges für den Alltag

Strümpfe und Socken

Socken sollten aus natürlichen Fasern wie Baumwolle oder Wolle mit einem sehr kleinen Anteil (3 bis 5 Prozent) an elastischen Kunstfasern gestrickt sein. In Strümpfen aus synthetischen Fasern schwitzen Sie häufig. Dann weicht die Haut oberflächlich auf, und es können sich leicht Bakterien und Pilze einnisten.

Frauen brauchen allerdings nicht auf dünne Strumpfhosen oder Strümpfe zu verzichten. Diese sind zwar immer aus Kunstfasern, aber so fein gewirkt, dass sich das Schwitzen in Grenzen hält – vorausgesetzt, die Schuhe sind aus Leder und nicht aus synthetischen Materialien.

Grundsätzlich müssen Sie darauf achten, dass Strümpfe und Socken keine vorstehenden Nähte oder Falten haben, dadurch können sich in den Schuhen Druckstellen bilden. Das Bündchen sollte nicht so eng sein, dass es einschneidet.

Wechseln Sie Strümpfe und Socken täglich, und lüften Sie die Schuhe immer gut. Sind sie nass geworden, ziehen Sie sie erst wieder an, wenn sie gut ausgetrocknet sind.

Beim Schuhkauf

Lassen Sie die Füße beim Schuhkauf ausmessen und die Schuhe von einer Fachverkäuferin oder einem Fachverkäufer anpassen, damit Sie sie nicht zu klein kaufen. Das passiert häufig, wenn Sie als Folge einer Neuropathie in den Füßen nicht mehr viel Gefühl haben. Wenn der Schuh gut sitzt, spüren Sie ihn oft nicht. Das irritiert Sie vielleicht, weil Sie von früher gewohnt sind, dass der Schuh den Fuß fest und gut spürbar umschließt. Wenn Sie meinen, dass der Schuh erst dann richtig sitzt, wenn sich dieses Gefühl wieder einstellt, kaufen Sie den Schuh ein bis zwei Nummern zu klein – und handeln sich unweigerlich Druckstellen ein.

Frauen sollten auf Schuhe mit hohen Absätzen verzichten – auch wenn es schwer fällt. „High heels" verstärken den Druck auf den Vorfuß, und je höher der Absatz, desto größer der Druck.

Die Füße pflegen – aber richtig!

Für die tägliche Pflege genügt es, wenn Sie die Füße morgens oder abends waschen. Wenn Sie Lust haben, können Sie auch ein Fußbad nehmen. Weil Sie die Wassertemperatur mit den Füßen aber nicht mehr gut einschätzen können, müssen Sie sie mit einem Badethermometer prüfen. Sie sollte maximal 37 bis 38 Grad Celsius betragen. Bleiben Sie höchstens fünf Minuten mit den Füßen im Wasser, die Haut weicht sonst zu stark auf. Dann verliert sie ihren schützenden Säuremantel, und Bakterien oder Pilze können sich leichter ausbreiten. Wenn sich am Fuß eine offene Stelle gebildet hat, dürfen Sie kein Fußbad nehmen.

Benutzen Sie zum Waschen eine milde Seife und einen Waschlappen. Schrubben Sie nicht mit einer Bürste auf der Haut herum – weil Sie bei einer Neuropathie davon kaum etwas spüren, tun Sie leicht zu viel des Guten und scheuern die Haut wund. Störende Hornhaut an der Ferse oder am großen Zeh können Sie mit einem Bimsstein vorsichtig entfernen, auf keinen Fall mit einem Hornhauthobel. Mit dessen scharfer Klinge schneiden Sie sich leicht.

Trocknen Sie die Füße sorgfältig ab, vor allem zwischen den Zehen, weil sich gerade dort häufig Fußpilz einnistet. Wenn Sie diese Stellen trocken halten, können sich Pilze kaum entwickeln.

Die Nägel sollten Sie ein- bis zweimal in der Woche mit einer Feile kürzen, nicht mit einer Schere oder einem Nagelknipser, auch bei diesen ist die Verletzungsgefahr zu groß. Benutzen Sie eine Feile aus Sandpapier, nicht aus Metall. Sandpapierfeilen haben keine scharfen Kanten und sind an den Spitzen abgerundet. An den Ecken feilen Sie die Nägel etwas rund, damit die Kanten nicht die Haut der benachbarten Zehen wund scheuern.

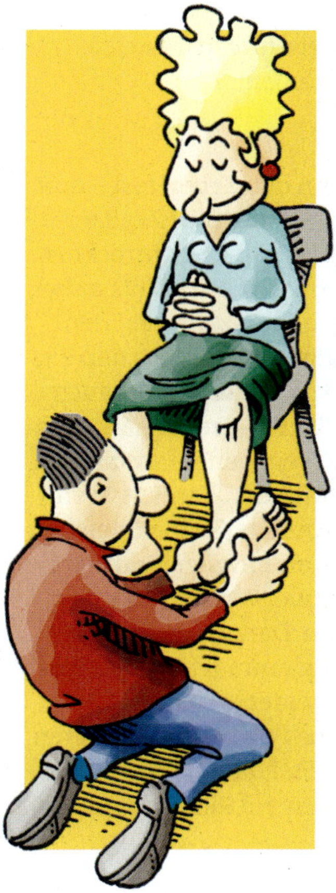

Entdecken Sie ein Hühnerauge, dürfen Sie es auf keinen Fall selbst entfernen – weder mechanisch, indem Sie es wegraspeln, noch medikamentös. Alle speziellen Pflaster, Salben und Tinkturen enthalten ätzende Wirkstoffe. Sie selbst können diese Produkte kaum so präzise auftragen, dass gesunde Haut damit nicht in Berührung kommt. Lassen Sie ein Hühnerauge immer bei der medizinischen Fußpflege entfernen und prüfen Sie unbedingt nach, welche Schuhe die Druckstelle verursacht haben könnten.

Zum Schluss reiben Sie die Füße mit einer Feuchtigkeitscreme ein, die Zehenzwischenräume sparen Sie aus, denn dort zieht die Creme schwer in die Haut ein. Die Cremereste bilden einen guten Nährboden für Bakterien und Pilze. Verwenden Sie ein Produkt ohne Konservierungsstoffe, Parfumzusätze oder Emulgatoren (steht auf dem Etikett). Diese können Allergien auslösen. Die sowieso meist zu trockene Haut reagiert dann mit einem Ekzem, das sich leicht entzünden kann.

Wenn Sie sich nicht mehr gut bücken oder den Fuß nicht zu sich heranziehen können, um ihn zu pflegen, sollten Sie alle vier bis sechs Wochen zur medizinischen Fußpflege gehen. Es gibt medizinische Fußpflegerinnen und Fußpfleger, die eine spezielle diabetologische Ausbildung haben und Ihre Füße fachgerecht pflegen. Fragen Sie nach dieser Qualifikation (künftig wird es eine spezielle Ausbildung mit einer geschützten Bezeichnung geben: die der Podologin bzw. des Podologen). In Österreich liegen in Diabetespraxen sowie Fußambulanzen Listen von Diabetes-Fußpflegerinnen und -pflegern aus. Oder die Österreichische Diabetes Vereinigung und das Diabetes Forum Austria können Ihnen spezielle Adressen nennen. In Zusammenarbeit mit dem DCO (Diab Care Office) werden besondere Schulungskurse veranstaltet.

Scheuen Sie sich nicht, diesen Service in Anspruch zu nehmen, auch wenn Sie sich lange Zeit nicht um Ihre Füße gekümmert haben und es Ihnen peinlich ist, der Fußpflegerin oder dem Fußpfleger dies zu gestehen und Ihre vielleicht wenig gepflegten Füße zu zeigen. Irgendwann müssen Sie den ersten Schritt tun – denn vernachlässigte Füße werden schneller krank, und dann geht es um Ihre Lebensqualität.

Wenn Ärztin oder Arzt bescheinigen, dass Sie die Füße nicht mehr selbst versorgen können, übernehmen die Kassen in Deutschland alle sechs Wochen die Kosten für eine Fußpflege. Erkundigen Sie sich bei Ihrer Krankenkasse danach, und lassen Sie sich von der Fußambulanz an einer

Diabetes-Klinik oder Diabetologen-Praxis eine Bescheinigung ausstellen, in der die medizinische Notwendigkeit der professionellen Fußpflege begründet wird. In Österreich müssen Sie die Fußpflege selbst bezahlen.

Fußpilz erkennen

Fußpilz setzt sich vor allem zwischen den Zehen fest – dort, wo es häufig feucht und warm ist. Deshalb müssen Sie die Füße gerade an diesen Stellen immer sorgfältig abtrocknen. Anfangs spüren Sie von der Pilzinfektion meist nichts außer einem leichten Juckreiz und dass die Haut zwischen den Zehen etwas einreißt. Spätestens dann müssen Sie den Pilz behandeln. Bei einer Neuropathie spüren Sie jedoch auch davon nichts. Deshalb müssen Sie die Füße regelmäßig inspizieren. Lassen Sie Ärztin oder Arzt gegebenenfalls prüfen, ob es sich tatsächlich um eine Pilzinfektion handelt. Wenn ja, verschreiben sie Ihnen eine pilztötende Creme (meist mit dem Wirkstoff Clotrimazol). Damit müssen Sie die vom Pilz befallenen Stellen konsequent zwei Wochen lang täglich morgens und abends eincremen. Danach genügt es, das Mittel weitere zwei Wochen lang einmal täglich anzuwenden, um einen Rückfall zu vermeiden.

Lassen Sie Ärztin oder Arzt dann noch einmal kontrollieren, ob die Behandlung erfolgreich war. Erst danach dürfen Sie die Creme absetzen. Nistet sich erneut ein Pilz ein, müssen Sie die Behandlung wiederholen.

Ist Barfußgehen erlaubt?

Normalerweise ja. Wenn Sie jedoch bereits eine Neuropathie haben, sollten Sie unbedingt darauf verzichten, barfuß zu laufen. Die Gefahr ist zu groß, dass Sie sich unbemerkt verletzen. Auch in Sandalen sollten Sie dann nicht ohne Strümpfe gehen. Baumwollsocken sind leicht und schützen die Haut zumindest vor oberflächlichen Verletzungen.

Beim Baden im Meer müssen Sie Badeschuhe anziehen, um sich nicht an Steinen oder Muscheln zu verletzen. Ziehen Sie die Schuhe danach gleich wieder aus, sonst wirkt der daran klebende Sand wie Schmirgelpapier auf Ihre Fußhaut!

Wann sind Spezialschuhe nötig?

Solange Sie keine Neuropathie oder Durchblutungsstörungen am Fuß haben, können Sie normale, bequeme und Ihrer Fußform entsprechende Konfektionsschuhe tragen. Sie sollten jedoch darauf achten, dass diese weit genug

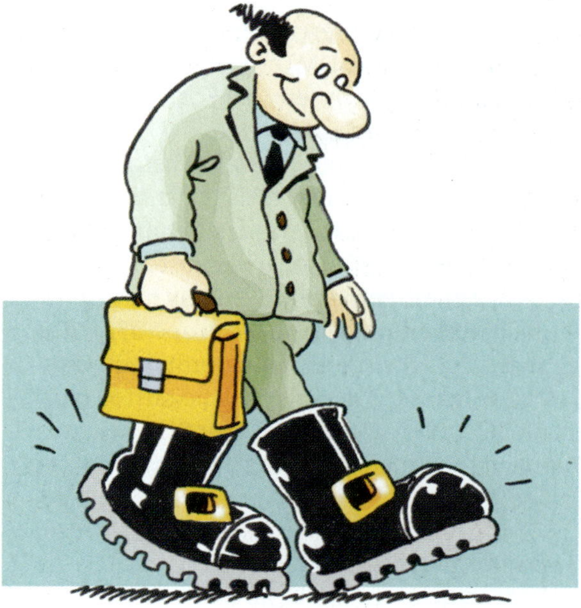

sind und keine auftragenden Nähte haben, durch die Druckstellen entstehen können.

Haben Sie eine Neuropathie, ist zusätzlich die Durchblutung der Füße beeinträchtigt oder hatten Sie bereits offene Stellen am Fuß, brauchen Sie spezielle Schutzschuhe. Manchmal reichen konfektionierte Schuhe, andernfalls brauchen Sie Schuhe nach Maß. Beide müssen bestimmten Anforderungen genügen. Beim Kauf sollten Sie unbedingt auf Folgendes achten:

- Die Zehen müssen ausreichend Platz haben, das heißt, der Schuh muss breit und hoch genug sein.
- Der Schuh darf innen keine Nähte aufweisen, die am Fuß Druckstellen verursachen können.
- Die Schuhe sollten aus weichem, schmiegsamem Leder gefertigt sein, auf keinen Fall aus synthetischen Materialien.
- Sie dürfen keine harten Vorderkappen haben.
- Sie müssen ein herausnehmbares, weich gepolstertes Fußbett haben.

Wenn sich die Knochen im Fuß verformt haben, brauchen Sie maßgefertigte orthopädische Spezialschuhe oder Schienen. Auch wenn Sie eine offene Stelle am Fuß haben, sind spezielle Entlastungsschuhe, -schienen oder Verbandsschuhe nötig.

Die Kosten für konfektionierte Schutzschuhe (300 bis 600 DM) übernehmen die Krankenkassen in Deutschland nicht so ohne weiteres – erkundigen Sie sich bei Ihrer Kasse danach. Allerdings lässt sich die Notwendigkeit für solche Spezialschuhe bei Diabetes begründen, indem sie – juristisch formuliert – als „Rehabilitationsmaßnahme nach Paragraph 43 Absatz 2 SGB V (Sozialgesetzbuch) im Sinne von Wiederherstellung und Erhalt einer ausreichenden Gehfunktion sowie einer Abwehr von funktionsmindernden Fuß- und Beinschäden“ gewertet wird. Ein weiteres, oft noch schwerer wiegendes Argument liegt darin, dass sich mit diesen Schuhen die durch die Kassen auf jeden

Fall zu tragenden sehr viel teureren orthopädischen Maßschuhe (Kosten 1 500 bis 2 000 DM) erübrigen. Mit dieser Begründung müsste es möglich sein, die Kosten durch die Kasse erstattet zu bekommen.

In Österreich werden die Kosten für die Diabetes Profilaxeschuhe (1 800 bis 2 000 öS) von den Kassen gar nicht übernommen. Bei Maßschuhen kostet das erste Paar zwischen 15 000 und 16 000 öS, dabei sind auch die Kosten für die Anfertigung des Leistens enthalten. Der Preis für das nächste Paar Schuhe beträgt dann 10 000 bis 12 000 öS, je nach Modell auch mehr. Im Jahr der ersten Verordnung übernehmen die Krankenkassen in der Regel die Kosten (zur Gänze oder mit Selbstbehalt) für zwei Paar Schuhe zum Wechseln; danach maximal jedes zweite Jahr für ein Paar Schuhe.

Wenn der Fuß unförmig dick wird

Wenn Ihr Fuß im Laufe mehrerer Tage immer stärker anschwillt, sich sehr warm anfühlt, seine Form verändert und vor allem im mittleren Bereich – am Vorderfuß, im Fußsohlenbereich – unförmig und dick wird, legt das den Verdacht nahe, dass sich die Knochen im Mittelfuß verformt haben. Spätestens dann müssen Sie unverzüglich die Diabetes-Fußambulanz aufsuchen, weil akut die Gefahr besteht, dass das gesamte Mittelfußgewölbe einstürzt und bleibende Verformungen eintreten (Charcot-Fuß, benannt nach dem französischen Arzt Dr. Jean Marie Charcot, der im 19. Jahrhundert diese Veränderungen erstmals beschrieben hat). Der Fuß muss sofort geröntgt – nur damit lassen sich die Veränderungen in der Knochenstruktur erkennen – und vollkommen entlastet werden. Lassen Sie dann den Fuß von Diabetologen behandeln, nicht von Orthopäden oder Chirurgen, die mit einem Charcot-Fuß meist weniger Erfahrung haben. Sie dürfen mit dem Fuß einige Wochen oder Monate nicht mehr auftreten und müssen stationär ins Krankenhaus aufgenommen werden (Bettruhe, Rollstuhl). Ist die Schwellung abgeklungen, können Sie sich mit einem Spezial-Gipsverband an Gehstützen fortbewegen.

Gelingt es, den Fuß rechtzeitig mehrere Monate lang völlig ruhig zu stellen, können sich die Knochen gut regenerieren, sodass Sie den Fuß später wieder belasten können.

Wenn bleibende Fehlstellungen der Knochen eingetreten sind, lassen sich diese häufig operativ korrigieren, und Sie können dann auch wieder gehen. Allerdings sollten Sie unbedingt orthopädische Maßschuhe tragen, damit der Fuß bestmöglich entlastet wird und keine neuen Druckstellen entstehen, zum Beispiel aufgrund von nicht korrigierbaren Fehlstellungen.

Die Ursachen für einen Charcot-Fuß liegen in Knochenveränderungen, die meist unbemerkt bleiben, wenn nicht regelmäßig die Hauttemperatur überprüft wird (→ Seite 186). Durch die verstärkte Fußdurchblutung bei einer Neuropathie (→ Seite 185) werden die Knochen durch knochenabbauende Zellen (Osteoklasten) häufig beschleunigt abgebaut. Sie verlieren an Substanz und damit an Stabilität. Da Sie davon kaum etwas spüren – das Warnsignal Schmerz fehlt ja –, belasten Sie den Fuß, obwohl er das eigentlich nicht mehr verträgt. Schließlich brechen die Knochen an bestimmten empfindlichen Stellen, zum Beispiel im Mittelfußgewölbe, zusammen – und so kommt es zu der unförmig erscheinenden Schwellung. Schmerzen können, müssen aber nicht auftreten – das hängt davon ab, wie ausgeprägt die Neuropathie ist.

Ein solcher Charcot-Fuß kann jederzeit erneut auftreten. Auch wenn er folgenlos geheilt ist, müssen Sie die Füße unbedingt einmal im Quartal sehr sorgfältig untersuchen lassen, am besten gleich in der Fußambulanz einer Klinik oder Diabetes-Schwerpunktpraxis.

Wann muss amputiert werden?

Zehen und Füße werden bei Menschen mit Diabetes häufig vorschnell amputiert. Es ist davon auszugehen, dass etwa die Hälfte aller durch Diabetes bedingten Amputationen mit einer angemessenen Behandlung unnötig oder vermeidbar wären. Bevor Sie einer Amputation zustimmen, sollten Sie sich unbedingt bei einer spezialisierten Diabetes-Fußambulanz vorstellen und eine zweite ärztliche Meinung einholen, ob die Amputation tatsächlich notwendig ist.

Wenn der Fuß noch gut durchblutet ist – und das ist meistens der Fall! –, lässt es sich oft vermeiden, dass Zehen oder Fuß abgenommen werden. Bei gleichzeitig bestehenden massiven Durchblutungsstörungen können Fuß oder Zehen oft durch Umgehungsadern (Bypässe) gerettet werden, die um die verschlossenen Blutgefäße herum angelegt werden. Das sind im Bereich des Unterschenkels und Fußes meist schwierige gefäßchirurgische Eingriffe, die sehr aufwendig und kompliziert sind. Prinzipiell sind sie aber vielfach noch möglich. Sie müssen allerdings jemanden finden, der sich darauf versteht. Auch bei dieser Suche können Ihnen die Selbsthilfegruppen oder eine Anfrage bei der ärztlichen Fachgesellschaft häufig weiterhelfen.

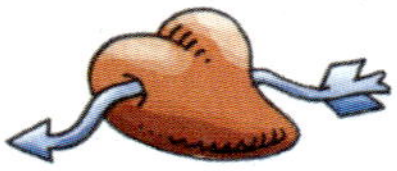

Sexualstörungen

Sexualstörungen bei Frauen und Männern sind bei Diabetes eine häufige Folgeerscheinung eines zu lange schlecht regulierten Stoffwechsels. Die Lust auf Sex ist zwar noch vorhanden, ein Geschlechtsverkehr aber kaum noch oder gar nicht mehr möglich.

Die durch Diabetes bedingten Veränderungen bei Frauen sind wesentlich weniger untersucht als die bei Männern. Deshalb geht es auch im Folgenden vorwiegend um die Möglichkeiten einer Diagnose und Therapie bei Männern, was nicht heißt, dass die Probleme von Frauen weniger wichtig sind. Es ist nur sehr viel weniger darüber bekannt.

Je länger der Diabetes besteht, je älter Sie sind und je mehr Folgeerkrankungen Sie haben, desto häufiger kommen auch Sexualstörungen vor. Im Alter zwischen 20 und 29 Jahren ist zirka jeder zehnte Mann (9 Prozent) mit Diabetes impotent, bei den über 70-Jährigen mit Typ-1- oder Typ-2-Diabetes sind es über 95 Prozent. Diese Zahlen zeigen, dass Männer mit Diabetes deutlich häufiger betroffen sind als Nichtdiabetiker. Für Frauen liegen keine zuverlässigen Daten vor.

Je nachdem, wie ausgeprägt die Funktionseinbußen an den Nerven sind, können die Sexualfunktionen verschieden stark beeinträchtigt sein. Diese Störungen entwickeln sich nicht von heute auf morgen, sondern meistens sehr langsam und allmählich.

Männer spüren anfangs vielleicht nur, dass sie die Erektion nicht mehr so schnell wie früher bekommen oder nicht mehr so lange halten können. Das wird nicht von Tag zu Tag schlimmer, sondern wechselt häufig mit normalem sexuellen „Stehvermögen“ ab, sodass es erst einmal nicht auffällt. Später fehlt dann oft die morgendliche Spontanerektion.

Aber auch das ist oft noch nicht beunruhigend, solange die Lust auf Sex und die Fähigkeit, einen Orgasmus zu bekommen, erhalten bleiben. Beides ist erst bei fortgeschrittenen Nervenstörungen nachhaltig beeinträchtigt, dann kann eine Erektion nur noch sehr kurz gehalten werden, oder sie bleibt ganz aus.

Bei Frauen verläuft die Entwicklung ähnlich. Anfangs wird nur die Scheide nicht mehr so schnell feucht, was besonders störend ist, wenn die Lust auf Sex nach wie vor vorhanden ist. Später sondert die Scheide auch bei zärtlichsten Liebkosungen kaum noch Sekret ab, die Fähigkeit, sexuell erregt zu werden, lässt stark nach, und oft lässt sich auch kein Orgasmus mehr auslösen.

Wenn die Nervenfunktion beeinträchtigt ist, können Penis und Klitoris nicht mehr wie gewohnt auf sexuelle Reize reagieren. Die Botschaft ist zwar vorhanden, kommt aber bei den Sexualorganen nicht mehr an.

Darüber hinaus können manche Medikamente gegen hohen Blutdruck (zum Beispiel Betablocker oder die Wirkstoffe Clonidin und Reserpin), Herzschwäche (zum Beispiel Digitalis-Wirkstoffe) oder Nervenschmerzen (zum Beispiel Neuroleptika, Antidepressiva) Erektionsstörungen bei Männern verursachen oder verstärken.

Für alle Menschen mit Diabetes gehören solche Störungen mit zu den belastendsten der Krankheit. Partnerin oder Partner können oft nicht verstehen, dass es nicht an ihnen liegt, wenn es beim Sex Schwierigkeiten gibt. Männer schämen sich, dass sie keine Erektion mehr bekommen oder nicht lange halten können, und je verzweifelter sie sich darum bemühen, desto schwieriger wird es. Frauen ist es peinlich, dass ihre Scheide nicht mehr feucht wird, und sie leiden darunter, dass ihnen Sex nur noch eine unangenehme und zum Teil schmerzhafte Last ist. So fühlen sich alle Beteiligten mehr und mehr schuldig, was die sexuelle Lust zusätzlich schmälert oder vollkommen unmöglich macht.

Aus diesem Teufelskreis gibt es nur einen Ausweg: Sprechen Sie offen darüber. Wenn Sie Ihrer Partnerin oder Ihrem Partner nicht klar machen können, warum Sie beim Sex Probleme haben, bitten Sie sie oder ihn, beim nächsten Mal mit in die Diabetes-Sprechstunde zu kommen, damit Ärztin oder Arzt die Hintergründe erklären können. Auf keinen Fall sollten Sie Ihr Schuldbewusstsein weiterhin schweigend mit sich herumtragen – das nützt keinem von Ihnen und macht Sie beide nur unglücklicher.

Oft bessert sich die Impotenz, wenn der Druck von Ihnen genommen ist, sich immer wieder als Versager zu fühlen. Und sprechen Sie vor allem mit Ärztin oder Arzt über die verschiedenen Behandlungsmöglichkeiten.

Behandlung bei Frauen

Wenn feststeht, dass die Sexualstörung tatsächlich mit einer gestörten Nervenfunktion durch Diabetes zusammenhängt, gibt es folgende Möglichkeiten, die Ihnen wieder zu einem befriedigenden Sexualleben verhelfen können:

- Sorgen Sie dafür, dass der Blutzucker besser geregelt wird.
- Ist er langfristig zu hoch und scheiden Sie mit dem Urin immer wieder Zucker aus, können Sie leicht eine Blasen- oder Scheideninfektion bekommen. Beides kann Ihnen nicht nur die Lust auf Sex verderben, sondern ihn wegen der Schmerzen auch unmöglich machen.
- Wenn Ihr Partner zärtlich genug zu Ihnen ist, auf Ihre sexuellen Wünsche eingeht und Sie gern Sex mit ihm haben, die Scheide aber trotzdem nicht feucht wird, kann Ihnen ein Gleitmittel helfen. Sind Sie in den Wechseljahren oder haben diese bereits hinter sich, können Sie auch versuchen, ob sich die Beschwerden bessern, wenn Sie eine Creme mit dem Wirkstoff Estriol benutzen, die Sie sich verschreiben lassen können. Die Creme bewirkt eine bessere Durchblutung der Scheidenhaut, die dann auch leichter Sekret absondert.

Behandlung bei Männern

Damit die Erektionsstörung nicht falsch behandelt wird, müssen Ärztin oder Arzt herausfinden, ob die Folgen des Diabetes auch tatsächlich die Hauptursache dafür sind, und nicht etwa psychische Störungen oder Probleme in der Partnerschaft. Das lässt sich nicht immer klar auseinander halten.

Folgende Untersuchungen sind dafür nötig:

- Ärztin oder Arzt müssen Sie zu Ihrem gewohnten Sexualverhalten befragen. Wichtig ist, dass Sie auf diese Fragen, die Ihnen vielleicht teilweise unangenehm sind, ehrlich

antworten. Es nützt nichts, wenn Sie aus Scham etwas beschönigen und verschweigen. Antworten Sie möglichst offen und eindeutig, wenn Sie zum Beispiel gefragt werden, wie viele Erektionen Sie wann und wobei bekommen, ob Sie sie mithilfe von Pornofotos oder -filmen oder beim Onanieren leichter bekommen als mit der Partnerin oder dem Partner, wie es früher war, wie lange Sie die Erektion noch halten können oder früher halten konnten und ähnliche Fragen mehr.
Wenn es Ihnen richtig und wichtig erscheint, sollten Sie auch Ihre Partnerin oder Ihren Partner zu diesem oder zu einem zweiten Gespräch mitnehmen.

- Ärztin oder Arzt sollten die Genitalregion genau ansehen und abtasten. Diese Untersuchungen sind wichtig, auch wenn sie Ihnen vielleicht unangenehm sind. Ärztin oder Arzt können daran erkennen, wie stark die Nervenfunktionen in dieser Region gestört sind.
- Aus der Temperaturempfindlichkeit Ihrer Hände und Füße oder dem Stimmgabel-Test (→ Seite 186) lässt sich ableiten, wie ausgeprägt die Nervenstörungen im Genitalbereich bereits sind. Weitere Hinweise bestehen darin, dass Sie keinen Harndrang mehr spüren und morgens extrem viel Urin lassen, weil Sie seit dem Abend nicht mehr zur Toilette gegangen sind, oder dass Sie häufig Verstopfung haben. Auch diese Symptome sollten Ärztin oder Arzt erfragen.
- Ein so genannter Schwellkörper-Injektions-Test (SKIT) zeigt, ob sich überhaupt noch eine Erektion auslösen lässt. Ärztin oder Arzt spritzen Ihnen dabei an mehreren Terminen mit einer Insulinnadel den Wirkstoff Alprostadil in ansteigender Konzentration von der Penisbasis aus direkt in den Schwellkörper. Innerhalb von 10 bis 15 Minuten soll eine Erektion eintreten, die 30 bis 60 Minuten anhält. Aus dieser Reaktion und/oder der Dosis, die nötig ist, um sie auszulösen, ist dann auch ersichtlich, wie gut die Aussichten für eine medikamentöse Behandlung mit der gleichen Substanz sind (→ Seite 198).
- Zusätzlich kann mit einem speziellen Ultraschallgerät (Farbduplex-Sonographie) die Durchblutung in der Penisarterie vor und nach diesem Test geprüft werden. Daran lässt sich erkennen, wie ausgeprägt die Durchblutungsstörungen sind.

Erektionshilfen

Grundsätzlich ist es wichtig, den Blutzucker besser zu regulieren. Häufig kehrt dann die Fähigkeit zur Erektion wieder zurück.

Zur Behandlung der Erektionsstörung kommen verschiedene Mittel infrage. Das bekannteste ist wohl *Viagra*® (→ Seite 199). Darüber hinaus gibt es noch eine ganze Reihe anderer erfolgreicher Therapiemethoden:

- *MUSE*® ist die Abkürzung für „Medicated Urethral System for Erection", was übersetzt so viel bedeutet wie „Zustandebringen einer Erektion durch Einbringen eines Medikaments in die Harnröhre". Sie führen dabei mithilfe eines dünnen Applikators 250 bis 1 000 Mikrogramm des Wirkstoffs Alprostadil (der auch zum SKIT-Test benutzt wird, → Seite 197) etwa drei Zentimeter tief in die Harnröhre ein (was nicht oder kaum schmerzhaft ist!). Vorher sollten Sie Wasser gelassen haben, damit die Harnröhre feucht ist. Danach massieren Sie den Penis etwas, um den Wirkstoff gut zu verteilen. Etwa eine Viertelstunde später müssten Sie eine Erektion bekommen, bei 50 bis 65 Prozent der Anwender tritt sie auch ein.
  Als unerwünschte Wirkungen können auftreten: Schmerzen im Penis oder in der Harnröhre, Blutungen in der Harnröhre sowie Absinken des Blutdrucks. Solche Blutdrucksenkungen können sehr unangenehm oder sogar gefährlich werden, deshalb sollten Sie *MUSE*® erst einmal unter ärztlicher Aufsicht anwenden, bevor Sie es zu Hause vor dem Geschlechtsverkehr tun.
- Was aus Diagnosezwecken beim SKIT-Test (→ Seite 197) gemacht wird, können Sie auch selbst tun: den Wirkstoff Alprostadil mit einer sehr feinen Kanüle, wie Sie sie auch zum Spritzen von Insulin benutzen, in den Schwellkörper des Penis injizieren. Schwellkörper-Autoinjektions-Therapie wird dieses Verfahren genannt, woraus sich auch die Abkürzung SKAT erklärt. Vorher wird in der Arztpraxis ausgetestet, bei welcher Dosis die Erektion optimal verläuft. Dort erlernen Sie auch die Technik der Anwendung. Die Erektion sollte nicht länger als eine Stunde anhalten. Zu Hause werden Sie die Dosis oft reduzieren können – in Klinik oder Praxis ist es meist nicht möglich, die Bedingungen, unter denen Sex normalerweise stattfindet, ausreichend nachzuahmen. Zudem brauchen Sie beim Onanieren vermutlich andere Dosierungen als beim Sex mit Partnerin oder Partner.

Häufiger als zwei- bis dreimal wöchentlich sollten Sie SKAT nicht anwenden. Auch sollten Sie zwischen zwei Anwendungen einen Abstand von 24 Stunden einhalten.
Als unerwünschte Wirkungen können vor allem Schmerzen im Penis auftreten. Diese lassen aber nach, wenn die richtige Dosis gefunden ist oder wenn Sie SKAT längere Zeit angewendet haben. Wenn Sie blutdrucksenkende oder gefäßerweiternde Mittel einnehmen, kann sich deren Wirkung bei der Anwendung von SKAT verstärken, sodass Ihnen schwindelig wird. Dann sollten Sie in Absprache mit Ärztin oder Arzt die Dosis dieser Mittel oder des Alprostadils reduzieren.
SKAT ist nicht geeignet, wenn Sie aufgrund einer Retinopathie (→ Seite 166 ff.) nicht mehr gut sehen können, weil Sie dann die Spritze möglicherweise nicht korrekt einstechen. Auch wenn Sie gerinnungshemmende Mittel einnehmen (zum Beispiel *Marcumar*®), Gerinnungsstörungen, schwere Herz-Kreislauf- oder Lungenkrankheiten oder schwere Leber- oder Nierenerkrankungen haben, sollten Sie eher darauf verzichten.
Viele Männer mit Diabetes sind mit SKAT sehr zufrieden. Die Erfolgsrate liegt bei annähernd 70 Prozent.

- Eine Erektion können Sie auch mit einer Vakuumpumpe hervorrufen. Dazu streifen Sie ein Plastikrohr über den Penis, in dem mit einer per Hand oder elektrisch betriebenen Pumpe ein Unterdruck erzeugt wird, wodurch der Penis anschwillt. Hat er die gewünschte Größe erreicht, streifen Sie einen Gummiring über die Peniswurzel und nehmen dann das Rohr ab. Der Gummiring sorgt dafür, dass die Erektion erhalten bleibt; wie lange, ist individuell verschieden. Nach 30 Minuten sollten Sie den Ring wieder abnehmen, um zu vermeiden, dass die Erektion schmerzt. Unerwünschte Wirkungen kommen selten vor, allenfalls können leichte Schmerzen, ein Kälte- oder Taubheitsgefühl auftreten.

Viagra®

Die bekannteste und sehr häufig geeignete Therapiemöglichkeit bei erektiler Dysfunktion ist *Viagra*®, ein Medikament mit dem Wirkstoff Sildenafil. Sie nehmen das Mittel zirka eine Stunde vor dem Geschlechtsverkehr in einer Dosis von 25 bis 100 Milligramm maximal einmal täglich ein. Bis zu 70 Prozent der impotenten Männer mit Diabetes geben an, dass sie mit *Viagra*® wieder eine Erektion bekommen und diese auch lange genug halten können. Viele können auf diese Weise wieder ein erfülltes und befriedigendes Sexualleben genießen.

Die wichtigsten unerwünschten Wirkungen von *Viagra®* sind: Kopfschmerzen, Hitzewellen (Flush), Magenbeschwerden, Schwellungen der Nasenschleimhaut, Durchfall, Hautausschlag und Sehstörungen wie Blendempfindlichkeit, Verschiebungen im Farbensehen, blaue Ränder um Objekte.

Viagra® dürfen Sie auf keinen Fall anwenden, wenn Sie wegen einer koronaren Herzkrankheit (KHK, → Seite 164 f.) mit Nitraten behandelt werden. Dazu gehören Wirkstoffe wie Glyzeroltrinitrat (in Deutschland zum Beispiel in *Corangin Nitrokapseln®*, *MinitranS®*, *Nitroderm®*, *Nitrolingual®;* in Österreich zum Beispiel in *Deponit Pflaster®*, *Nitroderm®*, *Nitrodur Pflaster®*, *Nitrolingual®*), Isosorbiddinitrat (in Deutschland zum Beispiel in *ISDN AL®*, *Isoket®*, *Jenacard®*, *Nitrosorbon®;* in Österreich in *Cedocard®*, *Isoket®*, *Isomak®*, *Isostad®*, *Sorbidilat®*, *Vasorbate®*), Isosorbidmononitrat (in Deutschland zum Beispiel in *Coleb®*, *Conpin®*, *Corangin®*, *Elantan®*, *ISMN Stada®*, *Ismo®*, *Monobeta®*, *Monolong®;* in Österreich zum Beispiel in *Elantan®*, *Imdur®*, *ISMN „Genericon“®*, *ISM „Hexal“®*, *Isomonat®*, *Monoket®*, *Monomack®*, *Myocareton mono®*, *Sorbimon®*), Pentaerythrityltetranitrat (zum Beispiel in *Pentalong®*, in Österreich in *Molsidolat®*, *Molsihexal®*) oder das nitratähnlich wirkende Molsidomin (in Deutschland zum Beispiel in *Corvaton®*, *Molsicor®*). Nehmen Sie zusätzlich zu einem dieser Mittel *Viagra®* ein, kann der Blutdruck so stark absinken, dass das tödlich für Sie sein kann, weil dann häufig die Herzkranzgefäße nicht mehr ausreichend durchblutet werden.

Auch wenn Sie keines dieser Mittel bekommen, aber eine koronare Herzkrankheit (Herzinfarkt, Angina pectoris) oder eine Herzschwäche (Herzinsuffizienz) haben oder mehrere verschiedene Mittel gegen hohen Blutdruck einnehmen, sollten Sie *Viagra®* nur nach Rücksprache mit Ihrer Ärztin oder Ihrem Arzt anwenden.

Kann ich noch Kinder zeugen?

Eine erektile Dysfunktion hat nichts mit Unfruchtbarkeit zu tun. Solange Sie eine Ejakulation haben, in der eine ausreichende Anzahl beweglicher Spermien vorhanden ist, können Sie Kinder zeugen. Das gilt auch, wenn Sie die Ejakulation nur mit technischen oder medikamentösen Hilfsmitteln hervorrufen können.

Hin und wieder kommt es bei Diabetes allerdings vor, dass die Spermien nicht mit dem Ejakulat ausgestoßen werden, sondern in der Harnblase und damit im Urin landen (retrograde Ejakulation). Mithilfe einer künstlichen Befruchtung können Sie dann aber dennoch Vater werden. Die Spermien werden aus dem ersten Urin, den Sie nach einem Orgasmus lassen, herausgefiltert und in der Glasschale mit der Eizelle Ihrer Partnerin zusammengebracht. Der so gezeugte Embryo wird dann in die Gebärmutter oder in die Eileiter Ihrer Partnerin gespritzt.

Und wenn Ihre Erfahrungen ganz anders sind?

„Hätte ich das alles doch schon vorher gewusst ..." werden manche von Ihnen vielleicht sagen, wenn sie die Hinweise und Erklärungen im Buch gelesen haben. Tatsächlich steht es mit der Betreuung und Behandlung von Menschen mit Diabetes nicht zum Besten, vor allem bei Typ-2-Diabetes. Oft wird die Krankheit erst spät und zufällig erkannt, weil die Risikofaktoren zu wenig beachtet und der Blutzucker zu selten kontrolliert werden. Darüber hinaus wissen Millionen von Menschen mit Typ-2-Diabetes nichts von ihrer Krankheit – sie spüren keine Schmerzen, sie haben keine Beschwerden. So bleibt der hohe Blutzucker oft jahrelang unerkannt und schädigt schleichend Augen, Nieren, Nerven und Blutgefäße. Es ist also wichtig, dass Sie selbst wissen, ob Sie gefährdet sind und Ihre Hausärztin oder Ihren Hausarzt gegebenenfalls darauf aufmerksam machen, Urin- und Blutzucker immer wieder zu überprüfen.

Nach der Diagnose von Typ-2-Diabetes haben die Betroffenen oft jahrelang unnötig hohe Blutzuckerspiegel, weil Insulin bei ihnen erst spät eingesetzt wird. Mit dem Argument „Ich will nicht spritzen" lehnen viele selbst eine Insulintherapie ab, andererseits meinen manche Ärztinnen oder Ärzte immer noch: „Das Insulin sparen wir uns für später auf". Gerade dadurch steigt aber das Risiko für Folgeerkrankungen – mit Insulin könnte der Blutzucker oft rechtzeitig und gut reguliert werden, sodass Schäden an Augen, Nieren und Nerven vermeidbar wären. Wenn auch Sie Angst vor dem Spritzen haben, hilft es Ihnen vielleicht, sich klarzumachen, dass ein mit Insulin gut regulierter Blutzucker dazu beitragen kann, Ihre Gesundheit zu erhalten. Das Spritzen ist heute kaum noch schmerzhaft – wenn Sie es einmal ausprobieren, werden Sie es selbst merken. Und den Blutzucker zu kontrollieren, ist einfacher, als die meisten sich vorstellen. Auch dabei hilft die Probe aufs Exempel.

Um die vielfältigen Möglichkeiten einer modernen Insulintherapie optimal zu nutzen, bedarf es intensiver Kenntnisse auf diesem Fachgebiet. Es liegt auf der Hand, dass nicht alle Ärztinnen und Ärzte darüber verfügen (können). Sie an Spezialisten für Diabetes zu überweisen, sollte deshalb selbstverständlich sein, entspricht aber häufig nicht der Wirklichkeit, weil manche Ärztinnen und Ärzte befürchten, Sie als Patientin oder Patient zu verlieren. Wenn Sie den Eindruck haben, dass Sie mit Ihrem Diabetes nicht optimal betreut werden, suchen Sie am besten von sich aus das Gespräch mit Ihrer Hausärztin oder Ihrem Hausarzt. Diese sind und bleiben für Sie im Übrigen unverzichtbar, denn Diabetes-Spezialisten kümmern sich nur um diese Krankheit; für alle Alltagsbeschwerden bleiben Hausärztin oder Hausarzt Ihre vorrangigen und wichtigsten Ansprechpartner.

Schwierigkeiten gibt es häufig bei der Verordnung von Blutzuckermessstreifen, vor allem bei Typ-2-Diabetes, weil sie das ärztliche Budget belastet. Haben Ärztin oder Arzt ihr Kontingent schon ausgeschöpft, verweigern viele das Rezept für die nicht gerade preiswerten Streifen. Diese brauchen Sie aber, wenn Sie den Blutzucker kontrollieren wollen. Und ohne Blutzuckermessung ist keine eigenverantwortlich gesteuerte Diabetestherapie möglich. Sprechen Sie direkt mit Ihrer Krankenkasse, wenn Ihre Ärztin oder Ihr Arzt Ihnen die Teststreifen nicht verordnen wollen oder können. Oder bitten Sie um Überweisung an eine Diabetologen-Praxis, denn dort sind solche intensiveren Therapien möglich. In Österreich zahlen die Krankenkassen die Teststreifen bei der Therapie mit Insulin auf jeden Fall, bei der Behandlung mit Tabletten dann, wenn sie von Ärztin oder Arzt verordnet wurden.

Ein weiteres Problem: Wenn Sie bei Typ-2-Diabetes die blutzuckersenkenden Tabletten nicht wie von Ärztin oder Arzt angegeben einnehmen – beispielsweise wegen unerwünschter Wirkungen –, sollten Sie es Ärztin oder Arzt sagen. Verschweigen Sie es nicht aus Scham, Angst oder Unsicherheit! Damit tun Sie weder sich selbst noch Ihrer Ärztin oder Ihrem Arzt einen Gefallen. Wenn Sie mit den Tabletten nicht zurechtkommen, sollten Sie gemeinsam nach Alternativen suchen. Sie bezahlen Ihr Schweigen sonst womöglich mit unnötig früh eintretenden Organschäden durch zu hohe Blutzuckerwerte – Sie schaden also sich selbst in hohem Maße.

Es gibt dabei noch einen weiteren Aspekt, der Ihnen nicht unwichtig sein sollte. Jeder ungenügend regulierte Diabetes bringt nicht nur für Sie selbst viel unnötiges Leid mit sich, sondern bedeutet für das Gesundheitswesen auch eine überflüssige Kostenbelastung, die letzten Endes sinnvollere Ausgaben – auch im Bereich Diabetes – verhindert. Berechnungen haben ergeben, dass 15 Prozent schlecht eingestellte Diabetiker rund 50 Prozent der Gesamtkosten verursachen, die von den Kassen für die Diabetesbehandlung aufgewandt werden müssen. Ein schlecht regulierter Typ-1-Diabetes bedeutet bis zu vier- bis fünfmal höhere Kosten als ein normnah eingestellter. Bei Typ-2-Diabetes ist der Unterschied noch drastischer: Bei schlecht reguliertem Blutzucker fallen acht- bis zwölfmal höhere Kosten an als bei gut eingestelltem. Auch daraus können Sie schließen, dass ein optimales Diabetes-Management Ihnen hilft, Ihre Gesundheit zu bewahren.

Dieses Buch hat Ihnen gezeigt, dass es möglich ist, den Blutzucker gut in den Griff zu bekommen – Sie müssen es nur wollen. Ihre Gesundheit sollte Ihnen dieses Engagement wert sein. Es gibt viele Möglichkeiten dafür – nutzen Sie sie!

Anhang

Adressen Deutschland

Selbsthilfegruppen

Deutscher Diabetiker-Bund e.V. (DDB)
Bundesgeschäftsstelle
Danziger Weg 1
58511 Lüdenscheid
Tel. 0 23 51/98 91 53

Landesverbände

LV Baden-Württemberg e.V.
Hauptstraße 71
74889 Sinsheim
Tel. 0 72 61/1 27 62

LV Bayern e.V.
Liebherrstraße 5/IV
80538 München
Tel. 0 89/22 73 41

LV Berlin e.V.
Rungestraße 3–6
10179 Berlin
Tel. 0 30/2 78 67 37

LV Brandenburg e.V.
Schopenhauer Straße 37
14467 Potsdam
Tel. 03 31/9 51 05 88

LV Bremen e.V.
Eduard-Grunow-Straße 24
28203 Bremen
Tel. 04 21/6 16 43 23

LV Hamburg e.V.
Von-Essen-Straße 85
22081 Hamburg
Tel. 0 40/29 78 94

LV Hessen e.V.
Apfelgässchen 11
34613 Schwalmstadt-Treysa
Tel. 0 66 91/2 49 57

LV Mecklenburg-Vorpommern e.V.
über die Bundesgeschäftsstelle

LV Niedersachsen e.V.
Elsa-Brandström-Weg 22
31141 Hildesheim
Tel. 0 51 21/87 61 73

LV Nordrhein-Westfalen e.V.
Johanniterstraße 45
47053 Duisburg
Tel. 02 03/66 64 00

LV Rheinland-Pfalz e.V.
Brückenstraße 12
57627 Heuzert
Tel. 0 26 88/98 91 93

LV Saarland e.V.
Hahnenstraße 24
66571 Eppelborn
Tel. 0 68 81/96 26 48

LV Sachsen e.V.
Fetscherstraße 111
01307 Dresden
Tel. 03 51/4 41 86 04

LV Sachsen-Anhalt e.V.
Wittenberger Straße 21
39106 Magdeburg
Tel. 03 91/6 22 75 74

LV Schleswig-Holstein e.V.
Kronshagener Weg 15
24114 Kiel
Tel. 04 31/18 00 09

LV Thüringen e.V.
Thälmannstraße 25
99085 Erfurt
Tel. 03 61/7 31 48 19

Ärztliche Fachgesellschaften

Deutsche Diabetes-Gesellschaft (DDG)
Geschäftsstelle
Universitätsklinik
Bergmannsheil
Bürkle-de-la-Camp-Platz 1
44789 Bochum
Tel. 02 34/9 30 95-6

AG für Psychologie und Verhaltensmedizin: Psychologen für Diabetiker
Dr. Axel Hirsch
Krankenhaus Bethanien
Martinistraße 44–46
20251 Hamburg
(Für 3 DM und einen frankierten DIN-A-5-Umschlag wird eine Adressenliste zugesandt.)

Weitere Adressen

Deutsche Diabetes-Union (DDU)
Bundesgeschäftsstelle
Danziger Straße 10
49610 Quakenbrück
(Die DDU versteht sich als Dachorganisation für die DDG und den DDB sowie den BdKJ, um sich auf politischer Ebene für die Belange der Menschen mit Diabetes einzusetzen.)

Bundesverband Insulinpumpenträger e.V.
Reinekestraße 31
51145 Köln
Tel. 0 22 03/2 58 62

Bund diabetischer Kinder und Jugendlicher (BdKJ)
Geschäftsstelle
Hahnbrunner Straße 46
67659 Kaiserslautern
Tel. 06 31/7 64 88

Arbeitsgemeinschaft für Kinder mit Diabetes mellitus (akd)
Prof. Dr. Wieland Kiess
Universität-Kinderklinik
Oststraße 212–225
04317 Leipzig
Tel. 03 41/9 72 60 00

Adressen
von Fußambulanzen, qualifizierten Diabetes-Einrichtungen, niedergelassenen Ärztinnen und Ärzten, DDB-Selbsthilfegruppen usw. gibt es über das **Kirchheim Call-Center Diabetes**,
Tel. 01 80/5 17 80 03 (für Abonnenten des Diabetes-Journal) oder 01 90/70 78 89.

Zeitschrift

Diabetes-Journal
Verlag Kirchheim & Co. GmbH
Kaiserstraße 41
55116 Mainz
(Zeitschrift des Deutschen Diabetiker-Bundes und der Deutschen Diabetes-Union, erscheint monatlich (6,50 DM), auch am Kiosk erhältlich.)

Internet-Adressen

Für Einsteiger

www.diabetes.de
Informationen aus Verbänden, Gesellschaften, Wissenschaft und Forschung. Interviews, Online-Chat, Archiv. Kommentierte Link-Liste zu allen wichtigen Verbänden und Organisationen. Einige Stationen sind noch im Aufbau.

www.diabetes-journal-online.de
Website des Diabetes-Journal. Umfassendes Portal mit Links zu allen wichtigen Adressen. Viele aktuelle Informationen. Abonnenten ist das Archiv der Zeitschrift mit allen Artikeln aus den letzten drei Jahren zugänglich.

www.diabeticus.de
Berichte von Betroffenen.

www.diabetes-info.com
Info-Dienst mit Adressen von Fachkliniken, Schulungszentren und Schwerpunktpraxen, nach Regionen geordnet.

Verbände und Selbsthilfe

www.addk.de
Adressenliste der Arbeitsgemeinschaft Deutscher Diabetes-Kliniken (rund 30 Mitglieder), u. a. zu den Diabetes-Zentren.

www.deutsche-diabetes-gesellschaft.de
Website der ärztlichen Fachgesellschaft (DDG) und ihrer zehn Arbeitsgemeinschaften. Adressen von spezialisierten Kliniken.

www.diabetes-kinder.de
Homepage der Arbeitsgemeinschaft der deutschen Kinderdiabetologen mit wichtigen Adressen, Terminen und Links.

www.diabetes-psychologie.de
Homepage der Arbeitsgemeinschaft Psychologie und Verhaltensmedizin in der DDG. Unter anderem auch Adressen von Therapeuten, die sich auf die Beratung und Behandlung von Menschen mit Diabetes spezialisiert haben.

www.diabetes-webring.de
Initiiert vom Deutschen Diabetes-Forschungsinstitut, Düsseldorf und der Arbeitsgruppe Medizinische Lern- und Informationssysteme, Düsseldorf. Links zu weiteren Info-Adressen. Für Patienten, Selbsthilfegruppen, Ärzte, Apotheker, Kliniken und Organisationen gleichermaßen zugänglich.

www.diabetikerbund.de
Homepage der größten deutschen Selbsthilfeorganisation für Diabetiker mit rund 40 000 Mitgliedern. Viele Infos und Links.

www.idaa.de
Homepage der Internationalen Vereinigung sporttreibender Diabetiker. Hilfreich für alle, die mit Diabetes aktiv Sport treiben wollen.

www.diabetes.or.at
Diabetiker Homepage Österreich

Adressen Österreich

Österreichische Diabetiker Vereinigung
Bundesvorsitzender
Josef Meusburger
Moosstraße 18
5020 Salzburg
Tel. 0 66 2/82 77 22
Telefax 0 66 2/82 92 22
diabjoe@meusburger.vol.at
www.diabetes.or.at

Burgenland

Referat für Kinder und Jugendliche
Dr. Barbara Bittmann
Kinderabt. Krankenhaus der Barmherzigen Brüder
Esterhazystraße 26
7000 Eisenstadt
Tel. 0 26 82/601-55 40
Telefax 0 26 82/601 55 99

Dr. Günther Rothbauer
8382 Krobotek 36
Tel. 0 33 25/87 70

Kärnten

Gertraud Rametsteiner
Wiesenweg 3
9551 Bodensdorf
Tel. 0 42 43/80 47
Telefax 0 42 43/80 49

Servicestelle Spittal
Dr. Albertini-Straße 6
9800 Spittal
Tel. 0 47 62/43 51
Di. 11.00 – 13.00 Uhr

Servicestelle Klagenfurt
Kumpfgasse 20/III
9020 Klagenfurt
Tel. 0 46 3/51 55 54

Diätberatung:
1. u. 3. Mo. 16.30 – 18.30 Uhr;
Seniorenbetreuung:
2. u. 4. Mi. 9.00 – 12.00 Uhr;
allgemeine Beratung:
jeden Fr. 9.00 – 12.00 Uhr

Brigitte Jann-Buschenreiter
Ebentalerstraße 149
9020 Klagenfurt
Tel. 0 46 3/36 3 10 od. 50 12 82
Telefax 0 46 3/31 00 81

Walter Gregori
Hollenburgerstraße 52
9073 Viktring
Tel. 0 46 3/29 88 83

Margret Gräßl
Unterpreitenegg 61
9451 Preitenegg
Tel. (nur am Wochende)
0 43 54/23 07
06 99/10 75 88 90

Reinhilde Kaus
Meisenweg 38
9500 Villach
Tel. (ab 19.00 Uhr)
0 42 42/46 1 80

Brigitte Ther
Untervellach 91
9620 Hermagor
Tel. 0 42 82/40 07

Elisabeth Böchzelt
Bäderweg 25
9871 Seeboden
Tel. 0 47 62/81 3 53

Niederösterreich

Egon Meyer
Klostergasse 35/3/22
3100 St. Pölten
Tel. 0 27 42/31 03 82

Monika Ragg
Chimanigasse 45
2100 Korneuburg
Tel. 0 22 62/71 0 88

Gertrude Hiller
Leopoldgasse 7
2433 Margarethen/Moos
Tel. 0 22 30/25 35 16

Ursula Kaßberger
Rudolf v. Alt-Straße 27
3300 Amstetten
Tel. 0 74 72/66 2 30

Elisabeth Hoffer
Schöllerstraße 12
3300 Amstetten

Oberösterreich

Edeltraud Kubicek
4202 Kirchschlag 30
Tel. (vorm.) 0 73 2/76 39-392
Tel. (abends) 0 72 15/21 57

Friedrich Reischauer
Dehenwang 8
4550 Kremsmünster
Tel. 0 75 83/52 07

Maria Perner
Rading 18
4580 Windischgarsten
Tel. 0 75 62/87 07

Manuela Dürnberger
Rading 28
4580 Windischgarsten

Johanna Reinthaler
Mitterdorf 57
4931 Mettmach
Tel. 0 77 55/67 21

DGKS Christine Weizhofer
Ingling 3
4784 Schardenberg
Tel. 0 77 13/70 88

Brigitta Schuh
Lehen 8
4800 Attnang-Puchheim
Tel. 0 76 74/62 0 83

Salzburg

Anna Mayer
Slavi-Soucek-Straße 11/2
5026 Salzburg
Tel. 0 66 2/63 03 48

Servicestelle Salzburg (Sbg. GKK)
Anna Mayer
Faberstraße 19, Zi. 520
5020 Salzburg
Di. 11.00 – 12.30 Uhr

Referat Kinder und Jugendliche
DKS Ulrike Humpel
Adam-Müller-Guttenbrunn-Straße 15
5020 Salzburg
Tel. 0 66 2/44 82-2630, 82 14 56

Aloisia Fernsebner
Kreuzfeldsiedlung 327/3
5090 Lofer
Tel. 0 65 88/75 06

DKS Anni Wagner
Habersdorf 14
5141 Moosdorf
Tel. 0 77 47/21 01

DGKS Johanna Thurner
Mühlholz 4
5222 Jeging
Tel. 0 77 44/66 75

Helga Lehner
5412 Puch 347
Tel. 0 62 45/83 3 55

Theresa Schiestl
Laubichl 47
5452 Pfarrwerfen
Tel. 0 64 68/78 26

Juliane Pfeiffenberger
Örmoos 37
5571 Mariapfarr
Tel. 0 64 73/73 94

Steiermark

Elfriede Munda
Thalwinkel 519
8051 Graz
Tel. 0 31 6/58 33 10

Elisabeth Thiebet
Greithgasse 21
8160 Weiz
Tel. 0 31 72/35 66

Waltraud Kundigraber
Löffelbach 33
8230 Hartberg
Tel. 0 33 32/605-262

Stefanie Tiefengrabner
8254 Sichart 27
Tel. 0 33 36/23 84

Gertrude Preschan
Felix-Lesky-Straße 92
8570 Voitsberg
Tel. 0 31 42/22 100

Franz Gietler
Zigöllerweg 8
8580 Köflach
Tel. (ab 19.00 Uhr)
0 31 44/72 9 75

Erika Gleissenberger
Roseggergasse 51
8680 Mürzzuschlag
Tel. 0 66 4/35 111 09

Heidelinde Sametz
Roseggergasse 18
8680 Mürzzuschlag

Margarethe Nagele
Hauptschulstraße 10/12
8724 Spielberg
Tel. 0 35 12/75 6 94

Herta Moser
Laßnitz Auen 24
8850 Murau
Tel. 0 35 32/34 07

Tirol

Christine Föger
Oberrain 8
6430 Ötztal-Bahnhof
Tel. 0 52 66/87 4 03
Telefax 0 52 66/87 4 13

Servicestelle Innsbruck
Südtiroler Platz 4/8
(vis á vis Hauptbahnhof)
In den Räumen „Tiroler Verein für Sozialmedizinische Betreuung“ jeden 1. u. 3. Do. im Monat 9.30 – 11.30 Uhr

Referat für Kinder und Jugendliche
Helga Freitag
Lindenstraße 18
6020 Innsbruck
Tel. 0 51 2/39 42 69

Dr. Lena Hejbel
Facharzt für Kinderheilkunde
Leopoldstraße 1
6020 Innsbruck
Tel. 0 51 2/59 09 210

Martha Danzl
Pirchanger 66
6130 Schwaz
Tel. 0 52 42/73 4 29

Helga Gschwentner
Haus Nr. 91c
6233 Kramsach
Tel. 0 53 37/64 3 33

Caroline Porstendorfer
Schulgasse 7
6370 Kitzbühel
Tel. 0 53 56/71 9 71

Hildegard Gallwitz
St. Mang-Straße 12
6600 Lechaschau
Tel. 0 56 72/64 2 28

Gruppe Osttirol
Amalia Mellitzer
Bruggen 46
9962 St. Veit im Defreggen
Tel. 0 48 79/224

Vorarlberg

Bundesvorsitzender
Josef Meusburger
Im Brühl 34/IV
6806 Tosters
Tel. 0 55 22/37 4 51
diabjoe@meusburger.vol.at

Servicestelle LKH Feldkirch
Josef Meusburger
Carinagasse 47, 8. Stock,
Zi. 810, 811
6800 Feldkirch
nur nach tel. Vereinbarung
Tel. 0 55 22/303-36 67
Telefax 0 55 22/303-69 02

Wien

Landessektion und Servicestelle
Im Martha-Frühwirt-Zentrum
Obere Augartenstraße 26-28
1020 Wien
Tel. 01/332 32 77
Telefax 01/332 68 28

Bürozeiten:
Mo., Mi., Fr. 9.00 – 12.00 und
15.00 – 18.00 Uhr;
Beratung:
jeden Do. 15.00 – 17.00 Uhr

Servicestelle Wien-Süd
Schönbrunner Straße 232
1120 Wien
(nur nach tel. Vereinbarung)
Tel. 01/332 32 77 od. 810 34 02
Di. 14.00 – 16.00 Uhr

Servicestelle Wien-West
Johnstraße 46, Parterre
(neben Germania Apotheke)
1150 Wien
Mi. 16.00 – 18.00 Uhr

Servicestelle Wien Innere Stadt
Universitätsstraße 11
1010 Wien
jeden 2. u. 4. Mo. im Monat
16.00 – 18.00 Uhr

Servicestelle Europa-Apotheke
Hütteldorfer Straße 196
1140 Wien
Tel. 01/322 32 77
jeden 1. u. 3. Mo. im Monat
16.00 – 18.00 Uhr

Diabetes Forum Austria

Interessensgemeinschaft
Autonomer Diabetiker-Selbsthilfegruppen:

Burgenland

Österr. Interessensgemeinschaft für Diabetiker
Josef Zöchmeister
Obere Hauptstraße 1
7041 Wulkaprodersdorf
Tel. 0 26 87/62 8 19
Telefax 0 26 87/62 5 54 190

Kärnten

Aktive Diabetiker Austria
Edith Fontain
Venloweg 22/E/1
9020 Klagenfurt
Tel. 0 46 3/38 26 29,
0676/571 49 30

Niederösterreich

Aktive Diabetiker Austria
Ing. Gerhard Ruzicka
Robert-Stolz-Gasse 330
3034 Maria Anzbach
Tel. u. Telefax 0 27 72/54 354

Oberösterreich

Dachverband der O. O. Diabetikervereinigungen
Anton Fellner
Franckstraße 12
4020 Linz
Tel. 0 73 2/41 15 20
tony@netway.at

Selbsthilfegruppe Linz
Hermann Albrecht
Stelzerstraße 18
4020 Linz
Tel. 0 73 2/78 75 66,
0664/400 44 60

Selbsthilfegruppe Braunau
Elisabeth Ortner
Oberach 6
4950 Altheim
Tel. 0 77 23/43 6 53

Selbsthilfegruppe Gmunden
Peter Engl
Eck 34
4810 Gmunden
Tel. 0 76 12/76 1 64

Selbsthilfegruppe Ried im Innkreis
Christine Renetzeder
Hohenzellerstraße 27
4910 Ried i.I.
Tel. 0 76 12/71 9 11

Selbsthilfegruppe Steyr
Johann Brunmair
Saaßstraße 6
4463 Aschach
Tel. 0 72 59/43 43

Selbsthilfegruppe Vöcklabruck
Josefine Prorok
Wildgansstraße 20
4840 Vöcklabruck
Tel. 0 76 72/75 5 27

Selbsthilfegruppe Wels
Stefanie Richtsteiger
Gärtnerstraße 71
4600 Wels
Tel. 0 72 42/54 6 94

Steiermark

Verein für Diabetiker der Univ. Kinderklinik Graz
Alois Wagner
Fontanestraße 12
8052 Graz
Tel. 0 31 6/57 80 08

Steirische Diabeteshilfe für Kinder und Jugendliche
Gert M. Hofmann
Schmiedgasse 36
8010 Graz
Tel. 0 31 6/83 24 34

Tirol

Selbsthilfeverein Diabetiker Tirol
Ing. Luis Riedmann
Bichlwang 23
6322 Kirchbichl
Tel. 0 53 32/88 2 20
Telefax 0 53 32/88 2 29

Wien

Aktive Diabetiker Austria
Dr. Helga Grillmayr
Dr. Erich Wolfrum
Mittersteig 4/21
1050 Wien
Tel. u. Telefax 01/587 68 94
erichdtto@aon.at
www.aktive-diabetiker.at

Ärztliche Fachgesellschaft

Österreichische Gesellschaft für Diabetes
Präsident: Univ. Prof. Prim. Dr. Guntram Schernthaner
Krankenanstalt Rudolfstiftung
1. Med. Abteilung
Juchgasse 25
1030 Wien
Tel. 01/ 711 65-21 07
Telefax 01/711 65-21 09

Bundessozialämter

Wien, Niederösterreich, Burgenland
Babenbergstraße 5
1010 Wien
Tel. 01/588 31
Telefax 01/586 20 16
bundessozialamt.wnb1
@basb.gv.at

Kärnten
Kumpfgasse 23–25
9010 Klagenfurt
Tel. 0 46 3/58 64
Telefax 0 46 3/58 64/888
bundessozialamt.ktn
@basb.gv.at

Oberösterreich
Gruberstraße 53
4010 Linz
Tel. 0 73 2/76 0 40
Telefax 0 73 2778 53 04
bundessozialamt.ooe1
@basb.gv.at

Salzburg
Auerspergstraße 67 a
5027 Salzburg
Tel 0 66 2/889 83
Telefax 0 66 2/889 83/988
bundessozialamt.sbg1
@basb.gv.at

Steiermark
Babenbergerstraße 35
8021 Graz
Tel. 0 31 6/70 90
Telefax 0 31 6/70 90/501
bundessozialamt.stmk1
@basb.gv.at

Tirol
Herzog Friedrich-Straße 3
6010 Insbruck
Tel. 0 51 2/56 31 01
Telefax 0 51 2/58 26 09
bundessozialamt.tirol1
@basb.gv.at

Vorarlberg
Rheinstraße 32
6901 Bregenz
Tel. 0 55 74/68 38
Telefax 0 55 74/68 38/5
bundessozialamt.vlbg
@basb.gv.at

Zeitschrift

Mein Leben
Die Zeitschrift nicht nur für Diabetiker
Österreichische Diabetikervereinigung
Moostraße 18
5020 Salzburg
Tel. 0 66 2/82 77 22
Telefax 0 66 2/82 92 22
(Erscheint vierteljährlich und kostet im Abonnement 156 öS.)

Verwendete Literatur

Berger, Michael: **Diabetes mellitus.** 2. neubearbeitete und erweiterte Auflage, Urban & Fischer Verlag, München/Jena 2000

Day, John L. Dr.: **Living with Diabetes. The British Diabetic Association Guide for those treated with Diet and Tablets. The British Diabetic Association Guide for those treated with Insulin.** John Wiley & Sons Ltd., Chichester (GB) 1998

Deparade, Carola: **Ich bin Diabetikerin und freue mich auf mein Kind.** 4. Auflage, Kirchheim Verlag, Mainz 1998

Franke, Rosemarie; Hauner, Hans: **Ernährung ist die beste Medizin: Diabetes Typ 2.** rororo Sachbuch Nr. 60446, Rowohlt Verlag, Reinbek 1999

Grüßer, Monika; Jörgens, Viktor; Berger, Michael: **Vor dem Essen Insulin. Für die flexible Behandlung des Typ-2-Diabetes mit Normalinsulin.** Kirchheim Verlag, Mainz 1999

Hasche, Helmut: **Selbstkontrolle bei Diabetes. Aufgabe und Notwendigkeit.** Kirchheim Verlag, Mainz 1997

Howorka, Kinga: **Insulinabhängig? Funktioneller Insulingebrauch: Der Weg zur Freiheit mit nahezu normalem Blutzucker.** 7. Auflage, Kirchheim Verlag, Mainz 1999

Jörgens, Viktor; Grüßer, Monika; Kronsbein, Peter: **Wie behandele ich meinen Diabetes? Für Typ-2-Diabetiker, die nicht Insulin spritzen.** Kirchheim Verlag, Mainz 1999

Jörgens, Viktor; Grüßer, Monika; Kronsbein, Peter: **Mit Insulin geht es mir wieder besser. Für Typ-2-Diabetiker, die Insulin spritzen.** 8. neubearbeitete Auflage, Kirchheim Verlag, Mainz 1998

Kemmer, Friedrich W.: **Diabetes und Sport ohne Probleme.** 4. Auflage, Kirchheim Verlag, Mainz 1998

Nawroth, P.P. (Hrsg.): **Kompendium Diabetologie.** Springer Verlag, Berlin/Heidelberg/New York 1999

Nuber, Günter: **Diabetes-Journal. Das Buch.** Kirchheim Verlag, Mainz 1999

Petersen-Lehmann, Jutta: **Diabetes heute – mehr Freiheit und Sicherheit.** Govi Verlag, Eschborn 1999

Petzoldt, Rüdiger: **Fragen und Antworten zum Diabetes.** Verlag Kirchheim, Mainz 1994

Reike, Heinrich: **Diabetisches Fuß-Syndrom. Diagnostik und Therapie der Grunderkrankungen und Komplikationen.** Walter de Gruyter Verlag, Berlin/New York 1999

Risse, Alexander: **Phänomenologische und psychopathologische Aspekte in der Diabetologie.** Walter de Gruyter Verlag, Berlin/New York 1998

Schmeisl, G.W.: **Schulungsbuch für Diabetiker.** 3. Auflage, Urban & Fischer Verlag 1999

Standl, Eberhard; Mehnert, Hellmut: **Das große TRIAS-Handbuch für Diabetiker.** TRIAS Verlag, Stuttgart 1998

Willms, B.: **Was ein Diabetiker alles wissen muß. Themen einer Diabetiker-Schulung.** Kirchheim Verlag Mainz, 1995

Stichwortverzeichnis

Impressum

Herausgeber und Verlag
Stiftung Warentest
Lützowplatz 11–13
10785 Berlin
Telefon: 0 30/26 31-0
Telefax: 0 30/26 31-24 22
http://www.stiftung-warentest.de

Vorstand
Dr. jur. Werner Brinkmann

Weitere Mitglieder der Geschäftsleitung
Prof. Dr. Carl-Heinz Moritz
(Dienstleistungen, Planung, Marketing)
Hubertus Primus (Publikationen)
Dr.-Ing. Peter Sieber (Warentests)

Mitherausgeber
Verein für Konsumenteninformation
Mariahilfer Straße 81, Postfach 440
1061 Wien
Telefon: 01/588 77 0
Telefax: 01/588 77 73
http://www.konsument.at

Geschäftsführung
Dipl. Ing. Hannes Spitalsky
Dr. Martin Prohaska

Autorin
Dipl. Biol. Annette Bopp, Hamburg

Lektorat
Uwe Meilahn (Leitung)
Ingrid Burghardt-Falke
Für Österreich
Dr. Irene Kunze

Lektoratsassistenz
Petra Gottschalk

Fachliche Beratung
- Dr. Judith Borgwart, Fachberatung Patienten-Kommunikation, Frankfurt/Main
- Prof. Dr. Gerd Glaeske, Forschungseinheit Arzneimittelversorgungsforschung, Zentrum für Sozialpolitik, Universität Bremen
- Dr. Ortrud Hamann, Fachberatung Gesundheitsmanagement, Hamburg
- Lutz Harder, Internist, Senden, Diabetologe/DDG
- Dr. Susanne Karl-Wollweber, Städtische Kliniken Dortmund, Diabetologin/DDG
- Volker Krempel, Deutscher Diabetiker Bund, Stellvertretender Bundesvorsitzender, Lüdenscheid
- Prof. Dr. Peter Kroll, Medizinisches Zentrum für Augenheilkunde, Klinikum der Philipps-Universität Marburg
- Dr. Frank Merfort, Evangelisches Krankenhaus Bethesda, Mönchengladbach, Diabetologe/DDG
- Marlies Neese, AOK Rheinland-Pfalz, Eisenberg
- PD Dr. Wolfgang Pommer, Krankenhaus Reinikendorf, Berlin
- Dr. Heinrich Reike, Städtische Kliniken Dortmund, Diabetologe/DDG
- Dr. Alexander Risse, Medizinische Klinik Nord, Diabetologie, Städtische Kliniken Dortmund, Diabetologe/DDG
- Prof. Dr. Peter Sawicki, St. Franziskus Hospital, Köln, Diabetologe/DDG
- Almut Suchowerskyj, Deutscher Diabetiker Bund, Landesverband Niedersachsen e. V., Hildesheim
- Dr. Erik Wizemann, Städtisches Krankenhaus München-Bogenhausen, Diabetologe/DDG

Layout und Produktion
punkt 8, Berlin

Titel
Ⓢ sans serif, Berlin
Titelfoto: Stockfood/
Zabert Sandmann Verlag

Titel für Österreich
Erwin Haberl
Titelfotos: Ehrensberger Ges. m. b. H/
Archiv

Illustrationen
Johann Kiefersauer,
HONK Studios, Berlin

Verlagsherstellung
Rita Grochowski

Litho/Vorstufe
Type-Design, Berlin

Druck
westermann druck GmbH, Braunschweig

Vertrieb
ZENIT-PRESSEVERTRIEB, Stuttgart

Einzelbestellung in Deutschland
STIFTUNG WARENTEST
Vertrieb, Postfach 81 06 60
70523 Stuttgart
Telefon: 0 180 5/00 24 67, (24 Pf pro Minute)
Telefax: 0 180 5/00 24 68, (24 Pf pro Minute)
http://www.stiftung-warentest.de

Einzelbestellung in Österreich
Verein für Konsumenteninformation
Mariahilfer Straße 81
1061 Wien
Telefon: 01/588 77 4
Telefax: 01/588 77 72

Redaktionsschluss: Oktober 2000